KB140524

제 2 판

비뇨생식기영상진단

산과영상

UROGENITAL RADIOLOGY
OBSTETRIC IMAGING

제 2 판

비뇨생식기영상진단
산과영상

대한비뇨생식기영상의학회 편저

일조각

제2판 발간사

2009년 10월 대한비뇨생식기영상의학회는 영상의학과 전공의들이 짧은 수련
기간 동안에 비뇨생식기영상의학의 핵심 지식을 습득하는 데 용이하고 부담
없이 곁에 두고 볼 수 있는 국문 교과서인 『비뇨생식기영상진단Urogenital Ra-
diology』을 약 2년간의 준비기간을 거쳐서 발간하였다.

　「비뇨기영상Urologic Imaging」, 「부인과영상Gynecologic Imaging」, 「산과영상
Obstetric Imaging」 세 권의 책자로 이루어진 『비뇨생식기영상진단』 초판은 영
상의학과 전공의들의 많은 호응을 얻어 중쇄를 거듭하였으며, 곁에 두고 널리
이용되는 교과서라는 원래의 목표를 잘 달성하였다고 볼 수 있다. 그러나 최근
수년간 영상의학 분야의 지식이 지속적으로 발전하고 변화되어 교과서의 내용
도 이에 맞게 개정되어야 할 시점에 이르렀다.

　『비뇨생식기영상진단』 제2판은 초판과 마찬가지로 「비뇨기영상」, 「부인과
영상」, 「산과영상」 세 권의 소프트커버 책자로 구성되었다. 제2판에는 초판의
내용을 토대로 각 분야의 가장 기본적인 내용 중 전공의들이 반드시 알아야 할
새로운 영상진단법과 병기결정, 치료법 등을 서술하고 이에 알맞은 다양한 증
례 사진을 추가하였다. 초판과 마찬가지로 제2판도 비뇨생식기영상의학을 공
부하는 영상의학과 전공의들의 기본 교과서로 널리 활용되어 그 역할을 충실
히 다하리라 기대한다.

　제2판이 출간되기까지 헌신적으로 노력해주신 대한비뇨생식기영상의학회
회원 및 집필진 여러분과 권별 편집을 맡아주신 오영택 · 김경아 교수, 초판의
총괄편집을 맡아 『비뇨생식기영상진단』의 토대를 만들고 개정판의 자문 역할
을 해주신 김승협 교수님께 감사의 말씀을 전한다. 편집 과정 내내 세심하게
일해주신 일조각 직원 여러분께도 감사드린다.

2019년 4월
총괄편집인
서울대학교병원 영상의학과　조정연

차례

1
CHAPTER

임신초기 초음파검사

2
CHAPTER

초기 이상임신과 관련 질환

3
CHAPTER

태아생체계측과 자궁내성장제한

11 CHAPTER 태아 전복벽

12 CHAPTER 태아 근골격계

CHAPTER 1

임신초기 초음파검사

문민환

임신초기*first trimester*라 함은 임신 14주 미만을 의미하며 자궁내임신 확인, 배아*embryo*의 생존성 평가, 임신주수 계산, 자궁외임신*ectopic pregnancy* 등과 같은 비정상 임신 감별, 염색체이상의 선별과 구조적 기형의 조기진단을 위해 초음파를 시행하는 시기이다. 주로 질탐촉자*transvaginal probe*를 이용해 초음파검사를 시행한다. 임신 확인, 배아의 생존성 평가, 자궁외임신 같은 비정상 임신의 감별은 주로 임신 6~10주에 시행하고 염색체이상의 선별과 구조적 기형의 조기진단을 위한 초음파는 임신 11~14주에 시행한다.

I 정상 임신의 초음파 소견

초기 정상 임신의 평가에 도움이 되는 지표들은 표 1-1에 정리되어 있다. 주의할 점은 검사 당시 자궁의 위치나 초음파기기의 성능, 검사자의 숙련도 또는 잘못 계산된 임신주수에 따라 해당 임신주수에 보일 수 있는 임신산물*gestational product*이 보이지 않을 수 있으므로 유산*abortion* 같은 비정상 임신을 판단하려면 양성예측도가 더 높은 기준을 사용해야 한다는 점이다. ① 임신낭*gestational sac* 크기가 10mm 이상이면서 난황*yolk sac*이 보이지 않는 경우, ② 임신낭 크기가 18mm 이상이면서 배아의 심박동이 없는 경우, ③ 배아 머리엉덩길이*crown-rump length*가 5mm 이상이면

[표 1-1] 초기 정상 임신의 평가에 도움이 되는 지표

임신주수	임신낭 크기	임신산물
5.0주	5mm	임신낭
5.5주	8mm	임신낭, 난황
6.0주	12mm	임신낭, 난황, 심박동을 동반한 배아

서 심박동이 없는 경우를 비정상 임신으로 판단한다.

1. 임신 6~10주

(1) 임신낭

임신초기에 초음파상 가장 먼저 보이는 구조물은 임신낭이다. 질초음파*transvaginal ultrasonography*로 임신 4주 말에 탈락막*decidua* 내에 위치한 고에코의 테두리를 가진 낭으로 보이기 시작해서(탈락막내낭징후*intradecidual sac sign*, 그림 1-1) 임신 5주경에 크기가 약 5mm가 된다. 정상 임신낭은 원형 또는 타원형으로 고에코의 테두리를 가지며 자궁강*endometrial cavity* 중앙부나 기저부에 위치한다. 임신 평가 시 복부초음파검사*transabdominal ultrasonography*에 의존했던 과거에는 이중탈락막낭 소견*double decidual sac sign*이 자궁내임신을 확진하는 데 유용한 소견이었다. 현재는 널리 사용되는 질탐촉자를 이용해 같은 시기에 임신낭 내에 위치한 난황을 확인함으로써 자궁내임신을 확진할 수 있으므로 과거와 달리 복부초음파를 이용한 이중탈락막낭 소견은 질초음파를 시행할 수 없는 경우에만 제한적으로 자궁내임신을 확진하는 데 사용된

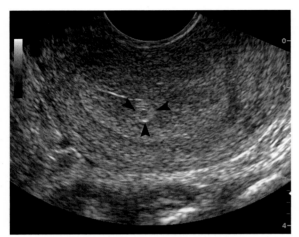

【그림 1-1】 **탈락막내낭징후** 임신 5주 이전의 임신초기로, 질초음파상 탈락막 내에 위치한 고에코의 테두리를 가진 낭(화살촉)이 보인다.

질초음파상 난황은 경계가 좋은 구형의 낭성 구조로 보이며 임신낭의 크기가 8mm(임신 약 5.5주)가 되면 거의 항상 보인다(그림 1-2). 임신 10주까지 꾸준히 크기가 증가해서 지름 5~6mm까지 커지지만 임신이 더 진행됨에 따라 크기가 줄어들고 모양이 불규칙해지면서 임신초기 말에는 더 이상 보이지 않는다.

(3) 배아

배아는 난황이 보이는 시기부터 난황 가장자리를 따라 두꺼워진 부분으로 보이기 시작하지만 임신 6주가 되어야 질초음파상 머리엉덩길이의 측정이 가능한 배아 형태를 띠게 된다(그림 1-2). 배아의 심박동수는 임신 5~6주에 분당 100~115회 정도이고, 이 평균 심박동수는 임신주수와 함께 증가해서 8주에는 분당 140회 정도가 되었다가 9주부터 감소하기 시작해서 분당 130~140회 정도가 된다. 서맥*bradycardia*은 배아사망*embryonic demise*의 가능성을 시사하므로 임신 초기 배아의 심박동수가 분당 100회 미만일 경우 추적검사를 통해 배아의 생존성을 평가해야 한다.

다. 임신 5주에 질초음파상 자궁내 임신낭이 보이지 않는 경우는 임신주수를 잘못 계산해서일 수도 있지만 자궁외임신이나 유산 같은 비정상 임신일 수도 있으므로 혈청학적 검사와 추적초음파를 시행해서 정상 임신과 비정상 임신을 구분해야 한다.

(2) 난황

초음파상 임신낭 내에 처음으로 보이는 구조물이며 발생학적으로 2차 난황*secondary yolk sac*에 해당된다.

(4) 양막

배아를 둘러싼 양막*amnion*은 난황에 비해 두께가

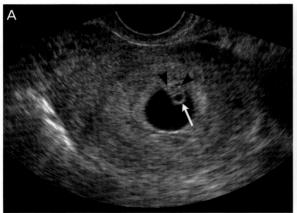
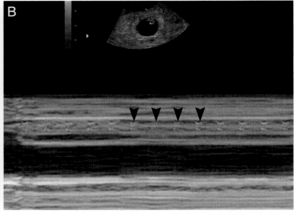

【그림 1-2】 **임신 6주 1일의 질초음파 소견** A. 질초음파상 경계가 좋은 구형의 낭성 구조로 보이는 난황(화살표)과 난황 가장자리를 따라 두꺼워진 부분으로 보이는 배아(화살촉)를 확인할 수 있다. B. 도플러검사상 배아 내에서 120회가량의 규칙적인 정상 심박동(화살촉)을 확인할 수 있다.

얇기 때문에 초음파상 양막을 확인할 수 있는 시기는 난황에 비해 늦다. 배아의 머리엉덩길이가 약 7mm(임신 약 6주 4일)가 되어야 질초음파상 배아를 둘러싼 양막을 대부분의 임신에서 확인할 수 있다(그림 1-3). 양막은 임신이 진행함에 따라 점점 더 커지고 두꺼워진다. 양막은 임신낭에 비해 상대적으로 빨리 자라기 때문에 양막과 융모막 사이에 위치한 융모막강chorionic cavity은 임신이 진행함에 따라 소실된다(임신 12~16주경). 이중수포 소견double bleb sign은 분명한 배아를 보이지 않으면서 난황과 양막강amniotic cavity이 인접한 2개의 낭성 구조로 함께 보이는 경우로(그림 1-4), 임신 5~7주의 정상 임신에서도 일시적으로 보일 수 있다는 보고가 있지만 대부분 유산과 같은 임신 실패를 의미한다.

2. 임신 11~14주

(1) 머리

질초음파상 배아 두부극cephalic pole은 임신 8주가 되면 분명히 구분된다. 이 시기에 후두부에 위치한 무에코공간echo-free space은 발달하는 제4뇌실에 해당하는 능뇌강rhombencephalic cavity으로 정상 소견이며, 소뇌가 발달함에 따라 그 크기가 점점 줄어든다(그림 1-5). 임신 11~14주 태아의 대표적인 두개강내intracranial cavity 구조물은 맥락막총choroid plexus으로, 양쪽 측뇌실lateral ventricle을 채운 나비모양의 고에코 구조물로 보인다(그림 1-6). 이 시기에는 임신중기나 후기에 비해 상대적으로 측뇌실의 크기가 큰 반면, 뇌실질은 상대적으로 작아 초음파상 거의 보이지 않거나 측뇌실을 감싼 저에코의 얇은 껍질로 보인다.

(2) 흉부

임신 11~14주에 관찰되는 흉강내 구조물은 폐와 심

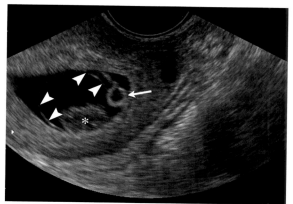

【그림 1-3】 **임신 8주 6일의 질초음파 소견**　질초음파상 배아(＊)를 둘러싼 양막(화살촉)은 난황(화살표)에 비해 두께가 얇아 보인다.

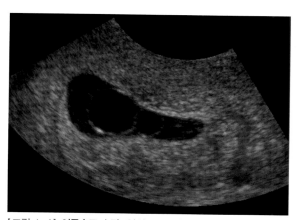

【그림 1-4】 **이중수포 소견**　임신 6주 6일의 산모로 자궁강 내에 분명한 배아를 보이지 않으면서 인접한 2개의 낭성 구조를 가진 이중수포 소견을 보인다. 추적 혈청학적 검사와 초음파상 유산 소견을 보여 임신을 중단한 증례이다.

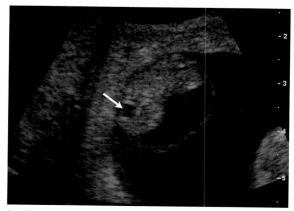

【그림 1-5】 **임신 8주 5일 배아의 두개강내 초음파 소견**　후두부에 위치한 무에코공간(화살표)은 발달하는 제4뇌실에 해당하는 능뇌강으로, 완전전뇌증holoprosencephaly 같은 중추신경계 기형으로 오인하면 안 된다.

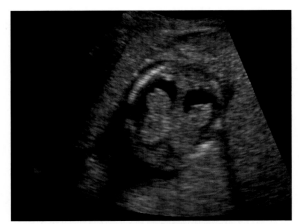

[그림 1-6] 임신 12주 4일 태아의 두개강내 초음파 소견 임신 11~14주 태아의 대표적인 두개강내 구조물은 맥락막총으로, 양쪽 측뇌실을 채운 나비모양의 고에코 구조물로 보인다.

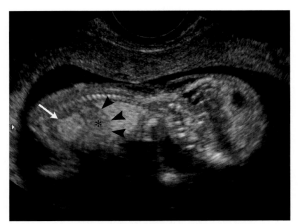

[그림 1-7] 임신 12주 6일 태아의 종단면 영상 질초음파상 저에코로 보이는 간(＊)과 고에코의 균질한 영역으로 보이는 폐 사이에 경계가 분명한 횡격막(화살촉)이 보인다. 간 아래 위치한 비균질한 고에코 영역(화살표)은 태아의 장intestine에 의한 소견이다.

장이다. 출생 후와 달리 태아의 폐포pulmonary alveoli는 공기 대신 양수로 가득 차 있으므로 초음파상 태아의 폐는 양수와 폐실질 사이에 생기는 수많은 계면으로 인해 균질한 고에코 영역으로 보이게 된다(그림 1-7). 심장의 해부학적 평가는 적절한 심장 크기와 평가에 적합한 영상단면을 쉽게 얻을 수 있는 임신중기에 시행하는 것이 합리적이므로, 이 시기에는 심박동수와 심장의 위치가 정상인지 정도만을 확인하는

것이 일반적인 검사방법이다. 질초음파의 우수한 해상도로 인해 가끔 심장기형을 조기발견할 수 있지만 이 시기에는 태아의 위치가 부적절하거나 심장 크기가 작아 심장을 평가하는 데 한계가 있다. 따라서 임신중기에 추적초음파를 시행해서 태아의 예후를 판단하는 것이 합리적이다.

(3) 복부

임신 11~14주에 질초음파로 확인할 수 있는 복부장기는 위와 신장, 방광이다(그림 1-8). 위와 방광은 각기 태아의 좌상복부 및 골반강에 위치한 무에코의 낭성 구조물로 보이며 질초음파상 거의 대부분의 태아에서 확인할 수 있다. 하지만 생리적 비움physiologic emptying 등에 의해 일시적으로 보이지 않을 수 있기 때문에, 보이지 않는다고 해서 비정상이라고 해석해서는 안 된다. 신장은 척추 양옆에 위치한 강낭콩 모양의 고형 구조물로 보일 수 있지만 위나 방광처럼 거의 대부분의 검사에서 확인할 수 있는 구조물은 아니다.

(4) 전복벽

임신 8~10주의 배아에서 제대의 복벽 부착 부위에 고에코로 보이는 종괴는 중장midgut의 생리적 탈장physiologic hernia으로 인해 보이는 정상 소견이다(그림 1-9). 생리적 탈장은 복강의 성장속도에 비해 중장의 성장속도가 상대적으로 빨라 복강이 중장을 위한 충분한 공간을 확보하지 못함으로써 중장이 제대 근위부로 탈출하는 현상이다. 임신이 진행됨에 따라 복강이 충분한 공간을 확보하게 되면 탈출된 중장이 복강 내로 들어가게 되므로 생리적 탈장은 임신 11주 말까지 사라진다. 임신 12주가 지나도 탈장이 보이면 배꼽내장탈장omphalocele이나 배벽갈림증gastroschisis 같은 복벽결손abdominal wall defect의 가능성을 고려해야 한다.

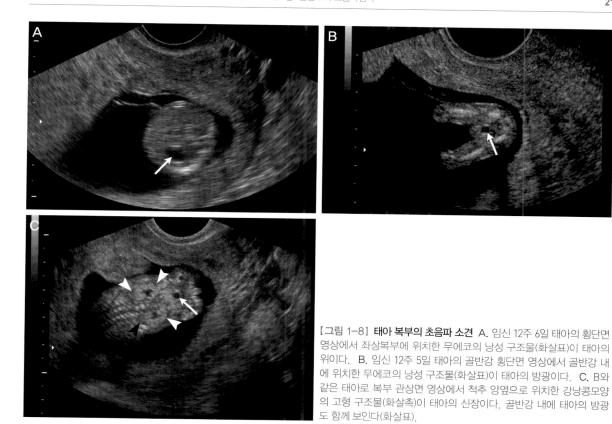

【그림 1-8】 **태아 복부의 초음파 소견** A. 임신 12주 6일 태아의 횡단면 영상에서 좌상복부에 위치한 무에코의 낭성 구조물(화살표)이 태아의 위이다. B. 임신 12주 5일 태아의 골반강 횡단면 영상에서 골반강 내에 위치한 무에코의 낭성 구조물(화살표)이 태아의 방광이다. C. B와 같은 태아로 복부 관상면 영상에서 척추 양옆으로 위치한 강낭콩모양의 고형 구조물(화살촉)이 태아의 신장이다. 골반강 내에 태아의 방광도 함께 보인다(화살표).

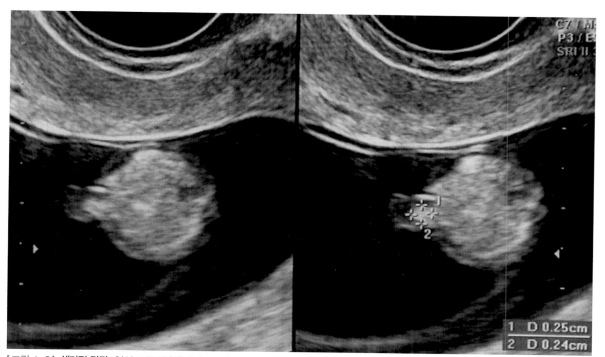

【그림 1-9】 **생리적 탈장** 임신 11주 0일의 태아로, 제대의 복벽 부착 부위에 고에코로 보이는 종괴(캘리퍼 사이)는 중장의 생리적 탈장으로 인해 보이는 정상 소견이다. 생리적 탈장은 임신 8~10주에 흔히 보이지만 임신 11주 말까지도 보일 수 있다.

(5) 등과 사지

질초음파의 도입과 초음파 기기의 성능 향상으로 인해 초음파의 해상도가 많이 향상되었지만 다른 장기와 마찬가지로 등과 사지의 해부학적 평가도 임신중기에 이루어져야 한다. 임신초기는 척추뼈의 골화가 불완전한 시기이므로 임신 11~14주의 초음파검사에서는 척추굽이spinal curvature와 이를 덮은 표피가 완전한지만을 확인하는 것이 일반적인 검사방법이다. 사지에 대해서도 장골long bone, 손과 발의 유무 정도만을 평가한다. 장골 길이, 손가락과 발가락 개수 등의 자세한 해부학적 평가는 임신중기에 시행한다.

Ⅱ 임신주수의 결정

임신주수를 정확히 아는 것은 매우 중요하다. 임신주수는 첫째, 임신초기에 융모막융모표본채취chorionic villi sampling나 양수천자amniocentesis 같은 침습적 시술을 시행할 시기를 결정할 때, 둘째, 알파태아단백α-fetoprotein 같은 생화학적 검사의 결과를 해석할 때, 셋째, 자연분만 예정일을 추정하거나 제왕절개술의 시기를 결정할 때, 넷째, 태아성장fetal growth을 평가할 때 유용하기 때문이다.

임신주수를 평가할 때는 월경나이menstrual age, 태아나이fetal age, 수태나이conceptional age, 임신나이gestational age 등의 용어를 모두 함께 사용하므로 각 의미를 잘 알아야 한다. 월경나이는 최종월경주기last menstrual period의 첫날부터 계산한 것으로, 임신주수를 평가할 때 가장 흔히 사용된다. 태아나이나 수태나이는 수태conception가 일어난 날로부터 계산한 임신주수로, 시험관내수정in vitro fertilization 등과 같은 보조생식기술assisted reproductive technique을 이용해 임신했을 때 계산할 수 있다. 수태나이나 태아나이에 14일을 더하면 월경나이를 구할 수 있다. 임신나이의 의미는 수태나이와 비슷하지만 임상에서는 월경나이와 같은 의미로 사용한다.

월경력menstrual history만으로 계산한 임신주수는 부정확한 경우가 많다. 그 이유는 첫째, 산모가 최종월경주기를 정확히 기억하지 못하거나, 둘째, 희발월경oligomenorrhea, 착상출혈implantation bleeding 또는 피임제 사용 등으로 인해 임신주수를 잘못 계산하거나, 셋째, 이전 출산 후 첫 월경주기menstrual cycle에 임신해서 최종월경주기를 알 수 없는 경우가 많다 등이다. 임신주수가 부정확한 경우에는 초음파를 통해 임신주수를 평가하는데, 생물학적 변동biologic variation이 상대적으로 적은 임신초기가 초음파를 통해 정확한 임신주수를 결정하기에 가장 적당한 시기이다. 임신초기에는 임신낭의 크기와 머리엉덩길이를 이용해 임신주수를 측정하는데, 머리엉덩길이를 이용한 임신주수가 더 정확하다.

1. 임신낭 크기

초음파상 배아의 크기를 측정할 수 없는 경우(임신 6주 이전)에는 임신낭의 크기로 임신주수를 예측하는데, 임신낭의 내직경을 세 방향에서 측정한 평균값mean sac diameter; MSD을 이용한다. 정상 임신일 때 임신낭의 내직경은 하루에 1.13mm씩 증가하므로 5~11주의 임신에서는 임신낭 내직경(mm)에 30을 더하면 간편하게 임신일수를 예측할 수 있다(예: 5mm(MSD)+30=35일).

2. 머리엉덩길이

머리엉덩길이는 배아나 태아(일반적으로 임신 10주 미만이면 배아, 10주 이상이면 태아라고 부른다)의 머리 끝에서 엉덩이 끝까지의 길이를 말하며(그림 1-10), 3회 측정해서 평균치를 사용한다. 측정할 때 주의할 점은 태아의 경부가 가능한 한 중립적 위치에 있을 때 머리 끝과 엉덩이 끝이 명확히 보이는 종축 영상에서 측정해야 한다는 것이다. 6~13주의 임신에서는 초음파를 이용해 머리엉덩길이를 측정하면 가장 정확하

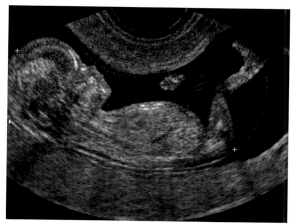

【그림 1-10】 **머리엉덩길이의 측정** 머리엉덩길이는 배아나 태아의 머리 끝과 엉덩이 끝이 명확히 보이는 종축 영상에서 경부가 가능한 한 중립적 위치에 있을 때 머리 끝에서 엉덩이 끝끝까지의 길이(캘리퍼 사이)를 말한다.

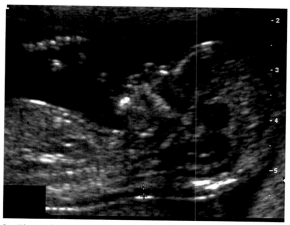

【그림 1-11】 **목덜미투명대** 목덜미투명대는 초음파상 태아 경추 후부의 피부와 연조직 사이에 위치한 무에코 영역(캘리퍼 사이)을 가리킨다.

게 임신주수를 예측할 수 있다. 임신 13주 이후에는 태아의 자세 등으로 인해 머리엉덩길이 측정치가 크게 변동하므로 머리엉덩길이와 함께 양두정경*biparietal diameter*이나 복부둘레*abdominal circumference* 등을 추가로 측정해서 임신주수를 결정한다.

III 임신초기 태아기형의 진단

1. 염색체이상의 진단

(1) 목덜미투명대

목덜미투명대*nuchal translucency*는 초음파상 태아 경추 후부의 피부와 연조직 사이에 위치한 무에코 영역이다(그림 1-11). 목덜미투명대가 두꺼울수록 다운증후군을 포함한 각종 염색체이상이나 선천심장병 같은 구조적 기형과의 연관성이 높기 때문에, 임신 11~14주에 시행하는 초음파검사 시에 목덜미투명대의 두께를 평가해야 한다. 측정방법은 다음과 같다.

① 태아의 머리엉덩길이를 측정할 수 있는 시상면 *sagittal plane*을 얻은 후 태아 두부와 흉부가 화면 전체의 3/4을 차지하도록 영상을 확대한다.

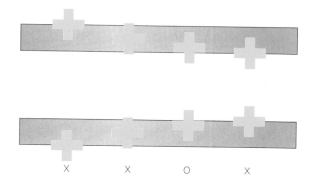

【그림 1-12】 **목덜미투명대 측정** 캘리퍼의 안쪽 경계면을 목덜미투명대의 경계에 위치시킨 후(오른쪽에서 두 번째) 측정한다.

② 목덜미투명대의 가장 두꺼운 부분에서 연조직 또는 피부와 목덜미투명대의 경계에 캘리퍼를 위치시킨 후 목덜미투명대 두께를 측정한다(그림 1-12).

③ 태아 경부가 신전이나 굴곡 상태에 있을 때는 목덜미투명대 두께가 과대평가되거나 과소평가될 수 있으므로 반드시 태아 경부가 중립자세를 보일 때 측정해야 하며 3회 측정해서 평균치를 이용한다.

④ 융합되지 않은 양막을 목덜미투명대를 덮은 피부로 오인할 수 있으므로 반드시 양막을 확인한 후 목덜미투명대 두께를 측정해야 한다.

⑤ 탯줄이 태아 경부를 감고 있으면 목덜미투명대

가 탯줄에 눌려 두껍게 측정될 수 있으므로 일정 시간이 지나고 나서 경부를 감은 탯줄이 풀린 것을 확인한 후에 측정한다.

정상 목덜미투명대 두께의 상한값으로 임신주수에 상관없이 일정한 기준치를 사용하는 방법과 임신주수별로 기준을 다르게 적용하는 두 가지 방법이 있다. 전자의 경우 시행 기관별로 차이가 있지만 일반적으로 2.5mm나 3.0mm가 가장 많은 기관에서 사용하는 기준치이다.

(2) 코뼈

최근 초음파를 통해 태아의 코뼈를 평가할 수 있게 되면서 태아의 코뼈 평가는 다운증후군을 포함한 염색체이상에 대한 선별검사로서 유용한 역할을 담당하게 되었다. 임신 11~14주에 시행한 초음파검사에서 다운증후군 태아의 53~80%는 코뼈가 보이지 않는 반면, 정상 태아는 0.2~2.8%에서만 코뼈가 보이지 않는다. 따라서 임신초기 태아의 코뼈발육부전을 평가함으로써 다운증후군을 포함한 각종 염색체이상을 선별하는 데 도움을 받을 수 있다. 임신초기 태아의 코뼈 평가는 복부탐촉자를 이용해 다음과 같은 방법으로 시행한다.

① 태아의 옆얼굴을 얻을 수 있는 시상면을 획득한 후 태아 두부와 흉부가 화면 전체의 3/4을 차지하도록 영상을 확대한다.
② 태아 코뼈가 탐촉자면과 평행하도록 탐촉자의 위치를 조정한 후 코뼈와 코뼈를 덮은 피부 그리고 코끝에 의한 에코가 한 화면에서 보일 수 있도록 한다(그림 1-13).
③ 태아 코뼈에 의한 에코가 보이지 않거나, 코뼈를 덮은 피부에 비해 낮은 에코를 보일 경우 코뼈발육부전으로 판단한다.

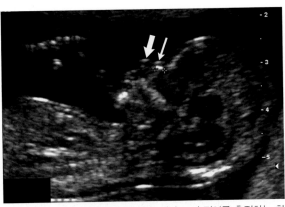

[그림 1-13] 태아 코뼈의 정상 소견 태아 코뼈 길이를 측정하는 화면으로, 코뼈를 덮은 피부(화살표)와 태아 코끝에 의한 에코(굵은 화살표)가 한 화면에서 잘 보인다. 이처럼 태아의 정상 코뼈는 코뼈를 덮은 피부보다 높은 에코를 보여야 한다.

다운증후군을 진단하는 데 산모의 나이, 혈청학적 검사, 목덜미투명대 평가를 이용한 현재의 임신초기 선별검사에 코뼈 평가를 추가함으로써 5%의 위양성률*false positive rate*로 다운증후군의 진단율을 약 97%까지 높일 수 있으므로, 임신초기 평가 시 목덜미투명대뿐만 아니라 태아 코뼈를 함께 평가하고자 노력해야 한다.

2. 임신초기 태아의 구조적 기형 진단

초음파기기의 발달과 질초음파의 사용이 증가함에 따라 임신초기에 태아 기형이 조기진단되는 빈도가 점점 높아지고 있다. 임신초기에 진단되는 기형들은 대개 좋은 예후를 기대하기 힘든 주 기형*major anomaly*으로, 임신을 지속할 수 없는 기형이 많기 때문에 조기에 이러한 기형을 진단함으로써 산전 산모 관리에 도움을 줄 수 있다.

(1) 무뇌증

무뇌증*anencephaly*은 신경관결손*neural tube defect*기형 중 가장 심한 형태로 두개골과 뇌실질이 결손된 기형이다. 무두개증*acrania*이 선행한 후 뇌실질이 양수에 노출되어 뇌실질의 손상이 진행되기 때문에 임신초

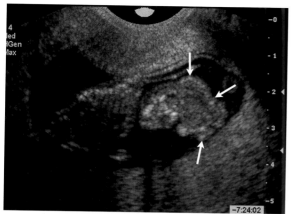

【그림 1-14】 **무두개증의 초음파 소견** 임신 12주 4일 태아의 질초음파상 무두개증이 있고 변형된 대뇌반구(화살표)가 양수에 노출되어 있다. 이 시기에는 초음파상 항상 고에코의 판으로 보이는 두개골을 확인할 수 있어야 한다.

기에는 무두개증 형태를 보이며 임신이 진행할수록 무뇌증 형태로 발견된다(그림 1-14).

(2) 완전전뇌증

완전전뇌증*holoprosencephaly*은 전뇌가 양측의 대뇌반구와 측뇌실로 분리되는 과정에 결손이 생긴 기형으로, 정도에 따라 무엽성*alobar*, 반엽성*semilobar*, 엽성

lobar 완전전뇌증으로 분류된다. 임신초기에 진단되는 완전전뇌증은 대개 무엽성이거나 정도가 심한 반엽성 완전전뇌증이다. 초음파상 측뇌실이 융합되어 단일강을 형성하고 이를 얇은 뇌실질이 감싼 형태를 보인다(그림 1-15). 대뇌겸*falx cerebri*이 보이지 않으며 맥락막총이 변형되어 있고 무엽성의 경우 시상*thalamus* 분리도 불완전해 보인다.

(3) 뇌수막류

뇌수막류*encephalomeningocele*는 두개골결손 부위를 통해 두개강내 구조물이 탈출된 기형이다. 대부분 후두부*occipital area*에 생기지만 전두부*frontal area*나 두정부*parietal area*에도 생길 수 있다. 낭림프관종*cystic hygroma*과 감별하기 어려울 수 있지만 동반된 두개골결손을 평가하면 감별하는 데 도움이 된다(그림 1-16). 단독으로 발생할 수도 있고 유전질환 형태로도 발생할 수 있는데, 대표적인 상염색체열성유전질환으로 뇌수막류, 이형성신장*dysplastic kidney*, 다지증*polydactyly*이 특징인 메켈-그루버증후군*Meckel-Gruber syndrome*(그림 1-17)이 있다.

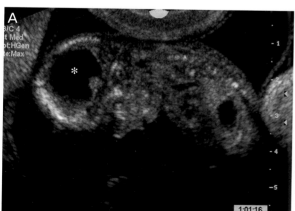

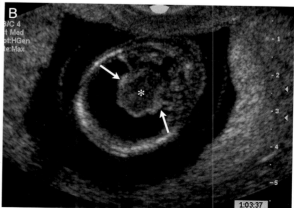

【그림 1-15】 **완전전뇌증의 초음파 소견** A. 임신 13주 1일 태아의 시상면 영상에서 두개강 내에 정상적으로 보여야 할 두개강내 구조물이 보이지 않으면서 두개강 내(＊)가 비어 있다. B. 같은 태아의 두개강 관상면 영상에서 측뇌실이 융합되어 단일강을 형성했으며 대뇌겸이 보이지 않고 변형된 맥락막총(화살표)과 분리되지 않은 시상(＊)을 보이는 무엽성 완전전뇌증 소견이다.

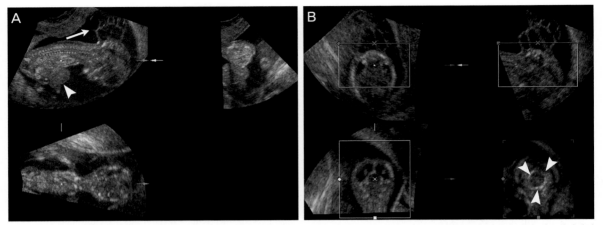

【그림 1-16】 **뇌수막류의 초음파 소견** A. 임신 12주 3일 태아의 3차원 질초음파 시상면 영상(왼쪽 위)에서 뇌수막류(화살표)와 배꼽내장탈장(화살촉) 소견이 보인다. B. 두개골 평가를 위한 재구성 영상(surface mode)에서 보이는 후두골 결손 소견(화살촉)은 낭림프관종과 감별하는 데 도움이 된다.

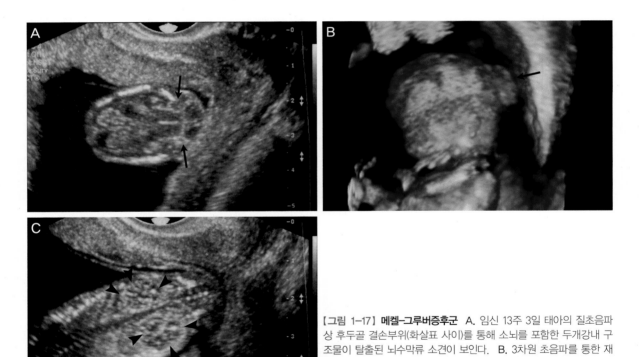

【그림 1-17】 **메켈-그루버증후군** A. 임신 13주 3일 태아의 질초음파상 후두골 결손부위(화살표 사이)를 통해 소뇌를 포함한 두개강내 구조물이 탈출된 뇌수막류 소견이 보인다. B. 3차원 초음파를 통한 재구성 영상(surface mode)에서 뇌수막류는 후두부에 돌출된 종괴(화살표)로 보인다. C. 복부 관상면 영상에서 이형성신장 소견(화살촉)이 동반되어 있으며 사후부검에서 다지증이 동반된 메켈-그루버증후군으로 확진된 증례이다.

(4) 배꼽내장탈장

임신 8~10주에 생긴 생리적 탈장은 임신 11주 말까지 사라지게 되므로 임신 12주 이전에는 배꼽내장탈장을 진단해서는 안 된다. 하지만 생리적 탈장은 대부분 최대 지름이 7mm를 넘지 않으므로 임신 12주 이전이라도 크기가 큰 경우에는 배꼽내장탈장의 가능성을 염두에 두고 추적검사를 시행해야 한다. 초음파상 배꼽내장탈장은 탯줄의 복벽 부착 부위에 위치

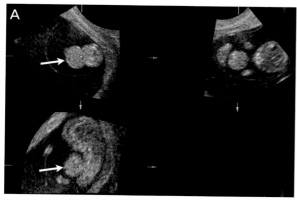
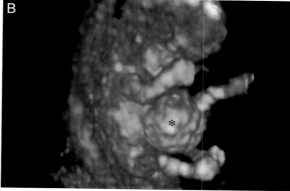

【그림 1-18】 **배꼽내장탈장의 초음파 소견** A. 임신 13주 5일의 산모로 3차원 질초음파상 복부 횡단면(왼쪽 위)과 시상면(왼쪽 아래) 영상에서 탯줄의 복벽 부착 부위에 경계가 분명한 고에코의 종괴(화살표)로 보이는 배꼽내장탈장 소견이 보인다. B. 3차원 초음파를 통한 재구성 영상 (surface mode)에서 배꼽내장탈장(＊)을 가진 태아의 모습이 분명하게 보인다.

하며 탈출된 장이나 간과 같은 복부장기를 복막이 감싸고 있어 경계가 분명한 고에코의 종괴로 보인다(그림 1-18). 단독으로 발생할 수 있지만 에드워드증후군*Edwards syndrome* 같은 염색체이상으로 인해서도 발생할 수 있다.

(5) 총배설강기형

총배설강기형*cloacal anomaly*은 원시총배설강*primitive cloaca*의 분할 실패에 의해 태아 방광출구폐색*urinary outlet obstruction*과 항문직장기형을 일으키는 질환이다. 항문직장기형은 산전에 초음파로 평가할 수 있는 형태학적 변화를 동반하지 않으므로 총배설강기형은 후요도판*posterior urethral valve*이나 요도폐쇄*urethral atresia* 같은 태아 방광출구폐색 소견으로 보인다. 산전초음파상 확장된 방광에 의한 거대한 낭성 종괴가 골반강과 하복부를 채우고 있으며, 늘어난 요관과 수신증*hydronephrosis* 소견을 보일 경우(그림 1-19) 태아 방광출구폐색을 의미한다. 총배설강기형, 후요도판, 요도폐쇄 등과 감별진단해야 한다.

(6) 양막띠증후군

양막띠증후군*amniotic band syndrome*은 임신초기에 파열된 양막이 태아조직을 감싸는 양막띠*amniotic band*를

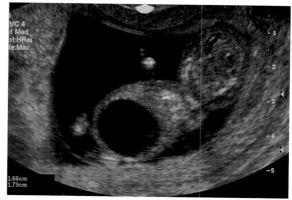

【그림 1-19】 **총배설강기형의 초음파 소견** 총배설강기형은 확장된 방광에 의한 거대한 낭성 종괴(캘리퍼 사이)가 골반강과 하복부를 채운 태아 방광출구폐색 소견으로 보인다.

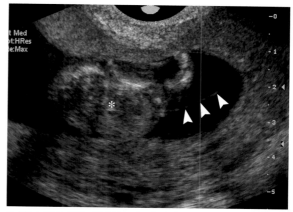

【그림 1-20】 **양막띠증후군** 질초음파상 변형된 태아(＊)와 연결된 양막띠(화살촉)를 보이는 양막띠증후군의 증례로, 사후부검에서 사지체벽복합기형으로 진단되었다.

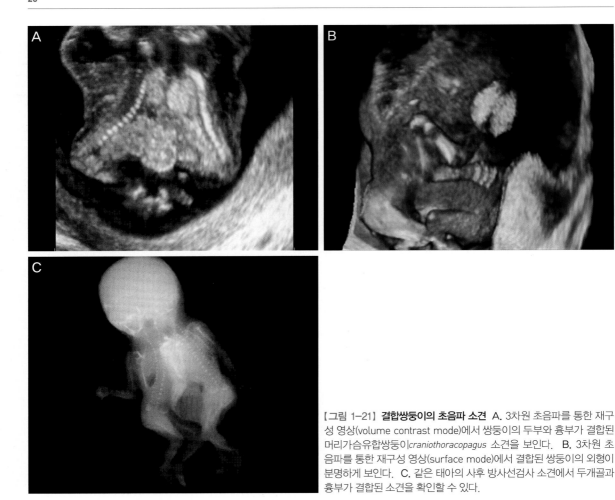

【그림 1-21】 **결합쌍둥이의 초음파 소견** A. 3차원 초음파를 통한 재구성 영상(volume contrast mode)에서 쌍둥이의 두부와 흉부가 결합된 머리가슴유합쌍둥이*craniothoracopagus* 소견을 보인다. B. 3차원 초음파를 통한 재구성 영상(surface mode)에서 결합된 쌍둥이의 외형이 분명하게 보인다. C. 같은 태아의 사후 방사선검사 소견에서 두개골과 흉부가 결합된 소견을 확인할 수 있다.

형성함으로써 태아의 발육부전이나 구조적 변형을 일으키는 질환이다. 변형의 정도는 발생 부위나 정도에 따라 협착고리*constriction ring*나 가락절단*digit amputation* 같은 소기형에서부터 뇌수막류, 사지절단*limb amputation*, 사지체벽복합기형*limb-body wall complex* 같은 대기형에 이르기까지 다양하다. 초음파상 해당 부위에서 양막띠로 인해 결손되거나 변형된 부위와 더불어 이와 연결된 양막띠가 보인다(그림 1-20).

(7) 결합쌍둥이

결합쌍둥이*conjoined twin*는 단일융모막단일양막쌍둥이임신*monochorionic monoamniotic twin pregnancy*에서 발생하는 드문 질환(1/50,000~1/200,000)으로, 불완전한 배아 분리로 인해 발생한다고 알려져 있다. 결합 부위에 따라서 머리유합쌍둥이*craniopagus*, 가슴붙은쌍둥이*thoracopagus*, 배꼽결합쌍둥이*omphalopagus* 등으로 분류한다(그림 1-21).

참고문헌

1. Chung JH, Yang JH, Song MJ, et al. The distribution of fetal nuchal translucency thickness in normal Korean fetuses. J Korean Med Sci 2004;19:32–36.

2. Doubilet PM. Ultrasound evaluation of the first trimester. Radiol Clin North Am 2014;52:1191–1199.

3. Fong KW, Toi A, Salem S, et al. Detection of fetal structural abnormalities with US during early pregnancy. Radiographics 2004;24:157–174.

4. Grande M, Arigita M, Borobio V, et al. First-trimester detection of structural abnormalities and the role of aneuploidy markers. Ultrasound Obstet Gynecol 2012;39:157–163.

5. Laing FC, Frates MC, Benson CB. Ultrasound evaluation during the first trimester of pregnancy. In: Callen PW, ed. Ultrasonography in Obstetrics and Gynecology. 5th ed. Philadelphia: WB Saunders, 2009, pp.181–224.

6. Moon MH, Cho JY, Lee YM, et al. First-trimester screening for Down syndrome; the role of nasal bone assessment in the Korean population. Prenat Diagn 2007;27:830–834.

7. Moon MH, Cho JY, Lee YM, et al. Nasal bone length at 11–14 weeks of pregnancy in the Korean population. Prenat Diagn 2006;26:524–527.

8. Paspulati RM, Bhatt S, Nour SG. Sonographic evaluation of first-trimester bleeding. Radiol Clin North Am 2004;42:297–314.

9. Souka AP, Pilalis A, Kavalakis Y, et al. Assessment of fetal anatomy at the 11–14-week ultrasound examination. Ultrasound Obstet Gynecol 2004;24:730–734.

초기 이상임신과 관련 질환

CHAPTER 2

정성일

질출혈vaginal bleeding은 임신초기first trimester에 흔히 나타나는 증상이다. 이 증상은 간헐적인 흔적혈spotting에서 혈역학적 불안정을 초래하는 대량출혈까지 다양하며 하복통이 동반될 수도 있다. 임신초기 여성의 약 25%에서 질출혈이 나타나지만 이 중 절반은 자궁내막endometrium의 착상implantation과 연관된 출혈로서 적극적 치료가 요구되지 않지만, 나머지 절반은 초기 이상임신의 지표로서 중요한 임상적 의미를 띤다.

초기 이상임신이란 통상적으로 임신초기의 질출혈을 유발할 수 있는 자궁과 자궁부속기 질환으로서 자연유산spontaneous abortion, 자궁외임신ectopic pregnancy, 임신성영양막질환gestational trophoblastic disease이 포함된다. 초기 이상임신에 대한 진단적 평가는 대부분 질초음파transvaginal ultrasonography와 사람융모성선자극호르몬human chorionic gonadotropin; hCG 검사로 이루어진다. 이 장에서는 초기 이상임신의 질초음파 소견을 중심으로 각 질환별 특성을 파악하겠다.

I 자연유산

자연유산은 임신 20주 이전에 임신이 종결되는 상태를 말한다. 자연유산의 약 80%는 임신초기에 발생한다. 자연유산의 원인은 크게 태아요인fetal factor과 산모요인maternal factor으로 나뉜다.

태아요인은 염색체이상과 선천성 복합기형으로 나뉘는데 대부분 염색체이상이다. 염색체이상은 모든 자연유산의 50~60%에 해당되는 원인으로 세염색체증trisomy이 가장 흔하다. 산모요인은 감염infection, 자궁의 해부학적 이상, 당뇨병, 갑상선저하증hypothyroidism 같은 전신질환, 항인지질항체증후군antiphospholipid antibody syndrome 등이 있다. 자연유산과 관련된 여러 가지 표현은 다음과 같다.

① 불완전유산incomplete abortion: 임신 20주 이전 자궁경부cervix의 열림이 동반되고 임신산물gestational product이 부분적으로 배출된 질출혈
② 완전유산complete abortion: 임신 20주 이전 임신산물이 완전히 배출된 질출혈
③ 진행유산abortion in progress: 임신산물의 배출이 진행되는 상태의 질출혈
④ 배아사망embryonic demise: 심박동이 소실된 배아embryo
⑤ 고사난자blighted ovum: 배아가 없는 비정상 크기의 임신낭gestational sac

1. 자궁내 보이지 않는 임신낭

혈중 또는 소변에서 hCG가 확인되고 자궁내 임신낭이 보이지 않는 경우는 초기자궁내임신early intrauterine pregnancy, 자연유산 또는 자궁외임신 중 하나이

다. 혈중 hCG가 일정 수치 이상이지만 정상 자궁내 임신의 초음파 소견이 없으면 자궁부속기를 확인해서 자궁외임신의 가능성을 배제해야 한다. 자궁외임신을 시사하는 초음파 소견이 없으면 hCG와 초음파 검사로 추적관찰해 정상 임신 여부를 확인해야 한다. 자궁내막이 고에코성의 비후된 양상으로 보이고 자궁내 임신낭이 보이지 않는 경우에는 불완전유산과 자궁외임신에 동반된 탈락막반응decidual reaction의 가능성이 모두 있기 때문에 역시 추적관찰과 자궁부속기에 대한 정밀한 평가가 필요하다.

2. 배아가 없는 자궁내 임신낭

이 경우에는 초기 자궁내임신과 자연유산을 감별해야 한다. 이러한 양상을 보이는 자연유산의 한 형태인 무배아임신anembryonic gestation은 평균 임신낭의 지름이 25mm 이상이지만 배아의 형태가 보이지 않는 경우이다(그림 2-1). 그러나 초음파기기의 해상도, 검사자의 숙련도, 검사시간, 임신의 개인적 변이성 등을 감안하여, 1회의 검사로 최종 진단을 하기보다는 추적검사로 임신낭의 변화 유무를 확인하는 것이 더 중요하다.

평균 정상 임신낭은 하루에 1.13mm씩 성장한다. 무배아임신의 경우 성장속도가 느리기 때문에 임신 주수에 따른 정상 범위보다 작은 임신낭을 보일수록 자연유산의 가능성이 높아진다. 비정상 임신낭의 형태적 특징은 원형 또는 타원형이 아닌 기묘한 모양bizarre shape의 낭, 융모막-탈락막경계면chorio-decidual interface의 비균질성과 에코 감소 등이다(그림 2-2).

3. 자연유산의 난황

형태를 파악할 수 있는 난황yolk sac은 정확하게 표현하면 2차 난황secondary yolk sac이다. 난황은 배아보다 먼저 나타나며 임신 5주 또는 평균 임신낭 지름이 8~10mm일 때부터 보인다. 임신 10주까지 크기가 증가하다가 이후 감소한다. 비교적 짧은 기간 동안 크

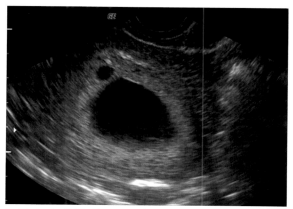

【그림 2-1】 **자연유산(무배아임신)의 질초음파 소견** 임신 7주 자궁 시상면 영상에서 자궁강내 평균 임신낭 크기가 25mm 이상임에도 불구하고 배아가 보이지 않는다.

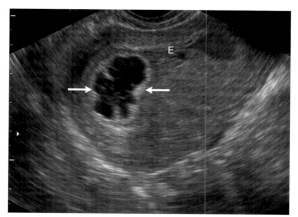

【그림 2-2】 **자연유산의 질초음파 소견** 임신 7주 자궁 시상면 영상에서 자궁강(E)에 있는 불규칙한 윤곽 내부의 비균질 에코를 보이는 낭성 구조물(화살표 사이)이 보인다. 배아나 난황은 보이지 않는다.

기 변화가 다양하고 전체 크기가 작아서 자연유산에서 난황의 진단적 의미는 제한적이다. 그중 자연유산을 시사하는 소견은 6mm 이상의 불규칙한 윤곽, 고에코성 또는 석회화calcification된 난황이며, 특히 비정상적으로 큰 난황은 이배수체aneuploidy와 관련성이 있다. 하지만 앞서 언급했듯이 정상 난황은 임신 주수에 따라 크기 변화가 다양하기 때문에 비정상적으로 큰 난황이 보이더라도 추적검사가 필요하다.

4. 자궁내 배아가 있는 임신낭

먼저 확인해야 하는 것은 배아의 심박동능cardiac ac-

*tivity*이다. 심박동능을 최초로 확인할 수 있는 배아의 머리엉덩길이*crown-rump length*는 4~5mm이다. 이 범위 이하일 경우 추적검사로 머리엉덩길이의 증가와 심박동능을 함께 평가해야 한다. 이 범위 이상인데도 심박동능이 보이지 않는다면 자연유산의 가능성이 높다. 일반적으로 최근에 제시된 진료 지침에 따르면 배아가 7mm 이상임에도 심박동능이 없으면 자연유산으로 진단한다. 하지만 실제 심박동능이 있는데도 평가 오류로 확인하지 못할 수 있기 때문에 초음파에서 확대영상을 얻거나 M모드를 병행해서 위음성률*false negative rate*을 줄이도록 최대한 노력해야 한다(그림 2-3).

배아서맥*embryonic bradycardia*은 임신 6.2주 이전 심박동수가 분당 100회 미만, 임신 6.3~7주에 분당 120회 미만인 경우로서 비정상 임신의 중요한 예측지표이다. 보통 분당 90회 미만이면 유산일 가능성이 높지만 분당 90회 이상이면 배아서맥이라 하더라도 임신의 개인적 변이성 때문에 임신 10~11주까지 추적검사를 통해 배아의 심박동수를 파악하는 것이 바람직하다.

5. 자궁내성장제한

임신초기 자궁내성장제한*intrauterine growth restriction*의 척도는 배아의 머리엉덩길이와 평균 임신낭 크기이다. 일반적으로 평균 임신낭 크기와 머리엉덩길이의 차가 5mm 이하인 경우, 즉 심박동능이 있는 배아라도 머리엉덩길이에 비해 평균 임신낭의 크기가 상대적으로 작은 경우는 배아사망의 예측지표가 된다. 이러한 임신초기 양수과소증*oligohydramnios*이 나타나면 추적검사가 필요하다.

6. 융모막하혈종

융모막하혈종*subchorionic hematoma*은 융모융모막*villous chorion*-기저탈락막*decidua basalis*결합체의 가장자리가 박리되거나 가장자리의 혈관이 터짐으로써 발생한다. 융모막과 자궁근층*myometrium* 사이에 위치하며 혈종의 경과시간에 따라 다양한 에코를 보이는데 주로 초승달모양의 저에코성 병변으로 보인다(그림 2-4). 하지만 급성출혈일 때에는 융모막과 유사한 정도의 고에코를 보이기도 하며 이 경우 자궁내막의 병변과 감별하기가 어렵다.

임신초기 출혈의 약 20%에서 융모막하혈종이 보이지만, 이 병변이 비정상 임신의 근본원인인지 아니면

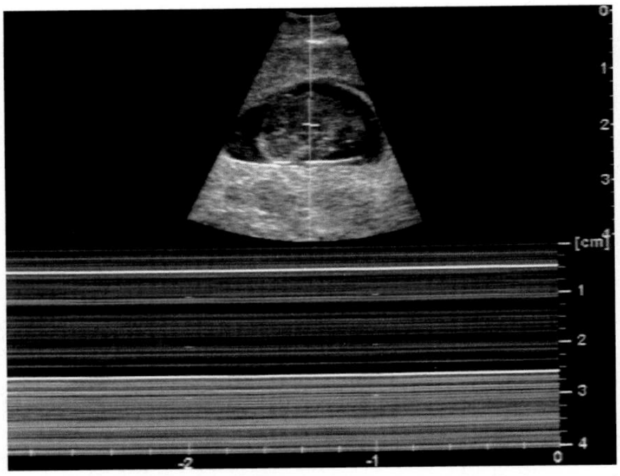

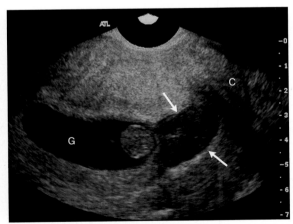

【그림 2-3】배아사망의 질초음파 소견 임신 9주 질초음파 M모드검사에서 머리엉덩길이 23mm 배아의 심박동이 확인되지 않는다.

【그림 2-4】임신초기 융모막하혈종의 질초음파 소견 임신 10주 자궁 시상면 영상에서 자궁강 내의 태아를 포함한 임신낭(G)과 자궁경부(C) 사이에 경계가 분명한 저에코성 병변(화살표 사이)이 보인다.

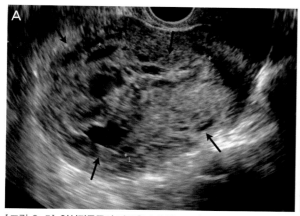
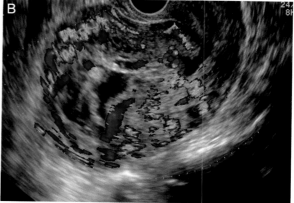

【그림 2-5】 **임신잔류물의 질초음파 소견** A. 자연유산 후 시행한 질초음파에서 자궁강내 비균질음영의 병변이 보인다(화살표). B. 도플러 초음파검사에서 병변의 일부 혈류가 증가된 모습이 보인다.

정상 임신에서 나타나는 일시적 소견인지는 불확실하다. 보고에 따르면 혈종의 크기는 임신초기 유산과 연관성이 높으며, 특히 임신낭 둘레를 기준으로 크기가 2/3 이상인 융모막하혈종은 그렇지 않은 경우보다 유산율이 2배 이상 높은 것으로 알려져 있다. 보통 임신낭 부피의 40% 이하인 혈종은 추적관찰에서 소실될 가능성이 크며 예후도 좋다. 간혹 소포형태*vesicular pattern*의 혈종은 기태임신*molar pregnancy*으로 오인될 수 있으므로 hCG의 추적검사가 필수적이다.

7. 임신잔류물

유산 후 자궁강 내에 남은 태반조직과 혈종, 액체 등의 복합체를 의미한다. 주로 고에코성의 고형 종괴로 보이지만 고에코성의 선형 병변 또는 무에코성 낭종, 자궁근층까지 포함한 비균질성 종괴까지 형태가 상당히 다양하기 때문에 임신성영양막질환과 감별하기 어려울 때도 있다(그림 2-5). 이 경우 도플러검사에서 혈류 분포를 확인하고 hCG 추적검사를 시행하는 것이 도움이 된다.

II 자궁외임신

포배*blastocyst*가 자궁내막에 착상되는 것이 정상 임신이라면 포배가 그 밖의 장소에 착상되는 것이 자궁외임신이다. 자궁외임신은 임신초기 임신 관련 모성사망의 주요 원인이며 전체 임신 중 약 1~2%를 차지한다. 복통, 질출혈, 무월경이 자궁외임신의 3대 주요 증상이지만 비특이적이다.

1. 유발요인

정상 난관의 기능을 저해하는 모든 요인이 포함된다. 골반염*pelvic inflammatory disease*, 부인과 수술력, 자궁내피임장치*intrauterine contraceptive device* 사용력, 선천성 자궁난관기형 등이 있고 최근 증가하고 있는 시험관내수정*in vitro fertilization*과 배아이식*embryo transfer*도 중요한 요인 중 하나이다.

2. 진단

자궁외임신을 조기진단하면 파열*rupture*의 위험도를 낮추고 약물치료의 성공률을 높일 수 있다. hCG 평가와 질초음파 소견이 중요하다.

(1) 사람융모성선자극호르몬

hCG 수치는 임신 6주까지 기하급수적으로 증가하다가 임신 6주 이후, 즉 6,000~100,000mIU/mL(IRP)에 이르면 증가속도가 느려진다. 보통 임신 6주 이전에는 배가시간doubling time이 2일(평균 1.2~2.2일)이며 그 이후에는 일정하지 않다.

일반적으로 hCG의 판별구간discriminatory zone은 1,500~2,500mIU/mL(IRP)이다. 판별구간이란 정상임신에서 질초음파로 임신낭을 확인할 수 있는 최저 혈중 hCG 수치를 의미한다. 즉 hCG 수치가 판별구간보다 높은데도 질초음파로 정상 임신낭을 확인할 수 없으면 비정상 임신을 의심해야 한다. 여기서 비정상 임신은 자연유산과 자궁외임신 모두를 의미한다. 검사자의 숙련도, 초음파기기의 해상도, 검사시간 등이 판별구간에 영향을 줄 수 있으므로 hCG의 추적검사가 필수적이다. 최근 연구 결과에 따르면 단일 시점 hCG 측정은 자궁외임신과 정상 임신의 감별에 유용하지 않다고 보고되었다. 정상적으로 임신초기 hCG는 2일 동안 66% 이상 증가하므로 증가속도가 이보다 낮아서 배가시간이 3일 이상이라면 비정상임신, 특히 자궁외임신을 의심해야 한다. 위치미상임신pregnancy of unknown location은 혈중 hCG는 양성이면서 질초음파상 자궁내임신이나 자궁외임신의 증거가 없는 상태를 말한다. 시간이 경과하면서 위치미상임신은 소멸되거나, 그대로 유지되거나, 자궁내임신 또는 자궁외임신으로 확인된다. 위치미상임신은 초기 임신 중 10~15%를 차지하며, 위치미상임신 중 적극적 치료가 필요한 자궁외임신은 10% 미만으로 비율이 낮기 때문에 hCG와 질초음파 추적관찰이 적절한 처치원칙으로 알려져 있다.

(2) 자궁외임신의 질초음파 소견
1) 난관임신

자궁외임신의 90% 이상은 난관의 팽대부 또는 협부isthmus에 생기며 이를 난관임신tubal pregnancy이라 한다. 초음파에서는 고에코성 원형 난관종괴tubal mass(그림 2-6A), 난관링tubal ring 양상(그림 2-6B), 난황과 배아를 포함한 종괴(그림 2-6C) 순으로 많이 보인다.

난황과 배아를 포함한 종괴가 가장 특이도가 높은 소견이지만 드물고, 가장 흔한 고에코성 원형 난관종괴는 출혈난소낭종hemorrhagic ovarian cyst과 감별하기 어려운 경우가 많다. 출혈난소낭종은 자궁외임신과 비교했을 때 벽의 에코가 약간 낮고 내부에 세망구조를 보이며 난소와 함께 움직인다. 난관링 양상은 중심부의 무에코성 임신낭과, 주변부의 영양막과 출혈이 섞인 고에코성 조직이 난관에 있을 때 나타난다.

난관임신은 도플러검사에서 병변 주변부의 혈류 증가를 보이지만 이 소견은 난소의 황체낭종corpus luteal cyst에서도 보일 수 있기 때문에 비특이적이다. 분음도플러 초음파spectral Doppler ultrasonography에서는 저항지수resistance index가 0.39 이하로 낮거나 0.7 이상으로 높게 나타날 수 있다.

모든 자궁외임신에 해당되지만 특히 난관임신에서 가성임신낭pseudogestational sac을 볼 수 있다(그림 2-6D). 이 소견은 자궁외임신으로 인해 발생한 탈락막증식과 소량의 자궁강내 액체저류를 의미하는데 자궁내 정상 임신낭과 감별해야 한다. 가성임신낭은 정상 임신낭과 달리 자궁내막 중심부에 위치하고 비교적 얇은 고에코성 벽을 보이며 가장자리가 불규칙하다.

골반강내 고에코성 액체저류는 난관임신의 파열 여부와 상관없이 나타날 수 있으며 난관임신의 유일한 초음파 소견으로 나타날 수도 있다.

2) 자궁각임신

좁은 의미의 자궁각임신cornual pregnancy은 난관의 간질부임신interstitial pregnancy을 의미한다(그림 2-7). 자궁각임신은 파열되면 심각한 출혈을 유발할 수 있기 때문에 조기진단이 중요하다. 초음파 소견은

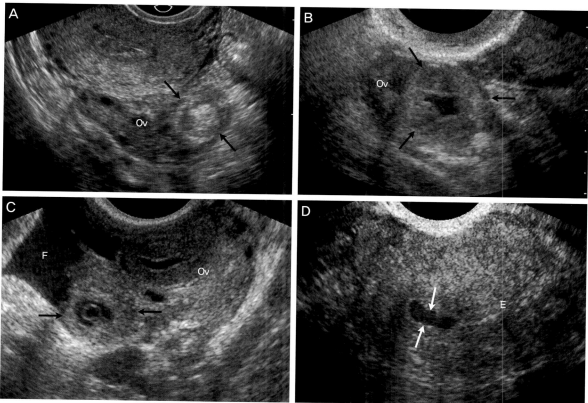

【그림 2-6】 난관임신의 질초음파 소견 A. 주변부에 난포를 포함한 난소(Ov) 옆에 비교적 경계가 분명한 고에코성 원형 종괴(화살표 사이)가 보인다. B. 난소(Ov) 옆에 링모양의 경계가 분명한 원형 종괴(화살표 사이)가 보인다. C. 난소(Ov) 옆에 난황을 포함한 원형 종괴(화살표 사이)가 보이며 주변 골반강 내에 액체(F)가 저류되어 있다. D. 자궁 시상면 영상에서 자궁강에 경계가 불규칙한 낭성 구조물로 보이는 가성임신낭(화살표 사이)이 있으며 하방으로 자궁내막(E)이 고에코성 선으로 보인다.

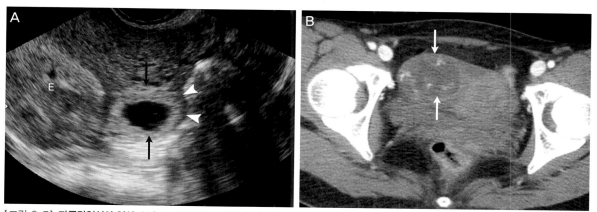

【그림 2-7】 자궁각임신의 영상 소견 A. 자궁 경사 관상면 질초음파 영상에서 자궁내막(E)과 연결되지 않은 자궁각 간질부에서 고에코성 띠를 가진 임신낭(화살표 사이)이 보이며 인접한 자궁근층(화살촉)이 얇아져 있다. B. 다른 환자의 조영증강 CT 영상. 우측 자궁각에서 일부 강하게 조영증강된 원형성 구조물이 보인다(화살표).

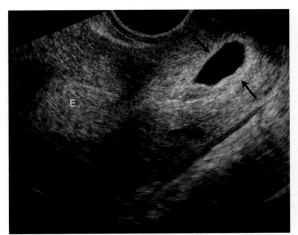

【그림 2-8】 자궁경부임신의 질초음파 소견 자궁 시상면 영상에서 자궁강(E)에는 임신낭이 없고 자궁경부에서 고에코성 띠를 가진 타원형 임신낭(화살표 사이)이 보인다.

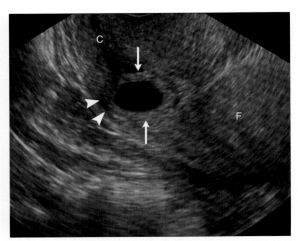

【그림 2-9】 제왕절개반흔임신의 질초음파 소견 자궁 시상면 영상에서 자궁체부(F)와 자궁경부(C) 사이의 제왕절개반흔에 고에코성 띠를 가진 원형의 임신낭(화살표 사이)이 보이고 주변 자궁근층이 얇아져 있다(화살촉).

임신낭이 자궁내 편측에 위치하며 인접한 자궁근층이 5mm 이내로 얇아지는 것이다. 간혹 간질선*interstitial line*이 보일 수 있는데, 치우친 임신낭과 접해서 자궁내막과 연결된 고에코성 선으로 나타난다.

3) 자궁경부임신

자궁경부임신*cervical pregnancy*이란 자궁경관*cervical canal*, 즉 자궁경부의 내구*internal os* 아래쪽에 위치한 자궁외임신을 의미한다(그림 2-8). 자궁경관으로 내려온 진행유산과 감별하기가 어렵지만 자궁경부의 크기 증가, 내구의 닫힘 소견, 비교적 원형의 임신낭, 자궁강내 가성임신낭 동반 소견 등은 자궁경부임신에 보다 적합한 소견이다.

4) 제왕절개반흔임신

제왕절개반흔임신*cesarean section scar pregnancy*은 자궁 하부의 제왕절개반흔에 임신낭이 착상함으로써 발생한다(그림 2-9). 정상 자궁탈락막이 없기 때문에 태반유착*placental adhesion*과 자궁파열을 유발할 수 있다. 초음파에서는 인접한 자궁근층(2~5mm)이 얇아져 있고 이전 제왕절개 부위 자궁근층 결손부에 위치

한 임신낭으로 보인다.

5) 복강임신

복강임신*abdominal pregnancy*은 그물막*omentum*, 광인대*broad ligament*, 직장자궁공간*rectouterine space*, 후복막*retroperitoneum* 등에 임신낭이 착상하는 자궁외임신이다. 난관임신과 난소임신*ovarian pregnancy*의 복강내 파열 후 발생하는 경우와 직접 복강 내에 착상하는 경우가 있다. 임신낭이 자궁 내에 없고 주로 장으로 둘러싸인 복강내 임신낭이 확인되면 진단할 수 있다(그림 2-10A). 초음파로 복강내 임신낭이 의심될 경우 자궁외 태반의 복강내 위치, 주변 장기와의 유착 여부를 확인하는 데 자기공명영상*magnetic nesonance imaging; MRI*이 도움이 된다(그림 2-10B).

6) 난소임신

편측 난관이 정상이면서 난소실질 내에 위치한 임신낭을 확인하면 난소임신으로 진단하지만, 대부분 난관임신이나 난소황체낭종과 감별하기가 어렵다(그림 2-11). 난관임신과 감별할 때는 초음파 탐촉자로 병변을 눌러보아 난소와 함께 움직이는 임신낭이 확인

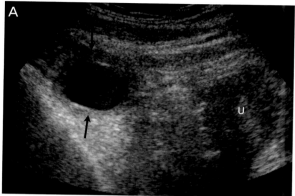

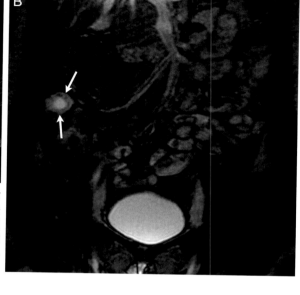

【그림 2-10】 **복강임신의 영상 소견** A. 골반 종단면 복부 초음파 영상에서 자궁(U), 자궁부속기와 떨어져 있으면서 비교적 균질하고 두꺼운 벽을 가진 원형의 임신낭(화살표 사이)이 우하복부 내의 장과 장간막에 둘러싸여 있다. B. 다른 환자의 관상면 T2강조 MR영상에서 고신호강도를 보이는 원형 임신낭이 우측 결장옆 고랑에서 보인다(화살표). (고려대학교 구로병원 김경아 제공)

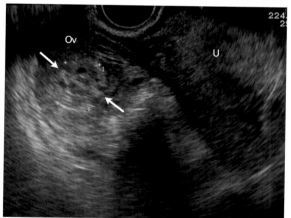

【그림 2-11】 **난소임신의 질초음파 소견** 자궁 관상면 영상에서 자궁(U) 오른쪽에 비균질한 고에코성 종괴(화살표 사이)가 난소(Ov) 내부에서 보인다.

되면 난소임신으로 진단할 수 있다.

7) 이소성임신

이소성임신*heterotopic pregnancy*이란 자궁내임신과 자궁외임신이 동시에 발생한 것을 말한다. 주로 시험관내수정 후 수정란*zygote*을 여러 개 주입한 경우에 나타난다. 자궁내임신과 난관임신, 자궁각임신, 자궁경부임신 등 다양한 조합이 가능하다.

8) 만성자궁외임신

만성자궁외임신*chronic ectopic pregnancy*이란 경미한 증상 또는 무증상의 자궁외임신을 의미한다. 환자가 임신을 자각하지 못한 상태에서 만성적인 재발성 출혈과 주변 유착으로 형성된 자궁부속기종괴의 양상으로 나타난다(그림 2-12). 즉 모호한 월경력의 환자에서 우연히 발견되는 만성자궁외임신은 형태적으로는 자궁내막종*endometrioma*, 자궁근종*uterine myoma*, 종양, 난관난소농양*tubo-ovarian abscess*으로 오인되기 쉽고 hCG의 확인과 추적검사가 필요하다.

3. 치료

파열의 증거가 없고 methotrexate의 금기증이 아니라면 methotrexate를 투여하며, hCG의 수치가 매우 낮은 경우에는 기대치료*expectant management*를 하기도 한다. 하지만 질초음파에서 배아의 심박동이 확인되거나 비교적 크기가 큰 경우(4~5cm 이상) 또는 파열로 인해 혈역학적 불안정 상태일 경우에는 수술치료를 고려해야 한다.

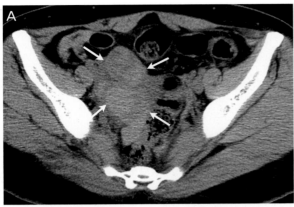
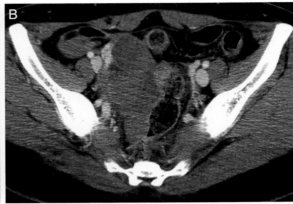

【그림 2-12】 **만성자궁외임신의 CT 소견** A. 조영증강 전 골반 CT에서 오른쪽 자궁부속기에 비교적 고음영을 보이는 타원형 병변들이 앞뒤로 연결된 양상을 보인다(화살표). B. 조영증강 후 골반 CT에서 이 병변은 거의 조영증강되지 않는다.

Ⅲ 임신성영양막질환

임신성영양막질환은 포상기태*hydatidiform mole*, 침윤기태*invasive mole*, 융모막암*choriocarcinoma*, 태반영양막세포종양*placental site trophoblastic tumor*, 상피양영양막세포종양*epithelioid trophoblastic tumor*으로 분류되는 영양막세포*trophoblast*의 비정상적 증식을 의미한다. 영양막세포는 태반조직의 초기단계 세포로서 융모형태를 보이며, 정상적으로 혈관친화성*vascular af-finity*과 조직 침윤성을 보인다. 따라서 이러한 세포들의 비정상적 증식은 앞서 언급한 특징을 바탕으로

한 병적 변화를 보이게 되고 이러한 변화는 영상 소견에 반영된다.

1. 포상기태

(1) 완전포상기태

완전포상기태*complete hydatidiform mole*는 광범위한 영양막세포 증식과 융모 부종이 주된 병리다. 초음파에서 부종이 진행된 융모는 다양한 크기의 무에코성 낭들이 자궁강을 채운 형태로 보인다. 포상기태의 영상 소견을 소포형태, 눈보라형태*snow-storm pattern*, 포도송이형태*bunch of grapes*라고 부르는 것은 이러한 이

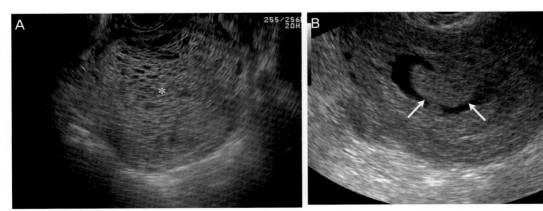

【그림 2-13】 **완전포상기태의 질초음파 소견** A. 무월경 14주 여성의 자궁 시상면 영상에서 늘어난 자궁강 내에 다양한 크기의 무에코성 낭들이 밀집한 소포형태(*)로 보인다. B. 무월경 7주 여성의 자궁 시상면 영상에서 액체가 저류된 자궁강 내에 경계가 분명한 고에코성 종괴(화살표)가 보인다.

태아생체계측과 자궁내성장제한

CHAPTER 3

박중신

임신주수는 보통 월경력*menstrual history*을 기준으로 산정하는데, 상당수의 여성이 정확한 날짜를 잘 기억하지 못하고, 정확하게 기억하는 경우에도 개인마다 배란되는 시기가 다르기 때문에 임신초기*first trimester* 초음파를 이용해 보정한다. 임신초기는 생물학적 변화량이 가장 적은 시기이므로 이 시기에 머리엉덩길이*crown-rump length*를 측정해서 산정한 임신주수가 가장 정확한 것으로 알려져 있다. 정확한 임신주수 산정은 이후 태아 성장에 대한 검사의 신뢰도를 확보하는 데 중요한 전제조건이다. 이 장에서는 임신중기 이후의 태아 성장을 평가하는 태아생체계측*fetal biometry* 방법과 자궁내성장제한*intrauterine growth restriction*의 초음파 소견에 대해 알아본다.

임신주수는 모체의 최종 월경주기*last menstrual period*의 첫날을 기준으로 산정한다. 하지만 월경주기는 개인 간 또는 한 사람에서도 일정하지 않기 때문에 임신주수는 배란일을 기준으로 한 배란나이*ovulation age*에 비해 태아의 생물학적 나이를 잘 반영하지 못한다(그림 3-1). 그럼에도 불구하고 임상적으로 배란나이 대신에 임신주수를 사용하는 이유는, 질출혈*vaginal bleeding*이라는 외부로 나타나는 증상이 반영된 임신주수에 비해 배란일을 쉽게 알 수 있는 방법이 현실적으로 없으며, 생물학적 변화량이 존재하기 때문에 어느 정도 오차가 있다는 사실을 알지만 그 사실을 감안해서 사용하는 쪽이 훨씬 더 편리하기 때문이다. 다만 월경력을 이용한 임신주수는 임신초기

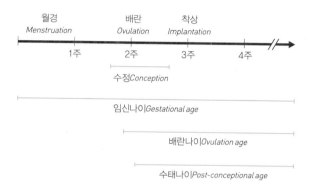

【그림 3-1】 **임신주수를 표현하는 용어**

초음파검사를 통해 산정한 임신주수에 비해 오차가 크므로, 산부인과에서는 초음파를 이용해서 보정한 임신주수를 임상적으로 이용한다. 임신주수를 보정하려면 월경주기가 일정했고, 월경 첫날을 정확하게 기억하는 사람을 대상으로 태아생체계측을 해서 임신주수에 따른 정상치를 얻어야 한다. 임신주수에 따른 정상치에서 회귀분석을 통해 반대로 생체계측치에 해당하는 임신주수를 부여한다.

I 태아생체계측

초음파 기기의 해상도가 향상됨에 따라 점점 더 이른 임신주수에 태아의 해부학적 구조물을 관찰할 수 있게 되었다. 대개 임신중기 이후 임신주수를 평가하는

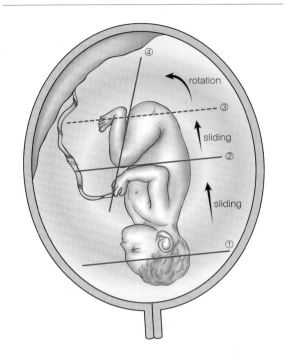

④
rotation
③
sliding
②
sliding
①

[그림 3-2] 태아생체계측에 필요한 영상을 얻는 방법 먼저 산모와 태아의 위치관계를 파악하고, 태아의 장축에 수직으로 태아의 머리부터 아래쪽으로 각각의 생체지표를 측정하는 단면을 얻는다. 양두정경, 머리둘레, 복부둘레는 태아 장축에 수직인 단면에서 측정한다. 대퇴골길이는 고관절의 굴곡 정도에 따라 장축에서 기울어진 각도가 변화하므로 대퇴골두가 관찰되는 태아 장축에 수직인 단면에서 탐촉자를 회전해서 대퇴골 장축과 일치하는 단면을 얻어 측정한다.

데 사용되는 기본적인 4가지 생체계측 지표는 양두정경biparietal diameter, 머리둘레head circumference, 복부둘레abdominal circumference, 대퇴골길이femur length이다. 이 4가지 지표는 임신초기 초음파에서 사용하는 머리엉덩길이에 비해 정확도가 떨어진다고 알려져 있지만, 월경력이 명확하지 않고 임신초기 초음파가 이루어지지 않은 경우에는 임상적으로 유용하다.

태아생체계측을 하려면 꾸준한 훈련과 연습을 통해 일관성 있는 영상을 얻어 정확하게 계측해야 한다. 왜냐하면 태아생체계측 결과에 따라 여러 가지 중요한 임상적 결정이 이루어지기 때문이다. 현재 임상에서 이용하는 대부분의 초음파 기기는 실시간으로 생체계측치에 따른 추정 임신주수를 제공한다. 즉

각적으로 평가할 수 있어 편리한 기능이지만, 검사자가 이미 알고 있는 임신주수에 따라 계측치를 임의로 조정할 수 있는 여지를 준다. 따라서 각 생체계측에 정해진 단면을 숙지해서 정확하고 일관성 있게 영상을 획득하고 정해진 측정방법에 따라 커서를 정확한 위치에 위치시킴으로써 오차를 줄이도록 유의해야 한다.

태아생체계측은 먼저 산모와 태아의 위치관계를 파악하는 것으로 시작한다. 일반적으로 태아는 자궁 안에서 그림 3-2와 같이 웅크린 자세를 취한다. 태아의 장축과 머리 위치에 따라 태아의 장축이 산모의 장축과 일치하고 태아의 머리가 자궁경부를 향한 머리태위cephalic presentation, 엉덩이 쪽이 자궁경부를 향한 둔위breech presentation, 태아의 장축이 산모의 장축과 일치하지 않아 어깨가 자궁경부를 향한 견갑위태위shoulder presentation 등이 있다. 그림 3-2는 태아가 산모의 오른쪽을 바라보는 머리태위이다.

1. 양두정경

그림 3-3은 양두정경과 머리둘레를 측정하는 단면을 나타낸 모식도와 초음파 영상이다. 태아의 머리 위치에 따라 초음파 탐촉자의 위치를 모식도에서처럼 측면에서 초음파가 투사되도록 조정하는 것이 정해진 단면을 정확하고 일관성 있게 획득하는 데 유리하다. 양두정경은 제3뇌실third ventricle과 시상thalamus을 통과하는 여러 단면에서 측정할 수 있으며, 두개관calvaria이 양쪽으로 대칭적이고 매끄럽게 관찰되어야 한다. 이때 탐촉자는 두정골parietal bone에 수직이다. 탐촉자에서 가까운 두개관의 바깥쪽 경계에서 먼 두개관의 안쪽 경계까지 커서를 위치시켜 측정하는 방법을 많이 사용한다. 하지만 획득한 측정 단면이 모식도와 다르게 비스듬하거나 수직인 경우에는 가까운 두개관의 안쪽 경계에서부터 먼 두개관의 바깥쪽 경계 또는 양쪽 두개관의 중간에서 중간까지의 거리를 측정하기도 한다.

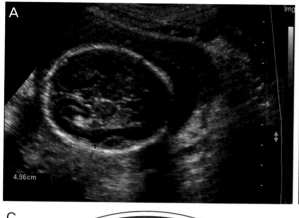

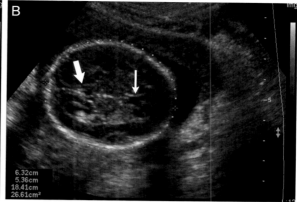

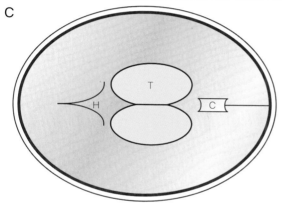

【그림 3-3】 **양두정경과 머리둘레의 측정** A. 양두정경은 시상(C 참조)과 시상 사이에 위치한 제3뇌실을 가로지르는 단면에서 측정하는데, 이때 두개관이 제3뇌실을 중심으로 대칭적이어야 한다. 사진에서 보는 것처럼 양두정경을 측정할 때 캘리퍼는 탐촉자에 가까운 쪽 두개관 경계의 바깥에서부터 먼 쪽 두개관 경계의 안쪽에 위치시킨다. B. 머리둘레는 투명중격강(화살표), 시상, 제3뇌실, 천막열공(굵은 화살표)이 보이는 단면에서 측정하는데 탐촉자는 두피가 아닌 두개관의 바깥둘레를 측정할 수 있도록 위치시킨다. C. 양두정경과 머리둘레의 측정에 사용되는 두개내 구조물의 모식도(C: 투명중격강, T: 시상, H: 천막열공)

표 3-1은 임신중기 이후 양두정경의 임신주수별 백분위수*percentile*를 나타낸 것이다. 산모의 임신주수와 가까운 쪽의 값을 선택해 측정치와 비교한 후 태아의 성장을 평가하는 데 이용한다. 예를 들어 임신 21주 3일 된 산모의 측정치는 21주의 값과 비교하고, 임신 21주 4일 된 산모의 측정치는 22주의 값과 비교한다.

양두정경을 이용한 임신주수 추정은 임신 20주 이전의 경우 오차가 적어 임상적으로 유용하지만, 임신 28주 이후에는 오차가 커서 이용하기가 어렵다. 양막파수*rupture of membrane*나 둔위, 다태임신 등으로 인해 태아의 머리가 압박을 받아 모양이 변화된 경우에도 오차가 커질 수 있으므로 이 경우에는 머리둘레를 사용하는 것이 더 유용하다.

2. 머리둘레

양두정경은 제3뇌실과 시상을 통과하는 여러 단면에서 측정할 수 있지만, 머리둘레는 여기에 두개저*skull base*에 평행한 단면이어야 한다는 조건이 추가된다. 그러나 두개저는 모양이 매우 불규칙하기 때문에 뇌의 해부학적 구조물을 그 지표로 이용한다. 머리둘레는 제3뇌실과 시상이 뇌의 가운데에서 관찰되고, 앞쪽으로 투명중격강*cavum septum pellucidum*과 뒤쪽으로 천막열공*tentorial hiatus*이 보이며, 두개관이 대칭적으로 매끄럽게 관찰되는 단면에서 측정한다. 가까운 두개관벽의 바깥쪽 경계에서부터 먼 쪽 두개관벽의 바깥쪽 경계에 커서를 위치시킨 후 타원형의 크기를 조절해서 두개관벽의 바깥쪽 둘레를 측정하는데, 화면에 두개관 전체가 보이지 않아도 된다. 이때 두피 둘레가 아닌 두개관의 바깥쪽 둘레를 측정하는 것

[표 3-1] 임신 15주에서 42주까지의 양두정경 백분위수와 평균

임신주수	백분위수(cm)							평균(cm)
	5%	10%	25%	50%	75%	90%	95%	
15	2.81	2.88	3.00	3.16	3.26	3.52	3.72	3.0000
16	3.12	3.18	3.30	3.48	3.58	3.84	4.01	3.5696
17	3.42	3.48	3.61	3.79	3.91	4.15	4.30	3.8020
18	3.73	3.78	3.91	4.11	4.24	4.46	4.60	4.0707
19	4.03	4.08	4.22	4.43	4.57	4.77	4.89	4.4643
20	4.34	4.38	4.52	4.75	4.90	5.09	5.19	4.6308
21	4.65	4.68	4.83	5.07	5.22	5.40	5.48	5.0095
22	4.95	4.98	5.13	5.38	5.55	5.71	5.77	5.3571
23	5.26	5.27	5.44	5.70	5.88	6.03	6.07	5.5000
24	5.56	5.57	5.74	6.02	6.21	6.34	6.36	6.1000
25	5.71	5.70	6.02	6.36	6.56	6.79	6.82	6.3130
26	6.04	6.04	6.34	6.66	6.88	7.09	7.13	6.6239
27	6.35	6.37	6.64	6.94	7.17	7.38	7.42	6.9180
28	6.64	6.67	6.92	7.21	7.45	7.65	7.70	7.1954
29	6.92	6.95	7.19	7.47	7.71	7.90	7.95	7.4560
30	7.17	7.22	7.44	7.70	7.96	8.14	8.20	7.6999
31	7.41	7.46	7.67	7.93	8.18	8.36	8.42	7.9272
32	7.63	7.69	7.89	8.14	8.39	8.56	8.63	8.1377
33	7.84	7.90	8.08	8.33	8.58	8.75	8.82	8.3315
34	8.02	8.08	8.26	8.50	8.76	8.93	8.99	8.5085
35	8.19	8.25	8.43	8.66	8.91	9.08	9.15	8.6689
36	8.34	8.40	8.57	8.81	9.05	9.23	9.29	8.8125
37	8.48	8.52	8.70	8.94	9.18	9.35	9.42	8.9394
38	8.59	8.63	8.82	9.05	9.28	9.46	9.52	9.0496
39	8.69	8.72	8.91	9.15	9.37	9.56	9.62	9.1431
40	8.77	8.79	8.99	9.24	9.44	9.64	9.69	9.2198
41	8.83	8.85	9.05	9.30	9.49	9.70	9.75	9.2798
42	8.85	8.87	9.09	9.36	9.52	9.74	9.79	9.3232

* 김병재, 이정렬, 김대호 등. 초음파검사에 의한 임신 중기 한국인 태아의 임신주수별 태아성장지표의 정상치에 관한 연구. 대한산부인과학회지 2002; 이재훈, 윤보현, 이성구 등. 초음파검사에 의한 한국인 태아의 임신주수별 태아성장지표의 정상치에 관한 연구. 대한산부인과학회지 1994.

임을 유념해야 한다. 두개관 대신 두피의 둘레를 측정하면 머리둘레를 실제보다 계속 크게 측정하는 오류를 범하게 된다. 머리둘레를 측정하는 단면에서는 양두정경을 함께 측정할 수 있는데, 가까운 두개관의 바깥쪽 경계에서부터 먼 두개관의 안쪽 경계까지 측정한다. 표 3-2는 임신 15주에서 24주까지 임신주수별 머리둘레의 백분위수를 나타낸 것이다. 앞서 언급한 것처럼 머리둘레는 태아 머리모양의 변화에 영향을 받지 않기 때문에 양두정경에 비해 임신주수를 예측하는 데 더 유용한 지표라는 보고들이 있지만, 일

[표 3-2] 임신 15주에서 24주까지의 머리둘레 백분위수와 평균

임신주수	백분위수(cm)							평균(cm)
	5%	10%	25%	50%	75%	90%	95%	
15	10.12	10.55	10.90	11.20	12.26	12.51	13.05	11.0333
16	11.27	11.65	11.99	12.40	13.37	13.67	14.26	12.8864
17	12.41	12.75	13.08	13.60	14.47	14.83	15.47	13.7638
18	13.56	13.85	14.18	14.80	15.57	15.99	16.68	14.7949
19	14.71	14.95	15.27	15.99	16.67	17.16	17.89	16.2080
20	15.85	16.05	16.36	17.19	17.77	18.32	19.10	16.7150
21	17.00	17.15	17.45	18.39	18.87	19.48	20.31	18.3200
22	18.15	18.24	18.54	19.59	19.97	20.65	21.51	19.6857
23	19.30	19.34	19.64	20.79	21.07	21.81	22.72	20.2625
24	20.44	20.44	20.73	21.99	22.17	22.97	23.93	22.0000

* 김병재, 이정렬, 김대호 등, 2002.

반적으로는 정확한 단면을 얻기가 어렵다는 단점이 있으며, 양두정경과 마찬가지로 임신중기에는 오차가 적어 유용하지만 임신말기에는 오차가 커진다.

3. 복부둘레

복부둘레는 태아생체계측 지표 중 가장 측정하기가 어렵다. 이는 머리둘레와 마찬가지로 3차원적으로 특정한 단면에서 측정해야 하는데, 복부의 해부학적 구조는 머리와 달리 대칭적이지 않으며, 두개관처럼 비교적 일관된 경계를 유지하는 구조물이 없어서 탐촉자의 압력이나 태아의 호흡운동 등에 따라 경계가 변하기 때문이다. 따라서 태아의 복부는 어른에서 일반적으로 허리둘레를 재는 것과는 달리, 태아의 몸통에서 가장 큰 기관이며 태아 성장과 관련된 변화를 반영하는 간의 가로단면이 가장 길게 측정되는 위치에서 측정한다.

그림 3-4는 복부둘레를 측정하는 단면을 나타내는 모식도와 초음파 영상이다. 좌문맥*left portal vein*과 우문맥*right portal vein*이 연결되어 하키스틱처럼 보이는 위치의 횡단면 중 늑골이 대칭적으로 보이고, 좌문맥의 제대분절*umbilical segment*이 가장 짧게 보이는 단면에서 측정한다. 좌문맥의 제대분절이 직선으로 길

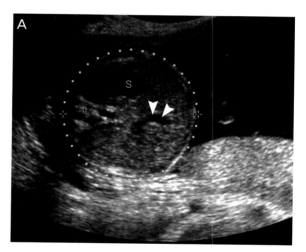

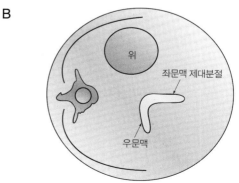

【그림 3-4】 **복부둘레 측정** A. 복부둘레는 태아의 좌상복부에 위치한 위(S)와 태아 복부의 중앙에 위치한 좌문맥의 제대분절(화살촉)이 함께 보이는 복부의 횡단면에서 측정한다. 복부둘레를 측정할 때 캘리퍼는 늑골 경계가 아니라 피부 경계에 위치시킨다(Sp: 척추). B. 복부둘레 측정에 사용되는 복강내 구조물의 모식도

게 보이고 우문맥이 분지하는 모습이 보이지 않는다면 몸통 축에 수직이 아니라 앞쪽으로 기울어진 잘못된 단면을 얻은 것이다. 커서는 피부의 바깥둘레에 타원형 모양을 맞추어 측정한다. 태반이나 자궁근층 등 다른 연조직과 닿아 있는 경우에는 그 경계가 뚜렷하지 않을 수 있다. 이때 늑골이 연조직보다 잘 구별되므로 실제보다 작게 복부둘레를 측정하는 오류를 범하기 쉽다. 이러한 오류는 임신주수를 추정하는 데는 영향이 적지만 태아예상체중을 예측하는 데는 큰 영향을 미치므로 주의해야 한다. 하지만 복부둘레를 측정하는 3가지 조건을 모두 만족하는 단면을 얻기 어려운 경우가 많다. 이러한 경우에는 가능한 한

[표 3-3] 임신 15주에서 42주까지의 복부둘레 백분위수와 평균

임신주수	백분위수(cm)							평균(cm)
	5%	10%	25%	50%	75%	90%	95%	
15	8.65	8.86	9.17	9.83	10.02	11.03	11.38	9.9667
16	9.63	9.84	10.20	10.89	11.21	12.13	12.54	11.2435
17	10.61	10.82	11.24	11.95	12.40	13.23	13.69	11.8460
18	11.59	11.80	12.28	13.01	13.59	14.33	14.85	12.7585
19	12.57	12.78	13.32	14.07	14.78	15.43	16.01	14.0103
20	13.55	13.76	14.36	15.13	15.97	16.53	17.17	14.8923
21	14.54	14.74	15.39	16.19	17.16	17.63	18.33	16.2286
22	15.52	15.72	16.43	17.25	18.35	18.73	19.48	17.1857
23	16.50	16.71	17.47	18.31	19.54	19.83	20.64	18.5556
24	17.48	17.69	18.51	19.37	20.73	20.93	21.80	19.6750
25	17.88	18.36	19.58	20.23	21.25	22.18	22.51	20.4078
26	18.97	19.50	20.70	21.45	22.50	23.44	23.81	21.5884
27	20.03	20.60	21.79	22.63	23.70	24.65	25.06	22.7287
28	21.07	21.67	22.85	23.76	24.85	25.80	26.25	23.8286
29	22.09	22.71	23.87	24.85	25.94	26.91	27.39	24.8882
30	23.07	23.71	24.86	25.90	26.99	27.96	28.48	25.9074
31	24.03	24.68	25.81	26.89	27.99	28.97	29.57	26.8863
32	24.97	25.62	26.73	27.85	28.94	29.92	30.48	27.8248
33	25.88	26.52	27.62	28.75	29.83	30.83	31.41	28.7230
34	26.76	27.39	28.47	29.62	30.68	31.68	32.28	29.5808
35	27.61	28.22	29.29	30.43	31.48	32.48	33.09	30.3982
36	27.44	29.02	30.08	31.21	32.23	33.24	33.85	31.1753
37	29.25	29.79	30.83	31.93	32.92	33.94	34.56	31.9121
38	30.02	30.53	31.54	32.62	33.57	34.59	35.21	32.6084
39	30.77	31.23	32.23	33.25	34.17	35.20	35.81	33.2645
40	31.49	31.89	32.88	33.84	34.72	35.75	36.36	33.8801
41	32.19	32.53	33.50	34.39	35.22	36.25	36.85	34.4554
42	32.86	33.13	34.08	34.89	35.66	36.70	37.29	34.9904

* 김병재, 이정렬, 김대호 등, 2002; 이재훈, 윤보현, 이성구 등, 1994.

전후, 좌우 지름이 비슷해서 둥글게 보이는 단면을 선택하면 오차를 줄일 수 있다.

표 3-3은 임신중기 이후 복부둘레의 임신주수별 백분위수를 나타낸 것이다. 복부둘레는 다른 3가지 생체지표에 비해 임신주수를 예측하는 데 오차가 커서 잘 이용하지 않는데, 이는 앞서 언급한 것처럼 생물학적 변화량이 커서가 아니라 측정의 어려움으로 인한 수치 오차가 주요인으로 알려져 있다.

4. 대퇴골길이

초음파로 측정하는 태아생체계측 지표 중 기술적으로 가장 쉽게 얻을 수 있다. 이는 다른 생체지표와 달리 대퇴골의 장축에 일치하는 단면이라는 1가지 조건만을 만족시키면 되기 때문이다. 하지만 태아의 자세에 따라 태아의 장축과 이루는 각도가 다양하며, 태아의 움직임에 따라 주변의 다른 뼈와 혼동할 수 있으므로 주의해야 한다. 대퇴골의 장축에 일치하는 단면을 얻었는지는 대퇴골두*femur head*나 대전자*greater trochanter*가 보이면서 동시에 대퇴골과*femoral condyle*가 관찰되는 단면인지 확인하면 알 수 있다. 이러한

단면에서 골화된 골간*diaphysis*과 골간단*metaphysis*의 길이만을 측정하므로 커서의 위치를 그림 3-5에서와 같이 조정한다. 최근 사용하는 초음파 기기는 해상도가 향상되어 골화된 부분뿐만 아니라 연골부분까지 초음파 화면에 나타나기 때문에 대퇴골길이를 길게 측정하는 경향이 있다. 특히 대퇴골 원위부에서 탐촉자에 가까운 위치로 가늘고 길게 튀어나온 부분이 관찰되는데, 이 부위는 측정에서 제외해야 한다.

표 3-4는 임신중기 이후 대퇴골길이의 임신주수별 백분위수를 나타낸 것이다. 대퇴골은 다른 장골에 비해 크기가 크고 쉽게 관찰되며 측정하기가 용이하기 때문에 임신주수를 추정하는 데 많이 이용되고 있다. 다른 생체지표와 마찬가지로 임신중기 초에 임신주수를 더 정확하게 추정하고, 임신주수가 증가함에 따라 오차가 커지는 것으로 알려져 있다. 하지만 다른 지표에 비해 상대적으로 오차가 작아서 임신말기에 단일 지표로는 임신주수를 예측하는 데 가장 유용한 지표라는 의견과 그렇지 않다는 주장이 맞서고 있다.

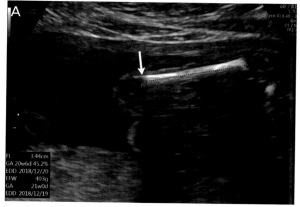
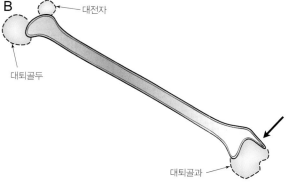

【그림 3-5】 **대퇴골길이 측정** A. 대퇴골길이는 대퇴골의 장축 단면영상을 얻어 고에코로 보이는 골화된 대퇴골의 길이(캘리퍼 사이)만을 측정한다. 대퇴골길이를 측정할 때 주의할 것은 대퇴골 원위부에 대퇴골과의 표면을 따라 고에코로 보이는 구조물(화살표)은 초음파에서만 관찰되는 구조물로, 실제 골화된 부분이 아니기 때문에 대퇴골길이 측정에서 제외해야 한다는 점이다.　B. 대퇴골길이는 골화된 대퇴골만을 포함하므로 골간과 골간단만 측정에 포함하고 골화가 진행되지 않은 대퇴골두와 대전자, 원위부의 대퇴골과는 대퇴골길이에 포함하지 않는다. 화살표로 표시한 부분이 A에서 대퇴골길이 측정에 포함하지 말아야 하는 구조물이다.

[표 3-4] 임신 15주에서 42주까지의 대퇴골길이 백분위수와 평균

임신주수	백분위수(cm)							평균(cm)
	5%	10%	25%	50%	75%	90%	95%	
15	1.33	1.42	1.53	1.79	1.93	2.03	2.13	1.7000
16	1.58	1.67	1.79	2.05	2.19	2.31	2.41	2.0227
17	1.84	1.93	2.06	2.31	2.46	2.60	2.70	2.3234
18	2.10	2.18	2.32	2.57	2.72	2.89	2.99	2.5317
19	2.36	2.43	2.58	2.83	2.99	3.18	3.27	2.8400
20	2.62	2.69	2.85	3.10	3.25	3.47	3.56	3.0217
21	2.87	2.94	3.11	3.36	3.52	3.75	3.85	3.4350
22	3.13	3.19	3.38	3.62	3.78	4.04	4.14	3.4857
23	3.39	3.44	3.64	3.88	4.05	4.33	4.42	3.8333
24	3.65	3.70	3.90	4.14	4.31	4.62	4.71	4.0667
25	3.80	4.01	4.19	4.42	4.61	4.74	4.81	4.3976
26	4.07	4.26	4.44	4.69	4.87	5.02	5.11	4.6597
27	4.43	4.49	4.67	4.94	5.13	5.29	5.38	4.9112
28	4.59	4.72	4.90	5.18	5.37	5.55	5.65	5.1520
29	4.83	4.94	5.12	5.41	5.60	5.79	5.90	5.3822
30	5.06	5.16	5.34	5.63	5.85	6.02	6.13	5.6017
31	5.27	5.36	5.54	5.84	6.03	6.24	6.35	5.8106
32	5.47	5.55	5.74	6.04	6.23	6.44	6.56	6.0088
33	5.67	5.74	5.93	6.23	6.42	6.63	6.75	6.1964
34	5.85	5.91	6.11	6.40	6.60	6.80	6.92	6.3734
35	6.02	6.08	6.28	6.57	6.77	6.96	7.08	6.5397
36	6.17	6.23	6.45	6.72	6.92	7.11	7.23	6.6953
37	6.32	6.38	6.61	6.86	7.07	7.24	7.36	6.8403
38	6.45	6.52	6.76	6.99	7.20	7.35	7.48	6.9747
39	6.57	6.65	6.90	7.11	7.33	7.45	7.58	7.0984
40	6.68	6.76	7.03	7.22	7.44	7.55	7.67	7.2115
41	6.78	6.87	7.16	7.32	7.55	7.62	7.74	7.3139
42	6.87	6.98	7.28	7.40	7.64	7.69	7.80	7.4057

* 김병재, 이정렬, 김대호 등, 2002 ; 이재훈, 윤보현, 이성구 등, 1994.

II 자궁내성장제한

자궁내성장제한이 진단된 경우 주산기 사망률perinatal mortality rate은 4~8배 증가하고, 생존자 중 50%에서는 단기 또는 장기적 이환morbidity이 발생하는 것으로 알려져 있다. 자궁내성장제한을 조기에 진단하는 것은 적절한 분만시기와 방법을 결정하고 주산

기 위험을 줄이는 데 도움이 된다. 자궁내성장제한을 진단하는 방법으로 이전에는 산모의 체중 증가나 임신된 자궁의 크기를 측정하는 방법 등이 이용되었지만 초음파가 가장 정확하고 민감한 방법이다.

자궁내성장제한의 선별검사와 진단검사에서 가장 중요한 것은 정확한 임신주수 산정이다. 임신주수는 최종 월경주기의 첫날을 기준으로 하는데, 월경주기

가 일정하고 정확하게 기억하는 경우에도 14일에서 17일 정도의 오차가 있으며, 잘 기억하지 못하는 경우에는 28일 이상 차이가 나기도 한다. 이에 비해 임신초기 초음파로 측정한 머리엉덩길이나 임신 28주 이전에 측정한 양두정경을 이용하는 경우에는 그 오차가 5~7일로 더 정확하게 산정할 수 있다. 임신초기에 월경력으로 산정한 임신주수와 태아생체계측을 통해 추정한 임신주수를 비교해서 임신주수를 결정하면, 이후의 초음파검사에서 얻은 생체계측치로 임신주수를 변경하지는 않는다.

태아생체계측을 통해 실시간으로 초음파 기기에 내장된 프로그램으로 계산된 태아예상체중*estimated fetal weight*을 얻을 수 있는데, 이를 임신주수별 체중곡선이나 도표에서 임신초기에 산정한 임신주수에 해당하는 표준값과 비교하면 태아 성장을 평가할 수 있다. 이러한 일련의 과정들은 모두 초음파를 통한 태아생체계측으로 얻어지므로 앞서 기술했듯이 정확한 측정 단면에서 정해진 방법에 따라 측정하도록 노력해야 한다. 임신주수를 산정하고 태아생체계측을 통해 예상체중을 얻는 두 과정 중에 하나에서라도 미리 예상하거나 알고 있던 임신주수와 비슷한 수치를 얻으려고 커서의 위치를 조정해서 정확하게 측정하지 않는다면 심각한 오류를 범하게 된다.

1. 정의

일반적으로 자궁내성장제한은 임신주수에 따른 태아예상체중 곡선에서 해당 임신주수의 10% 미만인 경우를 말한다. 하지만 5% 미만이나 3% 미만을 기준으로 삼기도 하며, 발표된 여러 성장곡선 중 어느 것을 사용할지, 출생체중 또는 태아예상체중 중 어느 것을 사용할지 등 여러 가지 의견이 존재한다. 본래 타고난 성장 잠재력에 비해 작은 경우를 자궁내성장제한으로 정의하자는 주장도 있지만 현실적으로 각각의 태아에서 고유의 성장 잠재력을 평가하기는 대단히 어렵고 이견이 많아서 받아들여지지 않는다. 태아예

[표 3-5] 임신 25주에서 42주까지의 태아예상체중 백분위수

임신주수	백분위수(g)				
	10%	25%	50%	75%	90%
25	687	760	840	921	993
26	767	852	947	1,043	1,128
27	849	950	1,062	1,174	1,275
28	935	1,055	1,188	1,321	1,441
29	1,034	1,174	1,329	1,428	1,624
30	1,151	1,309	1,485	1,661	1,819
31	1,284	1,463	1,661	1,859	2,038
32	1,638	1,871	1,871	2,104	2,314
33	1,586	1,832	2,105	2,378	2,624
34	1,777	2,043	2,338	2,634	2,900
35	1,999	2,267	2,565	2,862	3,131
36	2,239	2,503	2,798	3,090	3,352
37	2,472	2,733	3,023	3,306	3,560
38	2,660	2,913	3,194	3,471	3,720
39	2,778	3,022	3,293	3,569	3,816
40	2,839	3,078	3,345	3,625	3,866
41	2,865	3,107	3,375	3,660	3,897
42	2,873	3,117	3,387	3,668	3,913

* 이정주. 한국의 성별, 태아수별, 출산순별 임신주수에 따른 출생체중. 대한소아과학회지 2007; with permission

상체중이 해당 임신주수의 10% 미만인 경우를 자궁내성장제한으로 보는 정의가 현재 가장 많이 이용되고 있다. 표 3-5는 임신 25주 이후 임신주수별 태아예상체중의 백분위수를 나타낸 것이다.

2. 원인과 위험인자

원발성 또는 모체질환으로 인한 태반기능부전*placental insufficiency*, 태아의 염색체이상 또는 자궁내감염*intrauterine infection* 등이 자궁내성장제한의 원인이다. 자궁내성장제한과 관련된 위험인자는 태아, 태반, 산모에 기인한 것으로 나눌 수 있다. 태아의 위험인자로는 염색체이상, 선천성 기형, 다태임신 등이 있으며, 태반에 기인한 위험인자로는 전치태반*placenta previa*이나 제대의 난막부착*velamentous cord in-*

sertion 등이 있다. 산모의 위험인자는 임신 중 체중 증가가 원활하지 않았던 경우, 흡연, 좋지 않은 사회·경제적 여건, 이전 임신에서 자궁내성장제한 아기의 출산력, 사산이나 신생아 사망의 과거력, 여러 번의 유산, 고혈압성 질환, 신장질환, 여러 번의 요로감염, 중증 심장질환, 혈색소병증*hemoglobinopathy*, 혈전성향증*thrombophilia* 등이 있다.

3. 예측과 진단

자궁내성장제한의 선별검사와 진단검사로는 초음파 기기를 이용한 태아생체계측이 주로 이용되어 왔으며, 자궁동맥 도플러검사*uterine artery Doppler ultrasonography*를 고위험군에서 예후 예측에 이용하기도 한다. 태아의 양두정경, 머리둘레, 복부둘레, 대퇴골길이 등의 여러 생체지표를 단독으로 사용하기보다는 각각의 생체계측치로 계산된 태아예상체중을 가장 많이 이용하고 있다. 여러 연구자들이 예상체중을 구하는 다양한 계산식을 제안했으며, 생체계측을 통해 얻은 태아예상체중이 해당 임신주수의 10% 미만인 경우에 자궁내성장제한으로 진단하는데, 8~13%의 오차가 있다고 알려져 있다. 이 정도의 오차는 2,500g 이하의 범위에서는 임상적으로 큰 영향이 없

지만 3,800g 이상의 범위에서는 심각한 오류를 야기할 수 있다.

대부분의 초음파 기기는 자동으로 태아예상체중을 계산해서 백분위수를 보여주며, 그렇지 않은 경우에는 표 3-5와 같이 보고된 임신주수별 태아예상체중표를 이용하거나 계산식을 이용한다. 그 밖에 자궁내성장제한이 의심되는 태아에서 피하지방조직이나 다른 연조직을 초음파로 측정해서 이를 진단이나 평가에 사용하려는 연구가 있었는데, 임상적으로 사용하기에는 정상인 경우와 구별하는 능력이 아직까지는 부족하다. 3차원 초음파를 이용해서 태아예상체중을 산출하거나 자궁내성장제한을 예측하는 지표를 만들려는 노력도 있었지만 아직 널리 이용되지는 않고 있다.

고위험군에서 임신중기 자궁동맥 도플러검사상 이완기 초기패임*early diastolic notch*과 저항지수*resistance index* 상승 소견을 보이는 경우(그림 3-6B) 자궁내성장제한 등의 합병증 발견율이 높다고 알려져 있지만 일반적인 저위험군 산모에서는 잘 사용되지 않고 있다.

자궁동맥 도플러검사는 먼저 산모의 하복부에서 초음파 탐촉자를 정중면*median sagittal plane*에 위치시켜 자궁경부와 자궁체부의 경계부를 찾고, 초음파 탐촉자를 회전해서 색도플러*color Doppler* 혈류영상으로

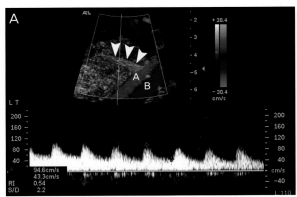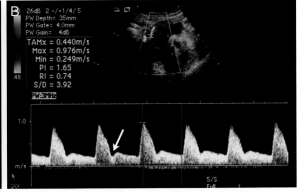

【그림 3-6】 **모체 자궁동맥 도플러검사** A. 임신 21주 산모의 왼쪽 자궁동맥 도플러검사 소견이다. 굵은 2개의 장골혈관(A와 B)을 가로지르는 혈관(화살촉)이 자궁동맥이며 이완기 혈류량이 증가된 낮은 저항지수(0.54)를 보이는 정상 도플러검사 소견을 보인다(A: 장골동맥, B: 장골정맥). B. 임신 34주 2일 된 중증전자간증 산모에서 시행한 자궁동맥 도플러검사 소견이다. 이완기 초기에 혈류속도가 감소하는 이완기 초기패임(화살표)과 높은 저항지수(0.74)를 보이는 비정상 자궁동맥 도플러검사 소견이 보인다. 태아예상체중은 1,720g으로 자궁내성장제한과 양수과소증이 동반되었다.

굵은 2개의 장골혈관*iliac vessel*을 가로지르는 가는 자궁동맥을 찾는다. 그 상태에서 자궁동맥의 주행방향에 맞추어 각도를 조절한 후 도플러 파형을 얻는다.

4. 도플러초음파검사

제대동맥*umbilical artery* 도플러검사로 태아태반단위*fetoplacental unit*의 혈액관류*blood perfusion*를 평가하는 것은 자궁내성장제한의 진단과 중증도 평가에 많은 도움이 된다. 임신초기에는 혈관저항이 높다가 임신이 진행하면서 점점 낮아지며, 태아태반단위의 혈관저항이 증가하면 이완기 말기의 혈류가 감소하다가 일정 수준 이상에서는 역전된 소견이 관찰된다.

자궁내성장제한이나 전자간증*preeclampsia* 산모 같은 고위험군을 대상으로 한 제대동맥 도플러검사에서 이완기 혈류가 없거나 역전된 경우는(그림 3-7B) 나쁜 주산기 결과와 상관관계가 높다. 이러한 소견을 보이는 산모 중 상당수가 태아절박가사*fetal distress* 또는 산혈증*acidemia*으로 인해 제왕절개분만 같은 중재적 시술*intervention*을 필요로 하며, 최근에 전향적 연구를 통해서도 이러한 상관관계가 확인되었다. 하지만 저위험 정상 산모에서 제대동맥 도플러검사를 태

아저산소증*fetal hypoxia*이나 산혈증의 통상적인 선별검사로 이용하는 것이 도움이 될지에 대해서는 결론을 내리지 못했으며 현재로서는 부정적이다.

제대동맥 도플러검사는 보통 태아나 태반에 너무 가깝지 않은 부위에서 시행하는데(그림 3-7), 색도플러 혈류영상에서는 같은 방향의 가는 제대동맥 2개와 반대방향의 굵은 제대정맥 1개가 나선형으로 꼬인 양상으로 관찰된다. 커서의 크기와 위치를 조정해서 제대동맥에 위치시키고 탐촉자의 방향을 조정하거나, 커서의 각도를 제대동맥 주행방향에 맞추어 파형을 얻는다.

태아 정맥계통의 평가도 태아 상태에 관해 중요한 정보를 제공한다. 병적 상황에서 하대정맥*inferior vena cava*과 정맥관*ductus venosus*의 역류가 증가하면 제대정맥에서 박동이 관찰된다. 이러한 정맥 도플러 소견에 따라 비정상적인 제대동맥 수축기-이완기 비*S-D ratio*를 보이는 태아를 소집단으로 나누어 평가할 수 있다. 태아 정맥관을 통해 산소포화도가 높은 혈액이 태반에서 우심방으로 흐르는데, 이 혈액은 심장의 해부학적, 생리학적 기전에 따라 대부분 타원공*foramen ovale*을 지나 좌심방으로 향한다. 정상 임신에

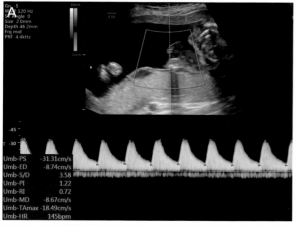
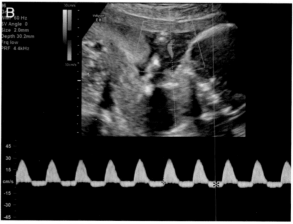

【그림 3-7】 **제대동맥 도플러검사** A. 임신 21주 3일 된 태아의 정상 제대동맥 도플러 파형이다. 수축기와 이완기 모두 전진방향의 혈류가 관찰되며, 수축기-이완기 비율은 3.5로 임신중기의 정상 범위에 해당한다. B. 자궁내성장제한을 보인 임신 24주 0일 된 태아의 도플러검사 소견이다. A와 달리 전진방향의 이완기 혈류가 보이지 않고 오히려 이완기 혈류가 역전된 소견(＊)을 보인다.

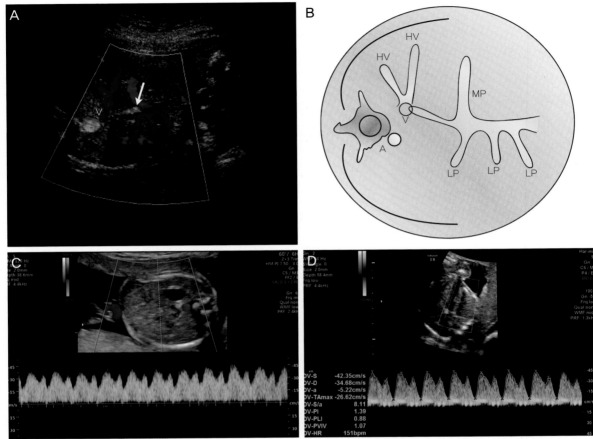

【그림 3-8】 **정맥관 도플러검사** A. 정맥관은 산소포화도가 높은 제대혈류가 직접 하대정맥으로 연결되는 통로이다. 복부둘레를 측정하는 단면에서 색도플러 혈류영상을 이용하면 제대정맥의 원위부(화살표)와 하대정맥(V)을 연결하는 구조물로 보인다. B. A의 모식도(HV: 간정맥, V: 하대정맥, A: 대동맥, LP: 좌문맥, MP: 주문맥) C. 정맥관의 정상 도플러검사 소견 D. 자궁내성장제한과 양수과소증을 보인 임신 24주 0일 태아의 정맥관 도플러검사 소견이다. C와 비교했을 때 심방수축기의 정맥관 혈류속도가 현저하게 감소했다.

서는 정맥관 도플러검사에서 심방수축기에도 지속적인 전진방향 혈류가 관찰되는데, 이러한 소견은 심방수축기에 역류가 관찰되는 하대정맥과 다르다. 태아절박가사가 심한 경우(대부분이 자궁내성장제한을 동반한다)에 정맥관 도플러검사에서 심방수축기의 전진방향 혈류가 감소하거나(그림 3-8D) 사라지는 것이 주산기사망률, 중증이환율serious morbidity 증가와 상당한 관련이 있다고 알려져 있다. 정맥관 도플러검사에서는 복부둘레를 측정하는 단면을 얻은 후(그림 3-8), 색도플러 혈류영상으로 좌우문맥이 갈라지는 부위에서 기시해서 하대정맥으로 연결되는 정맥관에 커서

를 위치시키고 크기와 주행방향에 맞추어 각도를 조정하고 파형을 얻으면 된다. 정맥관의 기시부나 중간부위가 일관된 파형을 얻기에 좋으며, 하대정맥에 가깝게 커서를 위치시킨 경우에는 간정맥의 파형을 잘못 얻을 수 있으므로 주의해야 한다.

5. 자궁내성장제한이 의심되는 경우의 추적관찰

자궁내성장제한이 의심되는 경우에는 2~3주마다 초음파를 반복해서 추적관찰하고, 원인을 찾기 위해 노력해야 한다. 원인이 산모에게 있는지를 조사하고, 동반된 기형이 있는지 세밀하게 초음파를 시행한다.

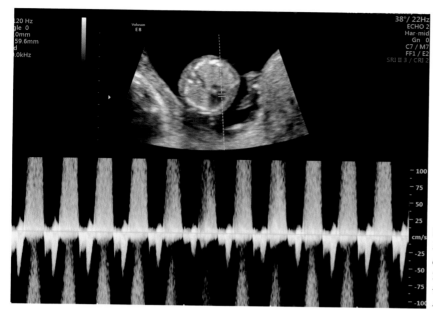

【그림 4-5】 **태아 삼첨판역류가 관찰되는 소견** 심첨 사방단면도*apical four chamber view*에서 도플러 샘플 볼륨을 2~3mm로 조정하고 측정 바 한 곳을 우심방에, 다른 측정 바를 우심실에 두고 시행한다.

태아수종*nonimmune hydrops*과 근골격계 기형 등이다.

신경계 이상은 태아 염색체이상의 위험도를 증가시키며, 완전전뇌증*holoprosencephaly*, 수두증*hydrocephalus*, 신경관결손*neural tube defect*, 뇌량무발생*corpus callosum agenesis*, 소뇌이상 등이 나타날 수 있다.

두개안면기형으로 소두증*microcephaly*, 얼굴갈림증*facial clefts* 등이 생길 수 있으며 13, 18 세염색체증후군에서 얼굴갈림증이 많이 나타난다. 안구기형은 다운증후군이나 18세염색체증후군에서는 드물지만 13세염색체증후군에서는 거의 100%에서 발생한다.

낭림프관종은 뒷목에 생기는 림프계통의 낭종으로 염색체이상의 60% 이상에서 나타난다.

심장기형은 다운증후군의 약 76%에서 발생하는 것으로 보고되고 있으며 13, 18 세염색체증후군에서는 90% 이상에서 나타나는 것으로 보고되고 있다. 특히 18세염색체증후군의 가장 흔한 기형이 심장기형이다.

횡격막탈장은 흔히 염색체이상을 동반하고 그중에서 18세염색체증후군에서 발생빈도가 높다.

위장관계 기형 중에서는 십이지장폐쇄증*duodendal atresia*이 가장 흔한 기형으로, 양수과다증*polyhydram-*

*nios*을 동반하고 21세염색체증후군에서 많이 나타난다.

비뇨기계 기형 중에서는 방광출구폐색*urinary outlet obstruction*이 13, 18 세염색체증후군에서 가장 많이 나타난다.

염색체이상의 16%에서 비면역계 태아수종이 동반되지만 그 병인에 대해서는 아직 밝혀지지 않았다.

(2) 부수 소견

부수 소견은 구조적 이상이 없고 일시적인 소견으로, 대부분의 부수 소견은 임신말기에 자연 치유되어 그 자체로는 태아의 예후에 별다른 영향을 주지 않는다. 그러나 16~25%의 다운증후군 태아에서 초음파상 주기형이 발견되었으며 그 밖의 소견 중 대부분은 부수 소견이다. 앞서 설명했듯이 단일 부수 소견은 태아의 예후에 영향을 미치지 않지만, 여러 개의 부수 소견이 동시에 발견되면 염색체이상을 의심해야 한다.

부수 소견으로는 목덜미비후*thickened nuchal fold*, 측뇌실*lateral ventricle*의 크기가 10mm 이상, 맥락막총낭종*choroid plexus cyst*, 코뼈발육부전, 심장내 에코성 초점*intracardiac echogenic focus*, 에코성 장*echogenic*

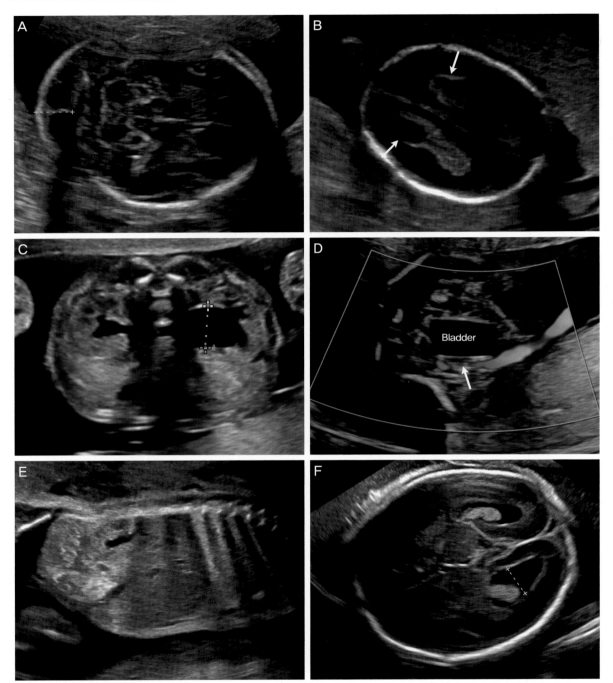

【그림 4-6】 **염색체이상과 관련된 초음파 부수 소견** A. 목덜미 두께(캘리퍼 사이)가 6mm 이상이면 비정상 소견으로 간주한다. B. 맥락막총 낭종(화살표)은 일측 혹은 양측성으로 관찰될 수 있으며 단일, 다발성 혹은 반점 양상으로 관찰된다. C. 신우의 전후 지름(캘리퍼 사이)이 임신 15~20주에는 4mm 이상, 임신 20~30주에는 5mm 이상, 임신 30~40주에는 7mm 이상 늘어난 경우 신우확장증으로 판단한다. D. 정상적인 제대는 3개의 혈관(2개의 동맥과 1개의 정맥)으로 구성되지만 단일제대동맥의 경우 혈관이 2개만 보인다. 태아의 방광 옆으로 일측으로만 주행하는 제대동맥(화살표)이 확인된다. E. 장골과 비슷한 에코를 보이는 에코성 장의 초음파 소견이다. F. 뇌실의 크기(캘리퍼 사이)가 10mm 이상이면 뇌실확장으로 판단한다.

bowel, 신우확장증pyelectasia, 짧은 사지shorteded extremity, 단일제대동맥single umbilical artery 등이 있다(그림 4-6).

   1985년 Benacerraf 등이 다운증후군과 목덜미 두께의 연관성을 보고한 바 있다. 임신 15~21주에 대수조cisterna magna와 소뇌, 뇌량corpus callosum, 대뇌각cerebral peduncle이 보이는 횡단면에서 후두골의 바깥선부터 목덜미 피부의 바깥선까지의 길이를 잰다. 목덜미 두께가 6mm 이상이면 비정상으로 간주하는데 다운증후군의 80% 이상이 비정상 소견을 보인다.

   맥락막총낭종은 임신중기에 자주 보이는 소견으로 정상 태아의 0.3~3.6%에서 나타나며 18세염색체증후군의 30~50%에서 나타난다. 그러나 맥락막총낭종 단독 소견은 태아 염색체 검사의 적응증이 아니다.

   코뼈발육부전은 다운증후군의 민감도와 특이도가 매우 높은 표지자로서, 임신중기에 2.5mm보다 작거나 없으면 이상 소견으로 간주한다. 다운증후군의 62%에서 나타나며 정상 태아에서는 1%에서 나타난다.

   에코성 장이 보이면 염색체이상보다는 감염이나 낭성섬유증cystic fibrosis을 먼저 의심해야 한다. 심장내 에코성 초점은 정상 태아에서 4~7%에서 나타나며 다운증후군에서 더 많이 보고되나 단독으로 존재하는 경우는 태아 염색체 검사의 적응증이 아니다. 서양인보다 동양인에서 3.8배 더 많이 나타난다.

   신우확장증은 신우의 전후 지름이 임신 15~20주에는 4mm 이상, 임신 20~30주에는 5mm 이상, 임신 30~40주에는 7mm 이상 늘어난 경우 진단한다.

   단일제대동맥은 가장 흔한 기형 중 하나로 모든 염색체이상의 약 17%에서 나타난다.

   모든 부수 소견은 단독으로 존재할 경우 경과를 관찰할 수 있지만 초음파상 다른 소견이 동반되면 양수천자나 탯줄천자 등을 권고한다. 주 기형과 부수 소견 이외에 넓어진 장골각widened iliac angle, 측만지증clinodactyly, 엄지발가락의 샌들틈sandal gap 등의 소견이 있다.

Ⅱ 13세염색체증후군

염색체이상 중에서 발생빈도가 세 번째로 높으며 5,000~20,000명 출생당 1명 정도로 비교적 흔한 질환으로 알려져 있다. 자연유산spontaneous abortion되는 빈도는 95% 정도이며, 태어나더라도 82%가 1개월 내에 사망하고 1년 이상 생존하는 환아는 14%에 불과하다. 다른 염색체이상과 비슷하게 모체의 연령이 높아질수록 발생빈도도 증가한다. 13세염색체증후군은 혈청검사 소견이 잘 나타나지 않고, 초음파검사를 시행했을 때 90% 이상에서 주 기형이 관찰되며, 여러 이상을 동반하는데 이 중 신경계 이상과 안면기형이 가장 흔하다(그림 4-7).

   신경계 이상으로 완전전뇌증과 뇌실확장ventriculomegaly이 가장 많이 나타나며, 18세염색체증후군과 달리 신경관결손은 드물다.

   안면기형은 대개 완전전뇌증과 함께 나타나며 단안증cyclopia, 구순구개열cleft lip and palate이나 작은턱증micrognathia 등이 빈번하다.

   선천성 심장기형은 약 80%에서 동반되며, 심실중격결손ventricular septal defect, 동맥관개존증patent ductus arteriosus이 빈번하게 나타난다. 그 밖에 심방중격결손atrial septal defect, 우심증dextrocardia, 흉부대동맥축착aortic coarctation, 팔로네증후tetralogy of Fallot, 양대혈관 우심실기시double outlet right ventricle 등이 나타날 수 있다.

   위장관계 기형으로 배꼽내장탈장omphalocele이 가장 흔하고 그 외에 결장회전이상malrotation of colon 등이 나타난다.

   요로계 기형 중 수신증hydronephrosis이 13세염색체증후군의 30%에서 나타나며, 다낭신장polycystic kidney, 신장이형성renal dysplasia, 마제신horseshoe kidney 등을 동반하기도 한다.

   자궁내성장제한은 임신중기에 약 43%에서 관찰된다. 이 밖에 양수과다증, 폐저형성증lung hypoplasia,

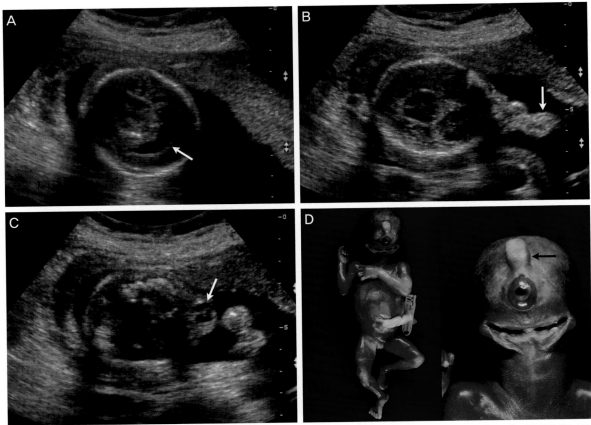

【그림 4-7】 **13세염색체증후군 태아의 초음파 소견** A. 임신 22주 태아 두개강 횡단면 소견상 단일원시뇌실(화살표)을 보이는 완전전뇌증 소견이 관찰된다. B. 같은 태아의 두경부 횡단면 영상에서 앞이마에서 돌출한 연조직종괴(화살표)가 보인다. C. 태아 안면부 횡단면 영상에서 안구(화살표)가 1개만 보인다. D. 부검에서 변형된 코에 해당하는 주둥이*proboscis*(화살표)와 단안증 소견이 확인되었다.

다지증*polydactyly*, 태아수종 등의 소견이 나타날 수 있다.

Ⅲ 18세염색체증후군

18세염색체증후군은 8,000명 출생당 1명 정도로 나타나며 태아의 약 95%가 자연유산되거나 사산된다. 18세염색체증후군은 염색체이상 중 발생빈도가 두 번째로 높고 예후가 좋지 않아 생후 1개월 생존율은 38.6%, 1년 생존율은 8.4%이다. 18세염색체증후군은 대부분 임신초기와 임신중기에 상대적으로 진단율이 높다(그림 4-8).

자궁내성장제한이 가장 심하고 많이 나타난다. 신경계 기형 중 맥락막총낭종이 18세염색체증후군의 25~30%에서 나타난다. 그 밖에 댄디워커기형*Dandy-Walker malformation*, 뇌실확장, 대수조확장, 뇌량무발생, 신경관결손 등이 나타날 수 있다.

두개안면기형으로는 딸기모양 두개골*strawberry skull*이 약 45%에서 나타나며, 장두증*dolichocephaly*, 작은턱증은 70%에서 나타난다. 그러나 구순구개열은 13세염색체증후군에서만큼 많이 나타나지는 않는다.

가장 많이 관찰되는 기형은 심장기형이고 그중 심실중격결손이 가장 흔하며, 심방중격결손, 방실중격결손*atrioventricular septal defect*, 양대혈관 우심실기시 등이 나타난다. 복부기형으로는 양수과다증과 동반

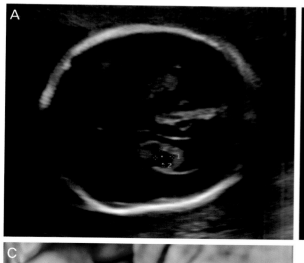
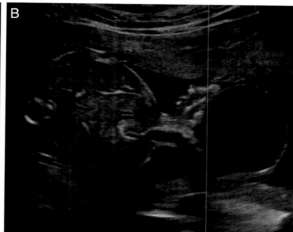
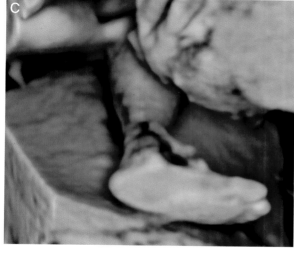

【그림 4-8】 **18세염색체증후군 태아의 초음파 소견** A. 임신 21주 태아 두부 횡단면 영상에서 맥락막총낭종(캘리퍼 사이)이 보인다.　B. 같은 태아의 복부 횡단면 영상에서 배꼽내장탈장이 관찰된다.　C. 양쪽 발목의 만곡족 소견을 함께 보인 태아로, 염색체검사상 18세염색체증후군으로 진단되었다.

된 식도폐쇄증*esophageal atresia*, 횡격막탈장, 배꼽내장탈장 등이 발견된다.

18세염색체증후군으로 인한 기형 중 비뇨기계 기형은 약 15%를 차지하는데 수신증, 낭성신장이형성, 마제신 등이 나타난다.

근골격계 기형으로 주먹 쥔 손*clenched hands*과 겹친 손가락*overlapping fingers*, 요골무형성*radial aplasia*, 만곡족변형*clubfoot deformity*, 흔들의자바닥모양 발*rocker-bottom feet* 등이 발견된다.

그 밖의 소견으로는 낭림프관종, 단일제대동맥이 보일 수 있다.

Ⅳ 다운증후군

다운증후군은 정신지체의 가장 흔한 유전적 질환으로서 유병률이 1/800이며, 미국에서는 임신중기에 509명 중 1명에서 나타난다. 모체의 연령이 증가할수록 다운증후군의 유병률도 증가한다. 특히 35세 이후에는 유병률이 급격히 상승한다.

그러나 다운증후군 환자의 25% 이하만이 35세 이상의 산모에서 출생하기 때문에 선별검사의 중요성이 대두되었다. 혈청검사와 산전초음파의 복합 선별검사가 민감도를 높이고 위양성률을 낮추지만, 다운증후군의 산전초음파 진단율은 약 33%로 낮다는 보고도 있다. 이것은 다운증후군이 주 기형을 동반하는 경우도 있지만 약 50%는 형태학적으로 정상으로 보이고 관련 기형이 매우 다양하기 때문이다.

현재 다운증후군의 진단율을 높이기 위해 산모의 연령, 혈청선별검사, 초음파를 통한 부수 소견을 이용하고 있다. 다운증후군을 가진 사람의 구조적 특징인 작은 키, 목덜미비후 소견, 작은 코와 귀, 측만지증, 심장기형, 뇌실확장, 위장관기형 등을 파악해서 임신중기 초음파에 이용했다.

최근에는 임신초기에 목덜미투명대를 이용해 진단율을 80% 이상 높였으며(그림 4-9), 임신중기에 초음파를 통한 선별검사를 이용해 진단하고 있다.

다운증후군에서 가장 중요한 초음파 소견은 십이지장폐쇄증과 방실중격결손, 목덜미비후이다. 그 밖에 낭림프관종, 비면역계 태아수종, 신경계 기형으로 소뇌저형성 *cerebellar hypoplasia*, 단두증 *brachycephaly*, 뇌실확장 등이 나타나며, 심장기형으로 방실중격결손과 심실중격결손, 심방중격결손, 팔로네증후, 삼

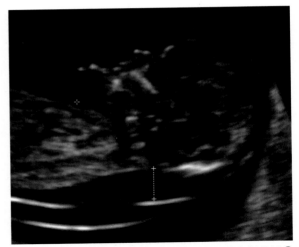

【그림 4-9】 **다운증후군의 초음파 소견** 임신 12주 태아의 복부초음파상 목덜미투명대(캘리퍼 사이)가 3.4mm로 두꺼워져 있다. 염색체검사상 다운증후군으로 확진되었다.

첨판역류 소견 등이 나타난다. 식도폐쇄증, 배꼽내장탈장, 대퇴골이나 상완골의 단축, 경한 신우확장증, 에코성 장, 맥락막총낭종 등의 소견을 발견할 수 있다.

참고문헌

1. Behrman RE, Kliegman RM, Jenson HB, eds. Nelson Textbook of Pediatrics. 16th ed. Philadelphia: WB Saunders, 2000, pp.327-328.

2. Benacerraf BR, Nenberg D, Bromley B, et al. Sonographic scoring index for prenatal detection of chromosomal abnormalities. J Ultrasound Med 1992;11:449-458.

3. Breathnach FM, Fleming A, Malone FD. The second trimester genetic sonogram. Am J Med Genet C Semin Med Genet 2007;145C:62-72.

4. Cicero S, Curcio P, Papageorghiou A, et al. Absence of nasal bone in fetuses with trisomy 21 at 11-14 weeks of gestation: an observational study. Lancet 2001;358:1665-1667.

5. DeVore GR. Trisomy 21: 91% detection rate using second-trimester ultrasound markers. Ultrasound Obstet Gynecol 2000;16:133-141.

6. Fergal DM. First trimester screening for aneuploidy. In: Callen PW, ed. Ultrasonography in Obstetrics and Gynecology. 5th ed. Philadelphia: WB Saunders, 2007, pp.60-69.

7. Lami Y, Anthony MV. The second trimester genetic sonogram. In: Callen PW, ed. Ultrasonography in Obstetrics and Gynecology. 5th ed. Philadelphia: WB Saunders, 2007, pp.70-111.

8. Langdon Down J. Observation on an ethnic classification of idiots. Clin Lectures and Reports, London Hospital 1866;3:259-262.

9. Mary E.Norton. Follow-up of sonographically detected soft markers for fetal aneuploidy. Sem Perinatol 2013;37:365-369.

10. Nicolaides KH, Heath V, Cicero S. Increased fetal nuchal translucency at 11-14 weeks. Prenat Diagn 2002;22:308-315.

11. Prefumo F, Sairam S, Bhide A, et al. First-trimester nuchal translucency, nasal bones, and trisomy 21 in selected and unselected populations. Am J Obstet Gynecol 2006;194:828-833.

12. Souter VL, Nyberg DA. Sonographic screening for fetal aneuploidy: first trimester. J Ultrasound Med 2001;20:775-790.

13. Twining P. Chromosomal abnormalities. In: Twining P, McHugo JM, Pilling DW, eds. Textbook of Fetal Abnormalities. 1st ed. Churchill Livingstone, 1999, pp.315-339.

14. Wald NJ, Rodeck C, Hackshaw AK, et al. SURUSS in perspective. Semin Perinatol 2005;29:225-235.

태아 중추신경계

CHAPTER 5

김정식

중추신경계 이상은 생존 신생아의 0.14~0.16%, 사산아의 3~6%를 차지하며 산전초음파를 의뢰하는 가장 흔한 원인이다. 발생학적으로 임신 약 8주에 태아의 뇌가 질초음파transvaginal ultrasonography로 구분되어 보이기 시작하고, 이때 가장 선명하게 보이는 두개강내 구조물은 능뇌강rhombencephalic cavity이며 이는 자라면서 제4뇌실fourth ventricle이 된다. 두개골의 골화는 초음파상 임신 10주경부터 보이기 시작하며, 임신초기first trimester에 측뇌실lateral ventricle과 맥락막총choroid plexus이 크고 선명하게 보인다. 뇌량corpus callosum과 소뇌충부cerebellar vermis는 가장 늦게 발생하는 부위로, 임신 18~20주가 되어야 비로소 보이기 시작한다. 그러므로 뇌량무발생corpus callosum agenesis이나 댄디워커기형Dandy-Walker malformation은 일반적으로 임신 20주 이후에 진단할 수 있다.

I 스캔기법과 측정

뇌의 이상을 발견하기 위해 검사할 때는 축상면 영상axial image이 중요하다. 축상면 영상을 얻을 때는 반드시 좌우가 대칭되는 영상을 만들어서 상호 비교해야 한다. 축상면 영상 중 시상단면transthalamic view, 뇌실단면transventricular view, 소뇌단면transcerebellar view의 3가지 표준스캔면만 정확히 이용하면 초음파로 진단할 수 있는 질환의 95%를 찾을 수 있다(그림 5-1).

시상단면은 시상thalamus, 투명중격강cavum septum pellucidum이 보이면서 소뇌가 보이지 않아야 하며 양두정경biparietal diameter을 측정할 때 사용된다.

뇌실단면은 뇌실의 체부body와 방antrum이 보여야 하고 시상단면과 평행하면서 바로 위에서 볼 수 있으며, 측뇌실의 크기를 측정할 때 사용된다.

소뇌단면은 투명중격강, 시상, 소뇌반구cerebellar hemisphere, 대수조cisterna magna가 보여야 하고, 시상단면에서 소뇌반구가 잘 보이도록 앞쪽은 높이고 뒤쪽은 낮춘다. 소뇌단면은 대수조와 소뇌를 측정할 때 사용된다.

양두정경은 시상단면에서 앞두개골의 바깥면부터 뒷두개골의 안쪽면까지 잰다. 머리둘레 역시 시상단면에서 두개골의 바깥면을 따라 측정한다. 측뇌실의 크기를 측정할 때는 뇌실면의 방 부위에서 뇌실의 안쪽면 사이를 뇌실에 직각이 되도록 재어야 하며, 평균 크기는 6mm이지만 10mm까지는 정상으로 본다. 대수조를 측정할 때는 소뇌면의 정중앙에서 소뇌충부와 후두골occipital bone 안쪽 사이의 거리를 재며, 2~10mm가 정상 범위이다.

II 머리모양의 이상

태아의 머리모양은 앞뒤가 조금 긴 타원형ovoid이다. 머리모양의 이상에는 여러 가지가 있고 비슷한 경우

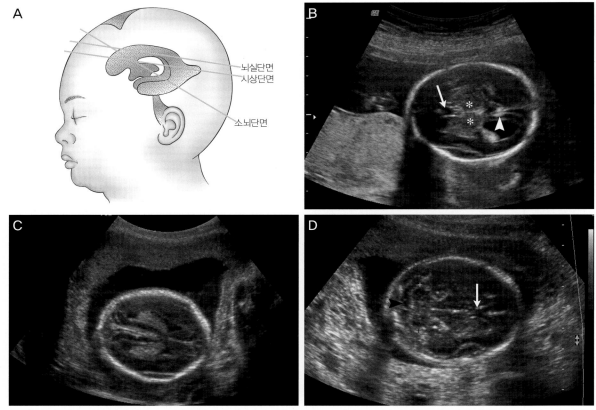

【그림 5-1】 태아 중추신경계 평가 A. 태아 중추신경계 평가에 이용되는 표준스캔면 B. 시상단면은 투명중격강(화살표), 시상(＊), 제3뇌실과 천막둘레공(화살촉)을 해부학적 지표로 하는 횡단면으로, 양두정경과 머리둘레 측정에 이용된다. C. 시상단면에서 탐촉자를 평행하게 태아의 머리 위쪽으로 조금만 이동하면 측뇌실과 맥락막총을 해부학적 지표로 하는 뇌실단면을 얻을 수 있다. D. 시상단면에서 투명중격강이 계속 보일 수 있게 탐촉자의 한쪽 끝을 고정한 후 다른 한쪽을 소뇌 쪽으로 약간 돌리면 투명중격강(화살표), 소뇌(캘리퍼 사이)와 대수조(화살촉)가 해부학적 지표로 나타나는 소뇌단면을 얻을 수 있다.

가 많아서 구별하기가 쉽지 않지만, 각각 특정 질환들과 연관되어 있으므로 정확한 판단이 매우 중요하다.

레몬모양*lemon shape*은 양측 전두골의 만입*bifrontal bone indentation*으로 인해 나타나고 척추이분증*spina bifida*, 키아리2형기형*Chiari II malformation*, 난쟁이증*dwarfism*과 동반되지만 정상 태아의 1%에서도 볼 수 있다. 레몬모양은 임신 24주 이전에 보이고 그 후에는 머리모양이 정상으로 회복되는데 이는 두개*cranial vault*의 골화 정도와 연관이 있을 것으로 생각된다.

딸기모양*strawbwrry shape*은 18세염색체증후군*trisomy 18 syndrome*에 잘 동반되는데, 앞뒤머리가 짧은 단두증*brachycephaly*을 보이며, 능형뇌*hindbrain*의 발육부전으로 인해 뒤쪽은 평편하고 앞쪽은 뾰쪽한 삼각형을 이룬다.

클로버잎모양*cloverleaf shape*은 치사성난쟁이증*thanatophoric dwarfism*에서 흔히 보이고 일부 두개골유합증*craniosynostosis*에서도 보인다. 레몬모양과 클로버잎모양은 비슷하지만, 레몬모양은 뇌실단면에서 보이는 반면 클로버잎모양은 두개 기저부에서 보인다. 레몬모양과 딸기모양은 둘 다 전두골*frontal bone*에서는 비슷하게 보이지만 후두부가 평편한 것은 딸기모양에서만 보인다.

기묘한 모양*bizarre shape*은 두개골유합증에서 보인다. 장두증*dolichocephaly*은 앞뒤가 긴 모양으로, 주로

가 뒤로 향한 C모양을 이룬 것을 말한다(그림 5-8).
정상 척추는 초음파에서 동체와 좌우 2개의 판*lamina*
에 있는 골화점이 정삼각형을 형성한다. 척추이분증
이 있는 척추는 2개의 판이 더 바깥으로 벌어진 이등
변삼각형을 이루며, 이러한 모양은 축상면 영상에서
잘 보인다(그림 5-9). 수막탈출증*meningocele*이나 수막
척수탈출증*meningomyelocele*이 있으면 시상면에서 잘
보이고, 수막탈출증이 없을 때는 피부결손 역시 시상
면에서 잘 볼 수 있다. 척추이분증은 요천추*lumbosa-*
cral 부위에서 잘 발생한다.

4. 완전전뇌증

완전전뇌증은 원시의 전뇌*forebrain*가 2개의 대뇌반구
로 분할하는 데 실패할 때 생기며, 생존 신생아 기준
으로 1/5,000~1/16,000의 확률로 발생한다. 이 기형
은 무엽성*alobar*, 반엽성*semilobar*, 엽성*lobar*의 3가지
로 나뉜다.

무엽성이 가장 심한 경우로, 2개의 대뇌반구로 분
할되지 않고 하나의 대뇌인 상태이다. 그러므로 뇌실
이 하나이고 대뇌겸*falx cerebri*, 반구간틈새*interhemi-*
spheric fissure, 뇌량이 없고 시상융합*fused thalamus*을
보인다(그림 5-10). 반엽성은 대뇌반구가 부분적으로

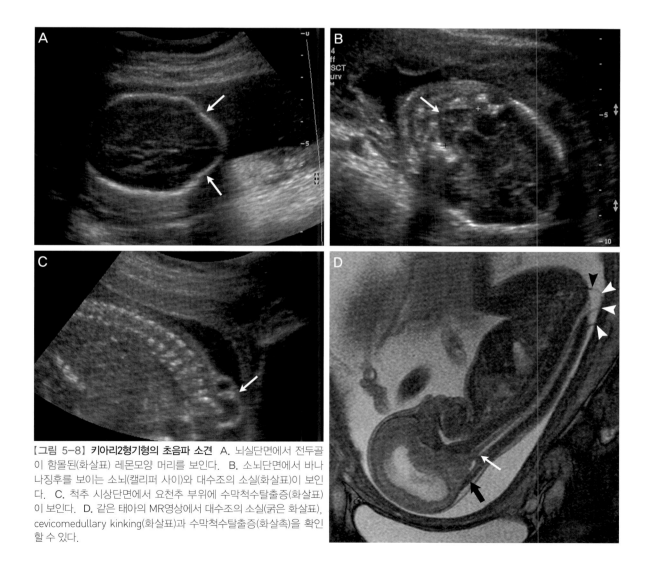

【그림 5-8】 키아리2형기형의 초음파 소견 A. 뇌실단면에서 전두골
이 함몰된(화살표) 레몬모양 머리를 보인다. B. 소뇌단면에서 바나
나징후를 보이는 소뇌(캘리퍼 사이)와 대수조의 소실(화살표)이 보인
다. C. 척추 시상단면에서 요천추 부위에 수막척수탈출증(화살표)
이 보인다. D. 같은 태아의 MR영상에서 대수조의 소실(굵은 화살표),
cevicomedullary kinking(화살표)과 수막척수탈출증(화살촉)을 확인
할 수 있다.

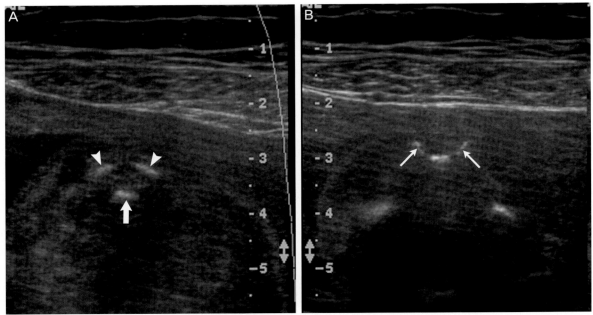

【그림 5-9】 **척추이분증의 초음파 소견** A. 태아 척추의 횡단면 영상에서 척추체의 골화점(굵은 화살표)과 후신경고리의 두 골화점(화살촉)이 정삼각형으로 배열하고 후신경고리의 골화점이 등 중앙부를 향해 모인 소견이 정상 소견이다. B. 척추이분증의 경우 후신경고리의 골화점이 반대로 벌어진 소견(화살표)을 보인다.

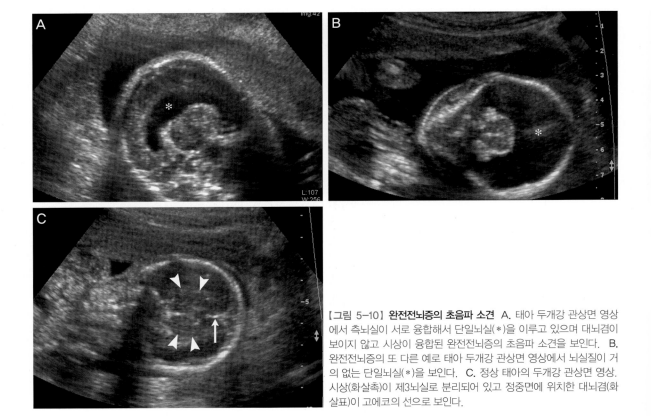

【그림 5-10】 **완전전뇌증의 초음파 소견** A. 태아 두개강 관상면 영상에서 측뇌실이 서로 융합해서 단일뇌실(*)을 이루고 있으며 대뇌겸이 보이지 않고 시상이 융합된 완전전뇌증의 초음파 소견을 보인다. B. 완전전뇌증의 또 다른 예로 태아 두개강 관상면 영상에서 뇌실질이 거의 없는 단일뇌실(*)을 보인다. C. 정상 태아의 두개강 관상면 영상. 시상(화살촉)이 제3뇌실로 분리되어 있고 정중면에 위치한 대뇌겸(화살표)이 고에코의 선으로 보인다.

2개로 나누어져 있어서 앞쪽에서는 뇌실이 1개지만 뒤로 가면 후두각occipital horn이 나누어진 상태이다. 엽성은 대뇌반구가 완전히 2개로 분할되어 있지만 전두각frontal horn은 융합된 상태이다.

공통 소견으로 투명중격강이 없고, 약 80%가 안면 기형을 동반한다. 완전전뇌증은 단독으로도 나타나지만 25%에서 동반 기형이 생기는데 염색체이상, 특히 파타우증후군Patau syndrome(13세염색체증후군triso-my 13 syndrome)이 잘 동반된다.

5. 댄디워커기형

댄디워커기형Dandy-Walker malformation은 소뇌충부의 발생장애dysgenesis로 생긴 결손부위를 통해 후두와낭종posterior fossa cyst과 늘어난 제4뇌실이 서로 통하는 기형이다. 측뇌실이 확장될 수 있는데 태아에서보다 태어난 후에 더 확실하게 나타난다.

동반 기형이 흔히 나타나는데 중추신경계에는 뇌실확장, 뇌량무발생, 뇌류, 신경관결손neural tube defect, 대뇌지방종 등이, 두개밖에는 구순열cleft lip, 구개열cleft palate, 심장이상, 다낭신장, 다지증 등이 나타날 수 있다.

댄디워커기형은 전형적인 경우 외에도 변이종vari-ant이 있다. 댄디워커변이종이 댄디워커기형보다 더 흔하며, 소뇌충부의 발생장애, 후두와낭종, 측뇌실의 확장이 모두 댄디워커기형보다 정도가 심하지 않다(그림 5-11). 소뇌충부의 발육은 임신 18주가 지나서야 완성되므로 임신 18주 이전에는 댄디워커기형이나 변이종을 진단하지 않는다.

감별진단이 필요한 질환은 거대대수조megacisterna magna, 후두부에 생긴 지주막낭종arachnoid cyst이다. 거대대수조에서는 소뇌충부가 정상이며 동반 기형이 없다. 지주막낭종은 제4뇌실과 교통하지 않는다. 제4뇌실과 소뇌가 지주막낭종에 눌릴 수 있지만 모양은 정상이고 다른 동반 기형이 없다.

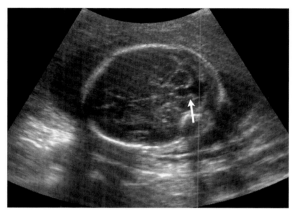

【그림 5-11】 댄디워커변이종의 초음파 소견   대수조는 확장되지 않았으나 소뇌충부가 보이지 않고 제4뇌실과 대수조가 서로 교통(화살표)한다.

6. 지주막낭종

지주막낭종arachnoid cyst은 지주막 사이에 물이 고이는 경우로, 두개강내 어디에나 발생할 수 있지만 중두개와middle cranial fossa, 사구뇌조quadrigeminal cistern, 안상수조suprasellar cistern, 후두와, 궁륭부convexity 등에 잘 나타난다(그림 5-12). 증상은 지주막낭종이 주위 뇌를 누르거나 수두증을 유발할 때 생길 수 있다. 동반 기형만 없으면 예후는 좋다.

감별진단이 필요한 질환으로 댄디워커기형, 공뇌증, 뇌갈림증schizencephaly, 교상의세포낭종glioependymal cyst, 기형종teratoma, 두개내출혈 등이 있다. 공뇌증은 손상된 뇌 부위를 물이 채운 반면 지주막낭종은 정상 뇌를 밀고 있다. 뇌갈림증은 두개골의 내면에서 뇌실까지 결손되어 쐐기wedge모양을 보인다.

7. 거대대수조

거대대수조megacisterna magna는 축상면 영상의 소뇌면에서 정중앙에 위치한 소뇌충부와 후두골의 안쪽 거리를 측정해서 대수조가 10mm 이상인 경우를 말한다. 소뇌충부, 제4뇌실, 소뇌는 모두 정상이다.

8. 무뇌수두증

무뇌수두증hydranencephaly은 드물지만 매우 심한 선

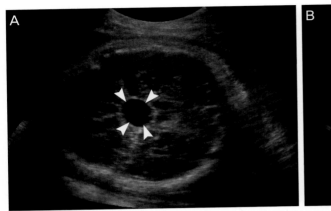

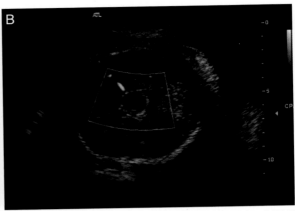

【그림 5-12】 **지주막낭종의 초음파 소견** A. 두개강 기저부 횡단면 영상에서 안상수조에 위치한 낭성 구조물(화살촉)로 보이는 지주막낭종의 증례이다. B. 출력도플러 초음파 영상에서 낭성 구조물 내부에 혈류신호는 보이지 않는다.

천성 기형으로, 내경동맥*internal carotid artery*이 막혀서 내경동맥이 분포한 대뇌가 괴사해 파괴된 부위를 뇌척수액이 채우는 질환이다. 파괴되지 않고 남는 부위는 두개, 뇌막, 대뇌겸, 시상, 기저핵*basal ganglia*, 뇌간*brain stem* 등 내경동맥에서 혈액을 공급받지 않는 중심성 구조물들이다.

초음파검사를 하면 대뇌가 가장자리 일부만 남고 대부분 파괴되어 없어진 부위를 뇌척수액이 채우고 뇌척수액이 시상, 기저핵, 뇌간을 둘러싼 양상이 보인다(그림 5-13). 후두와는 대부분 정상으로 유지된다. 머리 크기는 대개 정상이며, 다른 기형을 동반하지 않는다.

심한 수두증과 감별진단을 해야 하는데, 수두증은 증상이 심하더라도 출산 후 션트수술*shunt operation*을 해주면 예후가 좋기 때문이다. 수두증은 뇌실이 정상적인 모양을 유지하며 뇌실과 뇌조직의 경계면이 매끈한 반면, 무뇌수두증은 경계면이 불규칙하고 남아 있는 뇌조직이 주로 전두엽과 후두엽에서 발견된다. 그 밖에 무엽성완전전뇌증, 뇌갈림증, 경막하수종*subdural hygroma* 등과도 감별진단을 해야 한다.

9. 뇌갈림증

뇌갈림증*schizencephaly*은 뇌의 바깥쪽 표면에서 안쪽에 있는 뇌실까지 연결된 뇌의 결손으로, 결손면은 회색질로 이루어지고 결손부위를 뇌척수액이 채운다. 잘 발생하는 부위는 두정엽*parietal lobe*과 측두엽*temporal lobe*이다(그림 5-14).

서로 마주보는 2개의 결손면이 붙은 경우(1형, 폐쇄형*closed-lip*)와 떨어진 경우(2형, 개방형*open-lip*)로 유형이 나뉘는데, 1형은 진단하기가 상당히 어렵다. 원인은 불명확하지만 신경원 이동장애로 생각된다. 성장지연, 경련, 정신지체*mental retardation*, 운동장애가 흔하다.

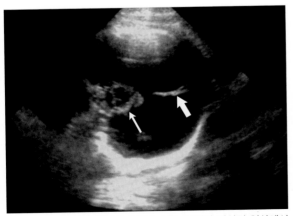

【그림 5-13】 **무뇌수두증의 초음파 소견** 두개강 관상면 영상에서 시상(화살표)과 대뇌겸(굵은 화살표)만이 보이고 뇌실질은 보이지 않는다.

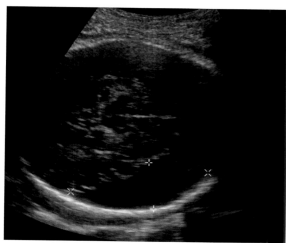

【그림 5-14】 뇌갈림증의 초음파 소견 두개강 횡단면 영상에서 측내실에서 뇌의 바깥까지 연결된 결손부위가 보인다. 결손면은 고에코로 보이는 회색질로 이루어져 있다.

10. 뇌이랑없음증

뇌이랑없음증*lissencephaly*이란 정상적인 이랑과 고랑이 없이 뇌 표면이 매끈한 경우로, 신경원 이동장애가 원인이다. 임신 28주경에 비정상적인 고랑이 만들어지기 전에는 진단하기가 어렵다. 전형적으로 경미한 뇌실확장, 미미한 고랑 발육, 크게 열린 실비우스열*large open sylvian fissure*, 뇌량무발생 등이 보인다.

11. 소두증

소두증*microcephaly*은 머리가 임신주수와 몸통의 크기에 비해서 비정상적으로 작은 경우로, 머리둘레가 임신주수의 평균에서 3 표준편차*standard deviation* 이하일 때를 말한다. 원인은 유전적인 경우(13세염색체증후군, 18세염색체증후군), 환경적인 경우(알코올, 방사선 피폭), 감염(거대세포바이러스*cytomegalovirus*, 풍진*rubella*, 톡소포자충증*toxoplasmosis*), 원인불명 등이다. 초음파에서 작은 머리 크기 외에 뇌위축, 뇌실확장, 공뇌증, 비정상적인 이랑 등 여러 가지 소견을 보일 수 있다. 두개골유합증도 머리 크기가 작지만 지능이 정상이기 때문에 소두증의 범주에 넣지 않는다. 감별진단에서 클로버잎모양 머리를 볼 수 있다.

12. 뇌량무발생

뇌량은 양쪽 대뇌를 연결하는 가장 큰 신경원교차연결*neuronal commissure*이다. 임신 12주경에 제3뇌실의 앞쪽 끝에 있는 종말판*lamina terminalis*에서 시작해 앞에서 뒤로 가면서 발육하고 임신 20주경에 완성된다. 뇌량이 만들어지면서 투명격막*septum pellucidum*, 투명중격강, 버개강*cavum vergae*을 형성한다. 뇌량무발생*corpus callosum agenesis*은 신경원 축삭*axon*이 중심선을 넘어 뇌량을 만드는 데 실패해서 생긴다.

특징적인 초음파 소견이 보이면 쉽게 진단할 수 있다(그림 5-15). 축상면 영상에서 앞은 좁고 뒤는 커진 물방울모양의 측뇌실이 특징적 소견이다(거대후두각*colpocephaly*). 투명중격강이 보이지 않으며 제3뇌실이 위로 올라오고 이로 인해 측뇌실의 내측이 바깥쪽으로 밀린다.

뇌량무발생은 뇌량의 발육이 완성되는 임신 20주 이전에는 진단하기 어렵다. 그러나 임신 17주면 투명중격강을 초음파로 볼 수 있으므로 임신 17~20주에 투명중격강이 보이지 않으면 뇌량무발생을 의심해야 한다. 뇌량무발생은 단독으로 발생하는 경우도 있지만 중추신경계(50%)나 다른 부위(60%)의 이상을 잘 동반한다. 10~20%에서 염색체이상(8, 13, 18 세염색체증후군)이 동반된다.

다른 기형이나 염색체이상이 있으면 예후가 나쁘지만 뇌량무발생만 있으면 그중 75% 정도는 정상이라고 한다. 그러므로 뇌량무발생이 있으면 양수검사를 해서 염색체이상 유무를 확인하는 것이 좋다.

13. 수도관협착증

수도관협착증은 뇌실확장의 20~30%를 차지하는 질환으로, 제3뇌실과 제4뇌실을 연결하는 실비우스수도관*aqueduct of Sylvius*이 막히거나 좁아져서 생긴다. 측뇌실에서 만들어진 뇌척수액이 정상적으로 순환되지 않고 모이기 때문에 양쪽 측뇌실과 제3뇌실이 상당히 커지는 반면 제4뇌실과 대수조는 작아지거나 정

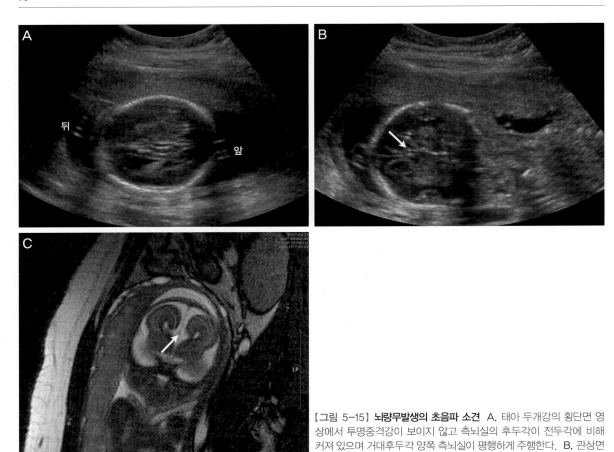

【그림 5-15】 **뇌량무발생의 초음파 소견** A. 태아 두개강의 횡단면 영상에서 투명중격강이 보이지 않고 측뇌실의 후두각이 전두각에 비해 커져 있으며 거대후두각 양쪽 측뇌실이 평행하게 주행한다. B. 관상면 영상에서 제3뇌실이 위로 융기되어 있고 반구간틈새와 연결되는 양상(화살표)을 보인다. C. MR 관상면 영상에서 반구간틈새 사이에 위치해야 할 뇌량 없이 제3뇌실과 반구간틈새가 바로 연결되는 양상(화살표)이 잘 보인다.

상이다.

원인이 다양한데 염증이나 감염, 출혈이 흔하고, 간혹 뇌종양, X연관열성유전자X-linked recessive gene 등이 있다. 수도관협착증이 단독으로 있고 악화되지 않으면 그중 50~80%에서 기능이나 지능이 정상이다. 그러나 70~83%에서 다른 기형이 동반될 수 있고 그중 20~30%는 출산 전에 발견되지 않는다. 30%는 머리 이외의 기형이 동반되며, 10~30%는 신생아사망을 초래하고, 90%가 발달지연을 일으키며, X연관 열성유전자는 심한 정신지체를 유발한다.

14. 맥락막총낭종

맥락막총낭종choroid plexus cyst은 임신 13~24주에 3%에서 발견되는 질환으로(그림 5-16), 염색체이상이 동반된 경우든 정상인 경우든 대부분 사라진다. 18세염색체증후군의 약 50%에서 맥락막총낭종이 생기고, 다운증후군에서도 생길 수 있지만 염색체이상에서 생긴 낭종과 정상 태아에서 생긴 낭종은 동일한 초음파 소견을 보인다. 18세염색체증후군에서는 낭종 이외에 대부분 다른 기형을 발견할 수 있다.

15. 두개내출혈

두개내출혈은 임신 26~33주에 발견되는 드문 질환으

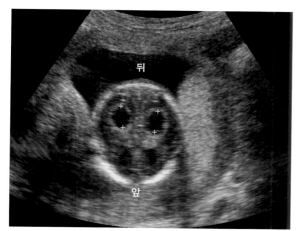

【그림 5-16】 **맥락막총낭종의 초음파 소견** 임신 19주 4일의 태아로, 두개강 뇌실단면에서 양쪽 맥락막총낭종(캘리퍼 사이)을 보인다.

막염amnionitis, 탯줄이상(혈전증thrombosis, 혈종), 산모의 발작, 산모의 전자간증preeclampsia 등이다. 그밖에 아스피린이나 코카인 같은 약물복용이나 사고도 원인이 된다. 출혈은 뇌실내ventricle, 경막하subdural, 상의하subependymal, 천막위supratentorial에 잘 생긴다. 초음파검사에서 고에코의 종괴로 보이는데 대부분 범위가 넓고 크다(그림 5-17). 출생 후 예후는 뇌실질이나 경막하의 출혈일 때 나쁘고 공뇌증낭종porencephalic cyst이나 석회화를 남기지만, 뇌실내 출혈은 예후가 좋다.

로, 태아저산소증fetal hypoxia이 주원인이다. 태아저산소증의 원인은 태반조기박리placental abruption, 양

16. 갈렌정맥기형

갈렌정맥기형vein of Galen malformation에서는 여러 동정맥루arteriovenous fistula들이 갈렌정맥으로 들어오기 때문에 갈렌정맥이 커져서 중심선 관상의 낭종으

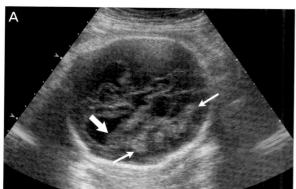

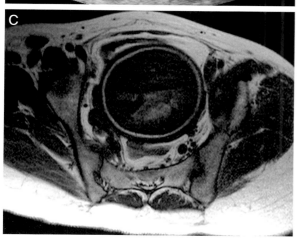

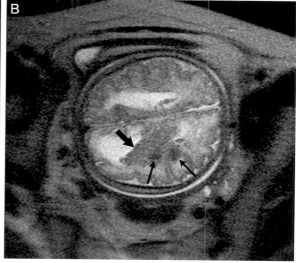

【그림 5-17】 **두개내출혈의 초음파 소견** A. 태아 두개강의 뇌실 단면 영상에서 고에코로 보이는 우뇌실 주위 뇌실질내출혈(화살표 사이)이 있고 뇌실내출혈(굵은 화살표)이 동반되어 있다. B. 횡단면 T2강조 MR영상에서 저신호강도의 출혈이 우뇌실 내(굵은 화살표)와 주위 뇌실질 내(화살표)에 있고 뇌부종이 동반되어 있다. C. 횡단면 T1강조 MR영상에서 B에 해당하는 부위에 출혈을 시사하는 고신호강도가 보인다.

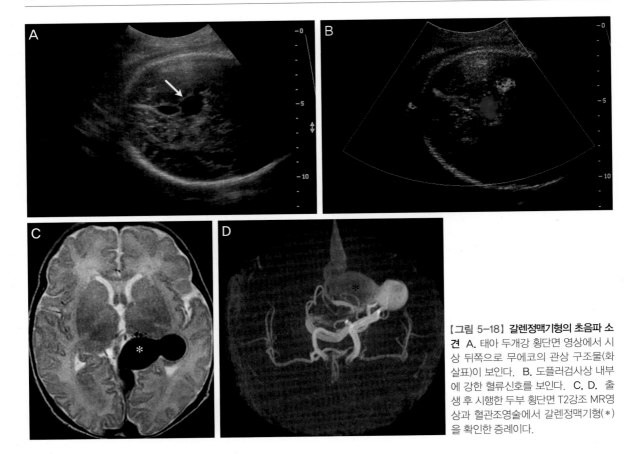

【그림 5-18】갈렌정맥기형의 초음파 소견 A. 태아 두개강 횡단면 영상에서 시상 뒤쪽으로 무에코의 관상 구조물(화살표)이 보인다. B. 도플러검사상 내부에 강한 혈류신호를 보인다. C, D. 출생 후 시행한 두부 횡단면 T2강조 MR영상과 혈관조영술에서 갈렌정맥기형(*)을 확인한 증례이다.

로 보이며(그림 5-18), 시상 뒤에 위치한다. 도플러 초음파에서 cistern velum interpositum이나 지주막낭종과 구별하기 쉽다. 임신후기 전에는 잘 나타나지 않는다. 동정맥루로 인해 순환되는 혈액량이 증가해서 심부전*heart failure*, 수종 등이 생긴다. 예후는 나쁘다.

17. 감염

TORCH(톡소포자충*Toxoplasma*, 풍진*Rubella*, 거대세포바이러스*Cytomegalovirus*, 단순헤르페스바이러스*Herpes simplex virus*)로 명명된 바이러스들이 태반을 통과해서 태아에게 뇌염을 일으킬 수 있다. 소두증, 뇌실확장, 석회화가 공통적으로 나타나는 소견이다. 거대세포바이러스일 때는 석회화가 뇌실 주위에, 톡소포자충증일 때는 피질과 기저핵에 잘 생긴다.

18. 양막띠증후군

양막이 조기에 파열되어 태아의 신체 일부분을 감으면 다양한 기형을 유발한다. 모든 부위에 기형을 만들 수 있는데, 두개안면기형으로는 무뇌증, 비대칭적인 뇌류, 이상한 얼굴갈림증*facial cleft* 등이 있다.

초음파에서 발생학적으로 설명되지 않는 기형, 기형 부위와 붙어 있는 양막, 양수 내에 떠다니는 양막, 태아가 자연스럽게 움직이지 못하고 자궁의 어느 한곳에 붙어 고정된 것 같은 모양을 보면 쉽게 진단할 수 있다.

19. 중추신경계 종양

선천성 뇌종양은 매우 드물다. 대부분 임신후기에 발견되지만 기형종은 임신 22주경에 발견될 수 있으며 가장 흔한 종양이다.

기형종은 크고 중심에 생기며 고에코의 종괴이면서 내부에 낭성 부위와 석회화가 있다. 기형종 외에 지방종*lipoma*, 아교모세포종*glioblastoma*, 두개인두종 *craniopharyngioma*, 맥락막총유두종*choroid plexus papilloma*, 원시신경외배엽종양*primitive neuroectoder-mal tumor* 등이 생길 수 있다.

참고문헌

1. Cameron M, Moran P. Prenatal screening and diagnosis of neural tube defects. Prenat Diagn 2009;29:402-411.

2. ISOUG guidelines. Sonographic examination of the fetal central nervous system: guideline for performing the "basic examination" and the "fetal neurosonogram". Ultrasound obstet Gynecol 2007;29:109-116.

3. Malinger G, Kev D, Lerman-Sagie T. The fetal cerebellum; pitfalls in diagnosis and management. Prenat Diagn 2009;29:372-380.

4. Pilu G. Ultrasound evaluation of the fetal central nervous system. In: Norton ME, Scoutt LM, Feldstein VA, eds. Callen's Ultrasonography in Obstetrics and Gynecology. 6th ed. Philadelphia: Elsevier, 2017, pp.220-242.

CHAPTER 6

태아 안면 및 경부 기형

김시형

두개안면부는 복잡한 발생학적 과정을 겪는 해부학적 구조물로서, 발달 과정에 혼란이 생기면 입술 같은 미용적 기형에서부터 선천성 코없음증 같은 잠재적으로 생명을 위협하는 상태에 이르기까지 다양한 구조적 이상을 초래할 수 있다. 출생 후에 임상적 혹은 유전적 이상검사에서 안면검사가 중요한 것과 마찬가지로 산전 태아기형이 발견되면 반드시 태아의 얼굴을 자세히 검사하는 단계를 거쳐야 한다.

I 얼굴갈림증

1. 발생학

입술과 구개는 임신 7~12주에 첫 번째 인두궁1st pharyngeal arch에서 형성된다. 윗입술은 초기에는 외측에 있던 2개의 상악돌기maxillary prominence가 내측으로 자라고 이것이 정중앙선에서 정중비돌기median nasal process의 융합된 공모양돌기globular process와 합쳐진다. 아랫입술은 2개의 하악돌기mandibular process가 내측으로 이동해 정중앙선에서 융합하면서 형성된다.

　구개는 정중비돌기의 공모양돌기(일차구개primary palate)와 상악돌기(이차구개secondary palate)가 융합해 형성되는데, 일차구개는 경구개hard palate의 전상악부분premaxillary portion이고, 후방 가장자리는 앞니공incisor foramen과 4개의 앞니 치조와dental socket로 형성된다. 이차구개는 나머지 경구개와 연구개soft palate의 원기primordium를 형성하게 되는데, 2개의 측면구개선반lateral palatine shelves이 내측으로 뻗어 정중선에서 융합되고 전후로는 정중구개봉합선midpalatal suture의 후방 2/3를 이루게 된다. 이차구개는 나머지 앞쪽의 송곳니canine에서부터 뒤쪽 어금니 대부분의 치조와를 포함하게 된다.

2. 윗입술과 구개의 초음파 소견

구순열cleft lip과 구개열cleft palate을 진단하기 위해 태아의 윗입술과 구개를 평가하려면 관상면coronal view 영상과 축상면 영상axial image에서 중앙 안면을 해부학적으로 조사해야 한다. 임신 16~24주 태아의 95%에서 평균 3분가량 검사하여 진단할 수 있다. 이보다 더 빠른 주수에 질초음파transvaginal ultrasonography를 이용한 진단은 윗입술의 연조직이 불충분해 바람직하지 않다. 각각의 영상면에서 확인해야 할 해부학적 구조는 다음과 같다.

　① 관상면(그림 6-1A)에서 윗입술 연조직이 양측 콧구멍의 외측까지 연결되는지를 확인한다.
　② 축상면(그림 6-1B)에서 상악을 덮는 윗입술 연조직과 C형 상악 치조능선alveolar ridge의 연속성을 확인한다.
　③ 시상면sagittal plane(그림 6-1C)에서 전상악돌출premaxillary protrusion이 없음을 확인한다.

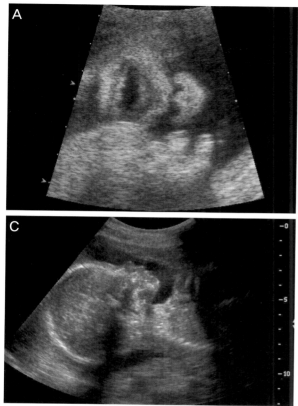

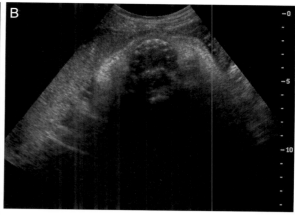

【그림 6-1】**정상 태아 안면의 초음파 소견** A. 태아의 얼굴을 초음파로 코와 입이 보이는 관상면으로 잡은 것으로, 대칭적인 2개의 콧구멍과 윗입술의 연조직이 연속적인 고에코의 구조물로 관찰되며, 동시에 태아의 아래턱이 이 관찰면에서 보인다. B. 태아 안면의 윗입술과 상악이 보이는 곳에서 횡단면을 잡은 것으로, U자모양 고에코의 치조능선이 윗입술의 연조직 에코에 의해 덮여 있는 것을 알 수 있다. C. 태아를 정시상면에서 초음파 스캔한 사진으로, 이마에서 코뼈로 고에코선이 부드럽게 연결되어 있고 그 위로 연조직과 피부에 의한 에코가 덮고 있다. 하순과 턱선이 연결된 모습도 이 스캔에서 확인할 수 있다.

3. 구순구개열

구순구개열*cleft lip and palate*은 단독구개열, 정중안면열증후군*median cleft face syndrome*, 완전전뇌증과 연관된 정중열*midline cleft associated with holoprosenceaphy*과는 다른 질환으로, 상악돌기와 내측비돌기*medial nasal process*의 정상적 이동과 융합이 실패한 결과이다.

양상이 다양하며, 편측 단독구순열(29%), 편측 구순구개열(40%), 양측 단독구순열(5%), 양측 구순구개열(27%) 등으로 나타난다.

(1) 원인과 재발 위험

유전요인과 환경요인이 모두 포함된 다인성이며, 97%는 증후군과 연관성이 없고 3%만이 증후군과 관련되어 나타난다. 재발 위험은 이환된 부모와 형제의 유무, 빈도와 관련되는데 형제 1명이 이환된 경우 그 다음 아이의 재발률은 4%, 형제 2명이 이환된 경우 9%, 부모 1명이 이환된 경우 4%, 형제 1명과 부모 1명이 이환된 경우 17%까지 증가한다. 아버지가 이환된 경우에는 재발률이 감소하고, 어머니가 이환된 경우에는 증가한다. 단독구개열은 구순열, 구개열과 관련된 이환율이 높아지지 않으며, 그 반대의 경우도 그러한데, 이는 두 질환이 서로 독립적임을 증명한다.

(2) 연관된 염색체이상과 구조적 이상

태아의 구순구개열이 발견되면 부모에게 관련 가능한 구조적 기형과 염색체이상을 알려주어야 한다.

1) 염색체이상의 빈도

태아와 신생아 152명에서 단독 편측과 양측 구순열은 관련된 염색체이상이 없었으며, 편측 구순구개열의 5%, 양측 구순구개열의 15%에서 염색체이상이 나타났다는 보고가 있다. 그러나 초음파에서 구순열만 의심된다 하더라도 초음파의 민감도와 특이도가 100%일 수는 없으므로 항상 동반 가능한 구개열을 염두에 두고 염색체검사를 시행해야 한다.

2) 구조적 기형

구순열 또는 구개열의 심한 정도와 관련되는데, 편측 구순열의 5%, 편측 구순구개열의 11%, 양측 구순열의 14%, 양측 구순구개열의 20%에 구조적 기형이 동반된다. 종류가 다양하여 선천성 심장기형, 사지기형, 척추기형, 위장관계 기형, 비뇨기계 기형 등이 나타난다.

염색체이상이 있는 구순구개열 태아에서 초음파로 다른 구조적 기형이 발견되지 않을 수 있다. 그러므로 구순구개열이 있으면 염색체검사를 반드시 시행해야 한다. 염색체가 정상이더라도 초음파상에서 간과할 수 있는 심각한 구조적 기형이 있을 수 있기 때문에 환아의 부모에게 출생 시 추가로 발견될 수 있는 기형의 잠재성에 대해 알려주어야 한다.

(3) 초음파 소견

1) 단독구순열

단독구순열(그림 6-2)은 구순구개열과 확실하게 감별해야 한다. 관상면 영상에서 가장 쉽게 발견되며, 축상면으로 상악골의 치조능선을 검사함으로써 단독구순열인지, 연관된 구개열이 있는지를 확인해야 한다. 구개열이 동반되어 있으면 축상면에서 입술의 결손을 다시 한 번 확인하고, 이보다 깊은 부위인 치조능선이 중단되었는지를 면밀히 살펴야 하는데, 특히 정상 유합부위인 앞니의 외측과 송곳니 사이를 잘 보아야 한다. 상악골의 치조능선은 부드럽게 연속적인 C자형을 띠는데, 전방 구개열의 경우 이 모양이 분열, 왜곡된다. 이 치조능선이 정상적으로 유지되면 단독구순열로 진단할 수 있다.

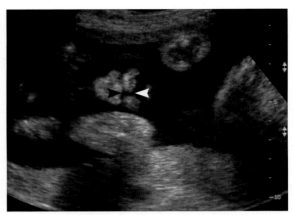

【그림 6-2】구순열 태아 안면의 초음파 관상면 영상에서 윗입술에 의한 고에코의 연조직 에코가 끊겨 있음(화살촉 사이)을 확인할 수 있다.

2) 구순구개열

구순구개열은 결손이 있는 입술보다 깊은 부위인 치조능선이 분열되어 있으며(그림 6-3A), 한쪽에 있는지 아니면 양쪽에 있는지에 따라 편측이나 양측으로 나뉜다. 양측 구순구개열의 경우 정상적인 상악전분절premaxillary segment의 성장과 나열에 정상적으로 있어야 할 제한이 없어져 코 아래의 연조직과 뼈구조가 마치 종괴처럼 튀어나올 수 있는데, 이를 전상악돌출이라고 하며 시상면에서 가장 잘 관찰할 수 있다(그림 6-3B, D).

4. 단독구개열

구순구개열과는 완전히 다른 질환이다. 상방에 있는 치조능선의 음영과 혀가 결손부위에 위치해 양수를 밀어내려 하기 때문에 초음파에서 분별하기 어려워 산전에는 진단되지 않는 경우가 대부분이다.

5. 정중구순열

정중구순열midline cleft lip은 완전전뇌증holoprosencephaly이나 정중안면열증후군의 일부로 나타날 수 있다. 둘 사이의 가장 큰 차이점은 전자에서는 두눈가까움증hypotelorism이 동반되고 후자에서는 두눈먼거리증hypertelorism이 동반된다는 것이다.

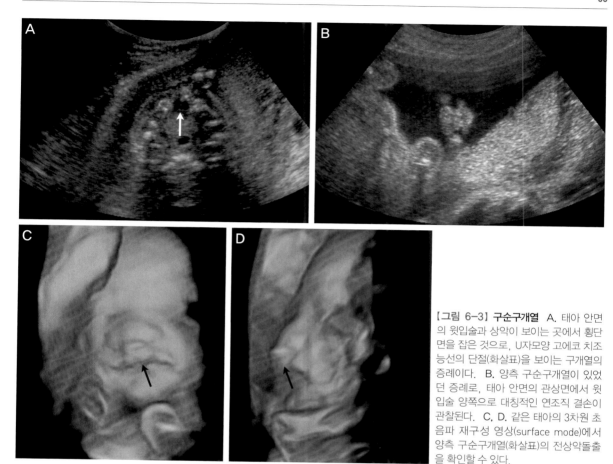

【그림 6-3】 구순구개열 A. 태아 안면 의 윗입술과 상악이 보이는 곳에서 횡단 면을 잡은 것으로, U자모양 고에코 치조 능선의 단절(화살표)을 보이는 구개열의 증례이다. B. 양측 구순구개열이 있었 던 증례로, 태아 안면의 관상면에서 윗 입술 양쪽으로 대칭적인 연조직 결손이 관찰된다. C, D. 같은 태아의 3차원 초 음파 재구성 영상(surface mode)에서 양측 구순구개열(화살표)의 전상악돌출 을 확인할 수 있다.

(1) 완전전뇌증과 동반된 정중구순열

비정상적인 뇌발달과 연관될 수 있는데, 뇌의 분할과 초기 안면 중앙의 발달이 같은 시기인 임신 4~8주에 일어나기 때문에 서로 영향을 줄 수 있다.

전두비융기frontonasal prominence는 중비돌기의 전 구 구조물로, 전두비융기가 비정상적으로 발달하면 코, 정중안면열증후군, 두눈가까움증 등을 초래할 수 있으며, 비정상적인 뇌분할을 흔히 동반한다. 완 전전뇌증이 항상 정중구순열을 동반하지는 않지만, 동반하면 결손은 반드시 콧구멍의 내측 하방 중앙 쪽 에 위치하게 된다. 양측 구순열과 달리 전상악돌출이 없으며, 오히려 상악전구골premaxilla이 존재하지 않 는다.

(2) 정중안면열증후군

정중열이 있지만 인중부위prolabium와 상악전구골 부 위의 분할(이동 및 분할 실패failure of migration and fu- sion)로 인한 것이지 이들 구조의 형성 실패로 인한 것 이 아니다.

주요 감별점은 두눈먼거리증과 갈림코bifid nose로 서, 단순히 콧구멍이 멀리 떨어진 경우부터 콧대가 넓기만 한 경우까지 다양하다. 전형적으로 뇌기형과 관련이 없으며 정중안면열증후군 태아의 80%는 지능 이 정상이다.

6. 비대칭열

비대칭열asymmetric cleft은 결손 모양이 비대칭적이 고 흔한 위치가 아닌 사선결손slash defect을 보이는데,

이때는 보통 양막띠증후군amniotic band syndrome과 연관된다. 발생학적 분포를 따르지 않기 때문에 양막 붕괴disruption로 인해 이차적으로 융막 쪽에서 유래된 양막에 의한 태아의 조임entrapment과 얽힘entanglement 때문에 발생한다.

유병률은 약 1,200명 출산 중 1명꼴이다. 얼굴에 생긴 경우에는 태아가 양막을 삼켜 얼굴 한쪽은 막에 매여 있고 반대쪽의 고정되지 않은 쪽 얼굴은 불규칙하게 열상laceration을 입게 된다. 이 사선결손은 신체의 다른 부위에도 생길 수 있는데, 태아의 얼굴, 두개, 몸통, 사지부위를 침범해서 비대칭적인 뇌류encephalocele, 복벽결손, 사지절단limb amputation 또는 국소적 협착과 이에 따른 림프부종lymphedema 등을 초래할 수 있다. 그러므로 비대칭적인 얼굴갈림증이 발견되면 다른 부위에 양막띠증후군 소견이 있는지를 면밀히 검토해야 한다. 예후는 양막띠증후군으로 인해 초래된 결손 형태에 따라 매우 다양하다.

Ⅱ 안구와 안와

발생 초기에 눈은 원시적 얼굴의 외측에 위치해 있다가 임신주수가 증가함에 따라 정중앙선으로 이동해서 입체시stereoscopic vision를 수행하기에 좋은 조건이 되어 발달한다.

1. 두눈가까움증

두눈가까움증hypotelorism(그림 6-4)은 비정상적으로 안와orbit 사이의 거리가 가까운 것을 의미한다. 주원인은 완전전뇌증이며, 그 밖에 염색체이상, 삼각머리증trigonocephaly, 소두증microcephaly, 메켈-그루버증후군Meckel-Gruber syndrome 등이 원인으로 알려져 있다. 두눈가까움증의 예후는 동반된 다른 기형에 좌우된다. 완전전뇌증에서는 뇌기형의 심한 정도와 염색체이상 유무가 예후를 결정하는데, 염색체이상이 55~57% 정도 관련된다고 알려져 있다. 13세염색체증후군trisomy 13 syndrome이 가장 흔하며, 다른 다양한 염색체결실chromosomal deficiency, 염색체전좌chromosomal translocation 등이 일어날 수 있기 때문에 염색체 분석이 필수적이다.

2. 두눈먼거리증

두눈먼거리증hypertelorism은 안와 사이의 거리interorbital distance, 즉 양안 내측벽 간의 거리가 비정상적으로 증가한 것을 의미한다. 안구globe는 태생기에 머리에서부터 전면으로 이동하면서 생기기 때문에, 두

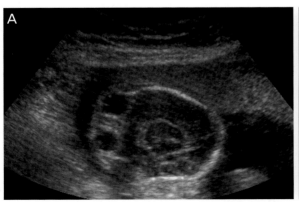
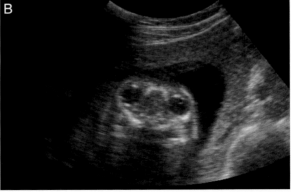

【그림 6-4】 **두눈가까움증** 태아의 안와가 보이는 횡단면에서 비정상적으로 안와 사이의 거리가 가까워진 두눈가까움증의 증례(A)이다. 정상 태아의 횡단면(B)과 비교해보면 안와 사이의 거리가 확연히 가까워진 것을 알 수 있다.

눈먼거리증은 정중안면열증후군 같은 일차적 이동정지primary arrested migration에 의하거나 더 흔히는 이차적 원인에 의해 발생한다. 이차적 이동정지는 전방뇌류anterior cephalocele같이 물리적으로 전방이동을 방해하는 정중앙선 종괴로 인해 일어날 수 있다. 다른 이차적 이동정지의 주원인은 두개골유합증craniosynostosis에서와 같이 두개골의 비정상적인 성장매개체growth vector에 의한 정상 이동 방해이다. 따라서 두눈먼거리증이 발견된 경우에는 관련된 기형을 찾기 위해 태아의 전반적인 해부학적 구조를 면밀히 살펴야 한다.

3. 소안구증

소안구증microphthalmia(그림 6-5)은 안구 직경이 해당 임신주수에 도달할 수치의 5% 미만인 경우에 진단할 수 있다. 정상 태아도 이 범위의 안구 직경을 보일 수 있으므로 다른 동반 기형이나 유전 내력을 찾아보아야 한다.

소안구증은 편측성이거나 양측성일 수 있고, 수많은 염색체이상, 환경요인, 유전증후군과 연관된다. 이러한 경우에 초음파에서 동반 기형이 더 이상 보이지 않더라도 해부학적 구조를 면밀히 검토해야 하는데, 특히 성장, 사지의 자세, 얼굴 측면, 윗입술, 귀, 심장, 신장, 척추를 면밀히 살펴보아야 한다. 염색체 분석도 반드시 권장한다.

4. 무안구증

무안구증anophthalmia은 안구가 없는 것을 의미하며, 안포optic vesicle 형성 실패에 기인한다. 안구, 시신경optic nerve, 시교차chiasma, 시삭optic tract까지 존재하지 않을 때 진단할 수 있는데, 현재 초음파 해상능력으로는 이러한 구조물 대부분을 구분하기가 어려우므로 병리과 의사에게 진단을 맡겨야 한다.

5. 백내장

선천성 백내장cataract을 산전에 진단하고자 했던 연구들의 결과는 다양하다. 이 결과들을 종합해서 내린 결론은, 현재의 제한된 지식에 따르면, 수정체crystalline lens의 '증가된 에코와 불규칙한 가장자리'가 관찰되면 선천성 백내장을 시사하지만, 이러한 소견이 없어도 위험군 태아에서는 선천성 백내장의 가능성을 배제할 수 없다는 것이다.

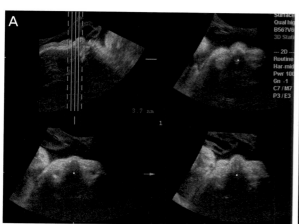
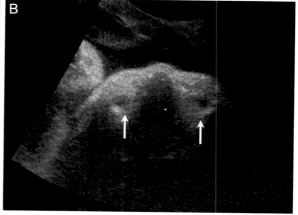

【그림 6-5】 **소안구증** 3차원 초음파를 통한 재구성 영상(sectional plane)(A)의 C 확대영상(B)에서 양쪽 안구(화살표) 직경이 정상에 비해 매우 짧다.

Ⅲ 안와와 안와 주위의 종괴

1. 누낭류

누관의 관형성canalization은 미부로 진행해서 임신 32주에야 완성되는데, 얇은 점막이 이를 막을 수 있고, 누낭류dacryocystocele(그림 6-6)나 누관낭을 형성할 수 있다. 영아의 약 30%에서 관찰되며, 생후 6개월 정도 되면 약 91%에서 저절로 소실된다. 초음파에서는 누관이 위치한 안와의 하내측에서 저에코의 종괴가 보이는데, 이 종괴는 안구를 전위displacement시키지 않는다. 산전검사의 보고에서는 종괴의 크기가 약 7~13mm라고 하지만 크기에 제한을 받지는 않는다. 에코를 보이지 않거나 저에코를 보일 수 있는데, 전형적으로 임신 30주 이전에는 나타나지 않는다. 특성상 저절로 소실되기 때문에 태내에서도 자연소실되는 모습을 관찰할 수 있다. 누낭류는 임상적 중요성이 없기 때문에 다른 종괴와 감별하는 것이 중요한데, 발생 위치, 발현 시기, 에코 특징, 안구에 종괴효과mass effect가 없는 것, 무혈관성임을 염두에 두면 감별하는 데 도움이 된다.

2. 망막모세포종

망막모세포종retinoblastoma은 어린아이에게 흔하지 않은 암으로, 망막신경표피세포의 악성 증식에 기인하며 13번 염색체의 망막모세포종유전자와 q14띠의 결손 또는 돌연변이mutation가 소인이다. 초음파에서 비균질한 고형 종괴로 안와를 채우거나 다양한 정도로 뇌를 침범할 수 있고 안와를 벗어날 수 있다.

혈관종hemangioma이나 기형종teratoma과 감별해야 한다. 혈관종의 경우에는 에코가 더 균질하고, 안와 주위에 위치해 눈꺼풀을 침범할 수 있지만 골안와를 침범하거나 왜곡하지는 않는다. 기형종의 경우 낭성 부분이 불규칙한 것이 감별점이다. 망막모세포종이 의심되면 양수천자amniocentesis가 필수적이다.

Ⅳ 안면과 경부 종괴

몇몇 종괴는 특징적인 초음파 소견을 보여 진단하기에 용이하지만, 대부분의 안면과 경부 종괴는 에코 성상이 중첩되기 때문에 에코 특징뿐만 아니라 종괴가 어디에 생겼는지, 주위 구조물(안면골, 두개골)이 왜곡되거나 파괴되었는지, 다른 구조적 기형이 있는지, 양수과다증polyhydramnios이 있는지 등을 잘 살펴야 한다.

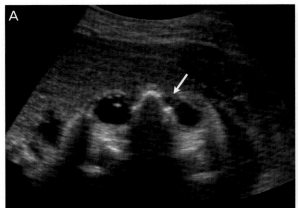
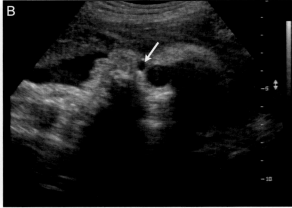

【그림 6-6】 **누낭류** A. 안와 하내측에서 저에코의 원형 종괴(화살표)가 보이는 증례이다. B. 시상면에서도 누낭류(화살표)를 확인할 수 있으며 주위에서 누낭류에 의한 종괴효과는 보이지 않는다.

1. 혈관종

보통 초음파에서 발견되는 혈관종은 모세혈관해면혈관종capillary cavernous hemangioma으로서, 피부혈관뿐만 아니라 진피 깊숙한 곳이나 피하조직에 위치한 큰 정맥동sinus venosus을 침범하기도 한다. 초음파에서 태반과 유사한 에코성상을 보이는 고형 종괴로 외장성exophytic이거나 무경성sessile 형태를 띨 수 있고, 얼굴, 머리, 목, 사지까지 덮을 정도로 큰 종괴를 형성할 수도 있다. 종괴 내부에서 보이는 저에코 부위는 색도플러color Doppler에서 혈관을 의미하며, 종괴 자체의 혈관 분포도 과혈관성을 띤다. 혈관종은 주위 골구조를 파괴하거나 왜곡하지 않는다. 기형종은 혈관종보다 더 비균질한 에코를 보이는 고형성분과 낭성 부분을 포함하며, 석회화를 보일 수 있다. 혈관종은 생후 6개월까지 빠르게 커질 수 있으며 태생기에도 커질 수 있다.

2. 기형종

신생아에서 가장 흔한 종양으로서 신체 어디에나 생길 수 있기 때문에 태아 종괴를 감별할 때 항상 기형종을 고려해야 한다. 천미부기형종sacrococcygeal teratoma이 가장 흔해서 신생아 기형종의 50%를 차지하며, 약 5%가 구강안면과 경부에 발생한다. 발생 위치는 경부, 갑상선, 편도, 코, 구개(여기에 생긴 기형종을 epignathus라 한다) 등이다.

초음파에서 다양한 크기, 전형적인 낭성과 고형 성분의 종괴로 보이며, 고에코성 석회화가 있으면 다른 종괴와 감별하는 데 도움이 된다. 예후는 종괴의 크기, 위치, 동반된 기형에 좌우되는데, 작으면 출산이 순조롭고 출생 후 수술적 제거가 성공적인 반면, 크면 예후가 좋지 않다. 특히 호흡기 계통을 막은 경우에 예후가 나쁘다.

3. 낭림프관종

낭림프관종cystic hygroma은 흔히 경부 후방 또는 후외측에 생기지만 전방에도 생길 수 있으며, 비대칭적이고 액와부axillary region나 종격동mediastinum까지 침범할 수 있다. 전형적으로 낭성 또는 다낭성이고 다양한 크기의 소방 형성과 다양한 두께의 격막을 보일 수 있다(그림 6-7).

격막이 두껍고 소방이 작을 때 더 고형 종괴의 모습처럼 보일 수 있기 때문에 기형종과 감별하기가 어려운데, 낭림프관종은 혈관성 고형 부분이 덜 흔하고 고에코성 플러그plug나 석회화가 적다. 낭림프관종은 염색체이상(특히 터너증후군Turner syndrome), 다양한 선천적 기형과 연관성이 있어 중요하다.

4. 갑상선종대

진단되지 못한 태아 갑상선기능이상은 태아와 신생아의 이환율과 사망률을 증가시킨다.

산모에게 그레이브스질환Graves' disease이나 하시모토갑상선염Hashimoto's thyroiditis이 있는 경우 면역글로불린immune globulin 항체 G가 태반을 건너가 태아 갑상선기능이상이나 갑상선종대goiter를 초래한다. 산모가 요오드를 섭취하거나 propylthiouracil 같은 갑상선호르몬차단제를 사용한 경우에도 태아 갑상선종대가 발생할 수 있다.

산전초음파에서 태아의 갑상선종대가 진단되는 경우의 대부분은 산모의 갑상선기능이상으로 인한 이차적인 것이지만, 일차적 태아 갑상선저하증hypothyroidism에서 비롯된 갑상선종대도 보고된 바 있다.

초음파에서 대칭적인 2개의 엽을 가진, 정중앙에서 약간 측면으로 균질한 에코의 전경부 종괴가 특징적 소견인데(그림 6-8), 양수과다증과 연관될 수 있다. 따라서 이유를 알 수 없는 양수과다증 소견이 보이면 태아의 경부를 면밀히 살펴야 한다.

5. 대설증

대설증macroglossia은 다양한 증후군에 동반되는 증상으로, 산전진단 시 가장 흔한 경우가 베크위트-비데

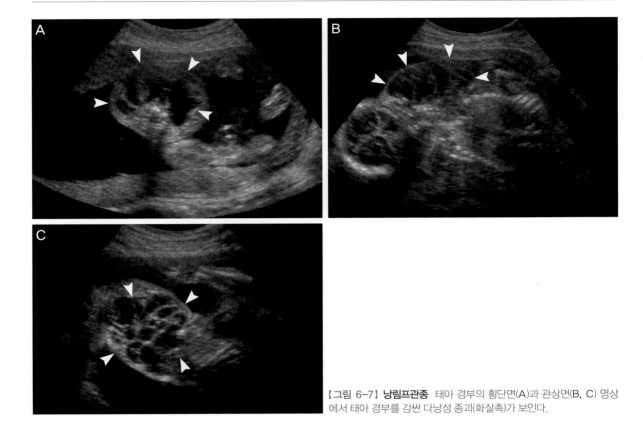

【그림 6-7】 **낭림프관종** 태아 경부의 횡단면(A)과 관상면(B, C) 영상에서 태아 경부를 감싼 다낭성 종괴(화살촉)가 보인다.

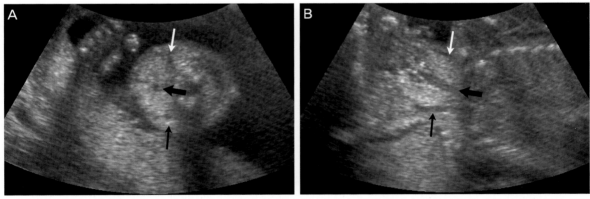

【그림 6-8】 **갑상선종대** 태아의 경부를 횡단면(A)과 관상면(B) 초음파 영상에서 기관(굵은 화살표)의 양쪽 옆으로 대칭적으로 관찰되는 균질한 고에코 구조물이 비대한 갑상선이다. 갑상선종대로 인해 경부혈관(화살표)이 바깥쪽으로 밀려나 있다.

만증후군*Beckwith-Wiedemann syndrome*이다. 이 증후군은 배꼽내장탈장*omphalocele*, 내장비대*visceromegaly*, 대설증을 일으키며 97.5%에서 대설증이 나타난다. 그러므로 이 증후군이 의심될 때는 태아의 혀를 잘 살피는 것이 중요하다.

대설증은 크기가 커서 보통 입에서 혀가 항상 튀어나와 있기 때문에 쉽게 발견되는데, 정상 생체계측치표의 혀의 너비와 비교해보면 도움이 될 수 있다. 대설증과 관련 있는 또 다른 증후군은 다운증후군이다.

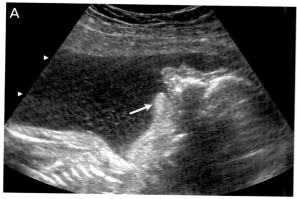 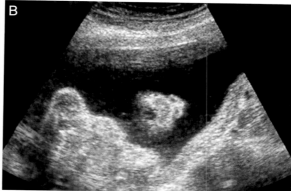

【그림 6-9】 **작은턱증** A. 초음파 시상면에서 작고 후퇴해 보이는 턱(화살표)이 관찰되며 윗입술에 비해 아랫입술이 뒤에 위치한다. B. 코와 입술을 관상면으로 초음파 스캔한 영상에서 정상적으로 함께 관찰되어야 할 아래턱이 보이지 않는다. 그림 6-1의 A와 비교할 것.

V 작은턱증

작은턱증*micrognathia*(그림 6-9)은 하악골이 작아 턱이 뒤로 후퇴해 보이는 안면기형이다. 초음파상에서 주관적으로 시상면에서 보통 진단되는데, 작고 후퇴한 턱과 아랫입술이 윗입술에 비해 뒤에 위치해 있으면 고려해볼 수 있다. 양수과다증이 흔히 동반되는데, 이는 작은 구인두가 혀에 막혀서 초래되는 것으로 여겨진다. 따라서 출생 시 기도폐쇄에 대하여 적절한 조치를 준비해야 한다.

작은턱증은 매우 다양한 염색체이상, 유전증후군, 골이형성증 등과 관련이 있기 때문에 예후도 매우 다양하다. 이 중에서 가장 흔히 관련된 질환은 18세염색체증후군*trisomy 18 syndrome*이고 그 밖에 구개열, 설하수*glossoptosis*가 특징인 피에르로빈증후군*Pierre Robin syndrome*, 하악안면이골증*mandibulofacial dysostosis*인 트리처-콜린스증후군*Treacher-Collins syndrome*, 무턱융합귀증*otocephaly* 등이 감별진단에 포함된다.

참고문헌

1. Bergé SJ, Plath H, Van de Vondel PT, et al. Fetal cleft lip and palate: sonographic diagnosis, chromosomal abnormalities, associated anomalies and postnatal outcome in 70 fetuses. Ultrasound Obstet Gynecol 2001;18:422-431.
2. Blaas HG, Eriksson AG, Salvesen KA, et al. Brains and faces in holoprosencephaly: pre- and postnatal description of 30 cases. Ultrasound Obstet Gynecol 2002;19:24-38.
3. Ghi T, Perolo A, Banzi C, et al. Two-dimensional ultrasound is accurate in the diagnosis of fetal craniofacial malformation. Ultrasound Obstet Gynecol 2002;19:543-551.
4. Lee MS, Cho JY, Kim SY, et al. Value of sagittal color Doppler ultrasonography as a supplementary tool in the differential diagnosis of fetal cleft lip and palate. Ultrasonography 2017;36:53-59.
5. Lee SH, Cho JY, Song MJ, et al. Prenatal ultrasound findings of fetal neoplasms. Korean J Radiol 2002;3:64-73.
6. Paladini D, Volpe P. Craniofacial and neck anomalies. In: Ultrasound Congenital Fetal Anomalies: Differential Diagnosis and Prognostic Indicators. London: CRC Press, 2007, p.63.
7. Pettit KE, Tran NV, Pretorius DH. Ultrasound evaluation of the fetal face and neck. In: Norton ME, Scoutt LM, Feldstein VA, eds. Callen's Ultrasonography in Obstetrics and Gynecology. 6th ed. Philadelphia: Elsevier, 2017, pp.243-271.
8. Vettraino IM, Lee W, Bronsteen RA, et al. Clinical outcome of fetuses with sonographic diagnosis of isolated micrognathia. Obstet Gynecol 2003;102:801-805.
9. Visentin A, Pilu G, Falco P, et al. The transfrontal view a new approach to the visualization of the fetal midline cerebral structures. J Ultrasound Med 2001;20:329-333.

태아 흉부

CHAPTER 7

송미진

산전초음파는 태아 흉부를 검사하는 기초적인 방법이며, 임신중기부터 주요 흉부기관들이 초음파에서 관찰된다. 태아의 흉부기형은 폐저형성증pulmonary hypoplasia을 초래해서 태아사망fetal demise이나 신생아사망을 동반할 수 있으므로 산전진단은 매우 중요하다. 선천성 흉부기형은 다양한 초음파 소견을 보이며 병변이 크면 합병증을 유발하기도 한다. 흉부기형의 산전진단은 임신중기에서 말기에 주로 이루어지며, 원인에 따라 자연경과, 치료, 예후 등이 다양하므로 정확한 산전진단은 산전상담과 산전관리에 도움이 된다.

I 태아 폐발달과 정상 해부학

출생 후 태아 생존에 가장 결정적인 요소는 적절한 폐발달 여부이다. 상피로 덮인 기관기관지분지tracheobronchial tree가 될 싹bud은 원시 전장foregut에서 형성되어 흉부간엽thoracic mesenchyme으로 자라 들어가 폐 혈관상vascular bed과 폐 결합조직이 된다. 계속 분열해서 기관지bronchi는 세기관지bronchioles와 종말세기관지terminal bronchioles로 분지되고, 이후에는 폐포관alveolar duct이나 폐포alveoli로 발달된다.

태아 폐발달은 배아기embryonic period(수정~임신 6주), 위선시기pseudoglandular period(임신 7~16주), 세관기canalicular period(임신 17~25주), 소낭기saccular

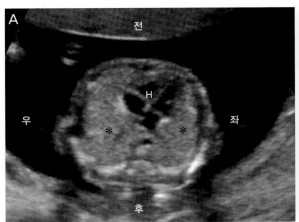
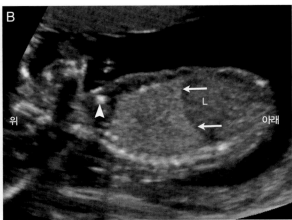

【그림 7-1】정상 흉부 초음파 소견 A. 임신 21주 태아 흉부의 횡단면. 균질한 고에코의 폐실질(∗)이 흉곽 안에서 관찰되며, 심장(H)이 왼쪽 흉부에 위치한다. B. 같은 태아 흉부의 시상면 소견. 정상 폐의 에코는 간(L) 에코보다 높으며, 쇄골(화살촉)부터 횡격막(화살표)까지의 길이를 폐 길이로 본다.

period(임신 26~31주), 폐포기alveolar period(임신 32~40주)의 5단계로 이루어진다.

정상 폐로 발달하는 데는 적절한 크기와 모양의 흉곽, 태아 호흡운동, 양수량 등이 필요하다. 정상 태아 흉부는 횡단면에서 타원형이나 원형으로 보이고, 시상면sagittal plane이나 관상면coronal view에서 바깥쪽으로 볼록한 외형으로 흉부에서 복부로 자연스럽게 이행된다(그림 7-1).

폐첨부는 쇄골clavicle로, 폐저부는 둥근 지붕형태dome-shaped의 횡격막diaphragm으로 경계가 그려지며, 횡격막이 평평하거나 역전되어 있으면 그 원인을 찾기 위해 자세히 조사해야 한다.

산전초음파상 태아 폐조직은 균질한 중등도의 에코로서, 간 에코보다 약간 높게 보인다. 기관trachea은 중앙에서 관찰되고 액체(양수)로 차 있기 때문에 무에코의 관형 구조로 보이며 아래쪽에서 좌우 기관지

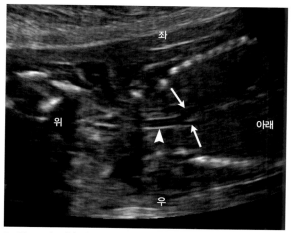

【그림 7-2】 정상 기관지의 초음파 소견 임신 20주 태아 흉부의 관상면. 주기관(화살촉)과 좌우 기관지(화살표)가 무에코의 관형 구조로 보인다.

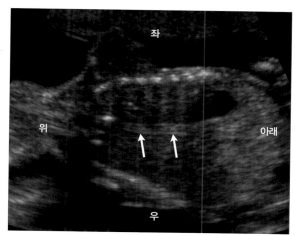

【그림 7-3】 정상 식도의 초음파 소견 임신 21주 태아 흉부의 관상면. 평행한 고에코의 선들(화살표)로 보인다.

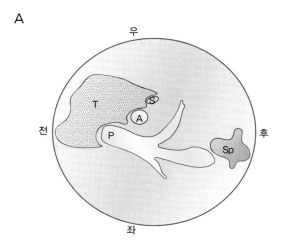

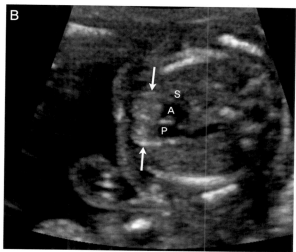

【그림 7-4】 정상 흉선의 초음파 소견 A. 흉선의 모식도(A: 상행대동맥, P: 폐동맥, S: 상대정맥, Sp: 척추, T: 흉선) B. 임신 20주 태아 흉선의 횡단면. 대혈관들 앞에 위치한 고에코의 고형 구조물(화살표 사이)이 태아 흉선이다(A: 상행대동맥, P: 폐동맥, S: 상대정맥).

로 분지되는 것을 관찰할 수 있다(그림 7-2). 태아 식도esophagus는 기관 뒤에서 평행한 고에코의 선 4줄로 관찰되며, 이 선들은 식도의 전후 벽들이 눌려서 나타난다(그림 7-3).

흉선thymus은 종격동mediastinum 앞쪽에서 관찰되는데, 임신 2기에는 균질한 고에코 구조, 임신 3기에는 저에코 구조로 관찰된다(그림 7-4).

Ⅱ 선천폐기형

1. 폐저형성증

폐저형성증은 샘꽈리acini의 수 또는 크기가 감소해 전체 폐용적이 감소하는 폐발달결손을 말한다. 발생률은 전체 출생아의 0.14%이며, 사망률은 50%가 넘는다. 폐저형성증은 일차 폐저형성증과 이차 폐저형성증으로 나뉜다. 대부분의 폐저형성증은 이차 폐저형성증으로서, 선천성 기형이나 폐 발달을 방해하는 임신 합병증 등으로 인해 생긴다(그림 7-5).

폐저형성증의 원인은 흉강thoracic cavity 내 종괴, 양수과소증oligohydramnios, 근골격계 기형, 중추신경계 기형, 흉막삼출pleural effusion, 심장기형, 복벽결손, 염색체이상 등이다. 폐용적은 흉곽 모양, 흉곽둘레, 흉곽둘레 대 복강둘레 비율 등을 측정하거나, 폐둘레, 폐길이 대 직경 비율 등을 측정해서 평가한다.

3차원 초음파와 MR영상을 이용해서 폐의 용적을 측정하거나, 도플러 초음파로 동맥관의 속도를 측정해서 폐저형성증을 진단하기도 한다.

예후는 폐저형성증의 정도에 따라 다양하며, 임상적으로 폐저형성증으로 진단된 경우에는 사망률이 매우 높다. 근원적 상황에 따라 폐저형성증의 관리방법이 다르며 출생 직후 흉강내 종괴효과mass effect를 제거하는 것이 폐의 재팽창에 기여한다.

2. 선천폐기도기형

선천폐기도기형congenital pulmonary airway malformation은 임신 5~7주에 폐간엽이 정상 기관지폐포로 분화하는 데 실패해서 생긴 과오종hamartoma으로서, 기관지폐 전장기형의 하나이다. 발생률은 25,000~35,000명 출생당 1명이며, 전체 선천성 흉부기형의 절반을 차지한다. 일측성이 80~95%이고 좌우의 분포는 비슷하다.

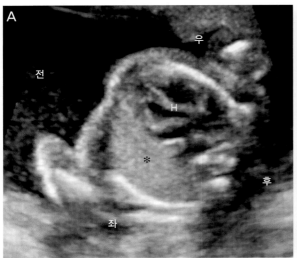
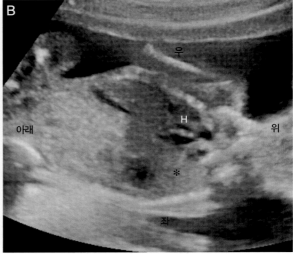

【그림 7-5】 **폐저형성증의 초음파 소견** A, B. 임신 20주 태아 흉부의 횡단면과 관상면. 왼쪽 폐(*)는 정상으로 보이나 오른쪽 폐의 에코가 보이지 않고, 심장(H)이 오른쪽으로 밀려 있다. 출생 후 언월도증후군scimitar syndrome에 의한 폐저형성증으로 확진되었다.

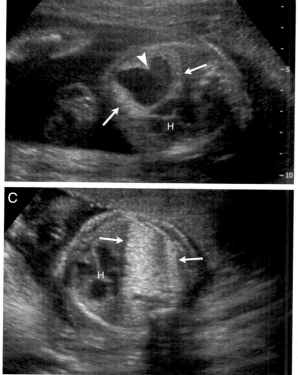
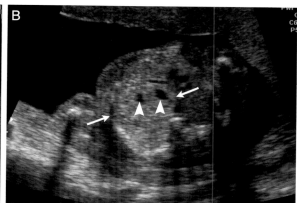

【그림 7-6】 **선천폐기도기형의 초음파 소견** A. 제1형. 큰 낭종(화살촉)을 포함한 고에코 종괴(화살표)가 오른쪽 폐 전체를 차지해 심장(H)을 왼쪽으로 밀고 있다. B. 제2형. 고에코 종괴(화살표)가 왼쪽 폐에서 관찰되며, 내부에서 낭종들(화살촉)이 보인다. C. 제3형. 고에코 종괴(화살표)가 왼쪽 폐 전체를 차지해 심장(H)을 오른쪽으로 밀고 있다.

기관기관지분지와 교통하며 폐동맥 공급과 폐정맥 유출은 정상적이지만 이상혈관공급이 있다는 보고도 있다.

선천폐기도기형은 병리학적 특성에 따라 거대낭종 *macrocyst*으로 구성된 제1형, 중간 크기의 낭종*median size cyst*으로 구성된 제2형, 미세낭종*microcyst*으로 구성된 제3형으로 분류된다(그림 7-6).

제1형은 출생 후 선천폐기도기형의 50%를 차지하며 산전초음파 소견상 다양한 크기의 다방성 낭종으로 보인다. 제2형은 2cm 미만의 낭종으로 구성되며 출생 후 선천폐기도기형의 40%를 차지한다. 제3형은 출생 후 선천폐기도기형의 10%를 차지하며, 산전초음파 소견상 균질한 고에코 종괴로 보인다.

산전에 예후는 선천폐기도기형의 형태보다 주변 장기에 미치는 종괴효과에 좌우된다. 폐종괴가 식도를 누르거나 폐종괴에서 액체가 생산되어 양수과다증

*polyhydramnios*이 생기며, 심장과 하대정맥을 압박해서 태아수종*fetal hydrops*이 동반된다.

산전에 발견된 선천폐기도기형은 임신 중에 크기가 변한다. 추적초음파상 폐종괴의 크기가 감소하거나 소실되었다는 보고들이 있지만, 폐종괴가 커질지 감소할지를 예측할 수 있는 인자가 없다. 또한 산전초음파상 폐종괴가 소실된 경우에도 출생 후 컴퓨터단층촬영*computed tomography; CT*상 이상이 발견되었다는 보고들이 있으므로 산전에 폐종괴가 발견되면 출생 후 추적검사가 필요하다.

3. 기관지폐분리증

기관지폐분리증*bronchopulmonary sequestration*은 기관기관지분지와 교통이 없고 기능이 없는 폐조직으로서 대동맥에서 혈관을 공급받는다. 기관지폐분리증은 발생학적으로 정상 폐싹의 과잉성장으로 생

각된다. 엽내폐분리증intralobar pulmonary sequestra-tion(75%)과 엽외폐분리증extralobar pulmonary seques-tration(25%)의 두 형태가 있지만 산전에 진단되는 태아의 기관지폐분리증은 거의 다 엽외폐분리증이다.

늑막 발달기 이전에 과잉폐싹이 형성되면 엽내폐분리증이 되고, 그 후에 과잉폐싹이 형성되면 엽외폐분리증이 된다. 엽내폐분리증은 정상 폐와 같은 늑막으로 싸여 있고 대동맥에서 혈액을 공급받고 폐정맥으로 배출되며 좌엽에 호발한다(60%). 엽외폐분리증은 정상 폐와 분리되어 있는 독립된 늑막으로 싸여 있고 대동맥에서 혈관을 공급받으며, 홑정맥azy-gos vein, 반홑정맥hemiazygos vein, 상대정맥superior vena cava 등을 통해 체순환으로 배출된다. 위치는 흉강 내 또는 횡격막 아래이고 대부분 왼쪽에 위치한다(80~90%). 엽외폐분리증의 발생률은 전체 선천성 흉부기형의 0.5~6.0%로 추정된다. 과거에 남아에게서 호발한다는 보고가 있었지만, 최근에는 남녀 발생비율이 비슷한 것으로 보고되고 있다.

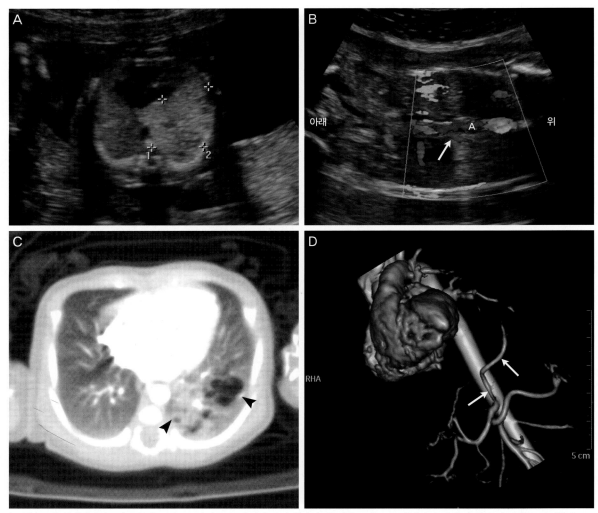

【그림 7-7】 **엽내폐분리증의 초음파 소견** A. 임신 26주 태아 흉부의 횡단면. 균질한 고에코 종괴(캘리퍼 사이)가 왼쪽 폐 전체를 차지했다. B. 같은 태아 흉부의 관상면 색도플러 초음파. 대동맥(A)에서 기시한 이상혈관(화살표)이 폐종괴 내로 공급된다. C, D. 출생 후 흉부 CT와 CT혈관조영술. 왼쪽 폐 하부에서 종괴(화살촉)와 대동맥에서 기시한 혈관(화살표)이 보인다.

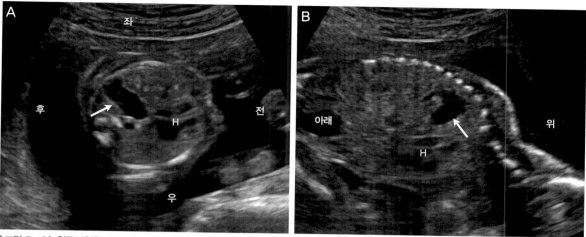

【그림 7-12】 왼쪽선천횡격막탈장의 초음파 소견 A. 임신 21주 태아 흉부의 횡단면 소견. 위장으로 판단되는 낭성 종괴(화살표)가 왼쪽 흉부에서 관찰되며, 심장(H)을 오른쪽으로 밀고 있다. B. 같은 태아 흉부의 관상면 소견. 위장으로 판단되는 낭성 종괴(화살표)가 횡격막 위쪽의 흉부에서 심장(H)과 나란히 보인다.

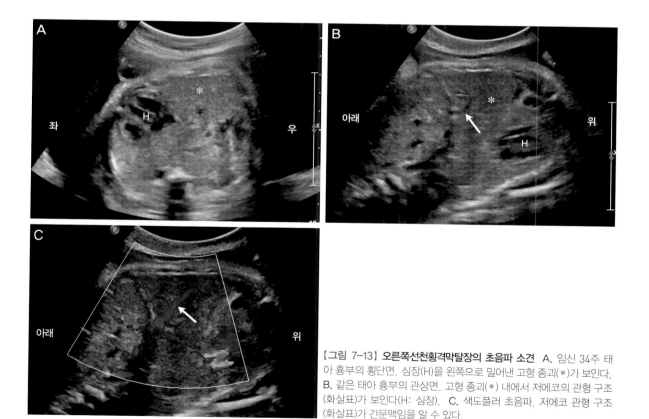

【그림 7-13】 오른쪽선천횡격막탈장의 초음파 소견 A. 임신 34주 태아 흉부의 횡단면. 심장(H)을 왼쪽으로 밀어낸 고형 종괴(*)가 보인다. B. 같은 태아 흉부의 관상면. 고형 종괴(*) 내에서 저에코의 관형 구조(화살표)가 보인다(H: 심장). C. 색도플러 초음파. 저에코 관형 구조(화살표)가 간문맥임을 알 수 있다.

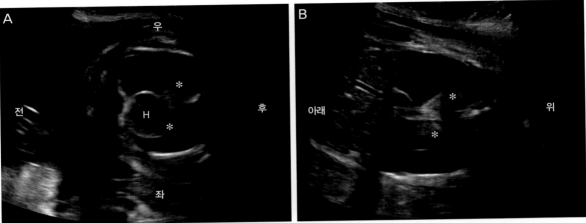

【그림 7-14】 선천성 흉수의 초음파 소견 A, B. 임신 32주 태아 흉부의 횡단면과 관상면. 양쪽 흉부에 흉수로 인한 무에코 영역이 있고, 흉수로 인해 양쪽 폐(*)가 눌려 있다(H: 심장).

견이며 낭성 흉곽종괴에서 연동운동을 관찰하면 진단에 특이적이다. 커다란 횡격막탈장이 발생하면 비장, 왼쪽 신장, 간 좌엽 등도 흉곽 내로 올라간다.

오른쪽 횡격막탈장은 흉곽 내에서 간 에코를 보면 진단할 수 있다. 간과 폐의 초음파 에코가 비슷해서 쉽게 구별하기 어려운 경우에는 저에코의 선으로 보이는 횡격막 자체를 초음파로 관찰한다. 관상면에서 간탈출을 가장 잘 볼 수 있고, 태아 담낭이나 간문맥혈관 등을 관찰하면 진단하는 데 도움이 된다(그림 7-13). 감별진단할 기형은 선천폐기도기형과 기관지폐분리증, 기관지낭종, 기형종teratoma, 신경장관낭종 등이다.

불량 예후인자는 임신 25주 이전에 발견되었을 때, 간이 흉곽에 있을 때, 반대쪽 폐 크기가 작을 때 등이다. 횡격막탈장의 25~57%가 다른 기형을 동반하며, 10~20%가 염색체이상을 동반한다. 산전에 횡격막탈장이 진단되면 임신종료, 출생 후 복구수술, 태아수술 등을 고려한다.

Ⅳ 선천성 흉수

선천성 흉수congenital hydrothorax는 부종이나 복수를 동반하거나 단독으로 온다. 흉수로 인해 폐압박이 지속되면 폐저형성증으로 발전한다. 선천성 흉수의 발생률은 15,000명 임신당 1명이며, 일측성이거나 양측성이다. 태아의 림프계와 흉관thoracic duct의 발달결손으로 생긴 유미흉chylothorax이 주원인이다.

산전초음파상 폐를 둘러싼 무에코 병변으로 관찰된다(그림 7-14). 흉수를 동반하는 기형은 선천폐기도기형, 기관지폐분리증, 선천횡격막탈장, 선천심장기형, 태아수종, 감염 등이다. 흉수의 정도에 따라 종격동을 압박해서 태아 연하작용을 방해하면 양수과다증을 초래해 조산할 위험성이 있다. 경우에 따라 흉양막단락thoracoamniotic shunt 시술을 고려할 수 있다.

참고문헌

1. Adzick NS, Harrison MR, Crombleholme TM, et al. Fetal lung lesions: management and outcome. Am J Obstet Gynecol 1998;179:884-889.

2. Barth RA. Imaging of fetal chest masses. Pediatr Radiol 2012;42:S62-S73.

3. Berman DR, Treadwell MC. Ultrasound Evaluation of the Fetal Thorax. In: Callen PW, ed. Ultrasonography in Obstetrics and Gynecology. 6th ed. Philadelphia: Elsevier, 2017, pp.346-370.

4. Epelman M1, Kreiger PA, Servaes S, et al. Current imaging of prenatally diagnosed congenital lung lesions. Semin Ultrasound CT MR 2010 31:141-57.

5. Harmath A, Csaba A, Hauzman E, et al. Congenital lung malformations in the second trimester: prenatal ultrasound diagnosis and pathologic findings. J Clin Ultrasound 2007;35:250-255.

6. Illanes A, Hunter A, Evans M, et al. Prenatal diagnosis of echogenic lung: evolution and outcome. Ultrasound Obstet Gynecol 2005;26:145-149.

7. Langston C. New concepts in the pathology of congenital lung malformations. Semin Pediatr Surg 2003;12:17-37.

8. Laudy JA, Tibboel D, Robben SG, et al. Prenatal prediction of pulmonary hypoplasia: clinical, biometric, and Doppler velocity correlates. Pediatrics 2002;109:250-258.

9. Laudy JA, Wladimiroff JW. The fetal lung 1: developmental aspects. Ultrasound Obstet Gynecol 2000;16:284-290.

10. Laudy JA, Wladimiroff JW. The fetal lung 2: pulmonary hypoplasia. Ultrasound Obstet Gynecol 2000;16:482-494.

11. Lee HJ, Song MJ, Cho JY, et al. Echogenic fetal lung masses: comparison of prenatal sonographic and postnatal CT findings. J Clin Ultrasound 2003;31:419 -424.

12. Levine D, Barnewolt CE, Mehta TS, et al. Fetal thoracic abnormalities: MR imaging. Radiology 2003;228:379-88.

13. MacGillivray TE, Harrison MR, Goldstein RB, et al. Disappearing fetal lung lesions. J Pediatr Surg 1993;28:1321-1325.

14. MacKenzie TC, Guttenberg ME, Nisenbaum HL, et al. A fetal lung lesion consisting of bronchogenic cyst, bronchopulmonary sequestration, and congenital cystic adenomatoid malformation: the missing link? Fetal Diagn Ther 2001;16:193-195.

15. Malinger G, Levine A, Rotmensch S. The fetal esophagus: anatomical and physiological ultrasonographic characterization using a high-resolution linear transducer. Ultrasound Obstet Gynecol 2004;24:500-505.

16. Pacharn P, Kline-Fath B, Calvo-Garcia M, et al. Congenital lung lesions: prenatal MRI and postnatal findings. Pediatr Radiol 2013;43:1136-1143.

17. Stocker JT, Madewell JE, Drake RM. Congenital cystic adenomatoid malformation of the lung. A classification and morphologic spectrum. Hum Pathol 1977;8:155-171.

18. Watarai F, Takahashi M, Hosoya T, et al. Congenital lung abnormalities: a pictorial review of imaging findings. Jpn J Radiol 2012;30:787-797.

태아 심장

CHAPTER 8

민지연, 유시준

산전초음파에서 태아 심장에 대한 평가는 다음과 같은 이유로 인해 매우 중요한 부분을 차지한다. 첫째, 선천심장병은 흔하게 나타나는 선천성 기형의 하나로, 중등도 이상의 선천심장병이 생존 출생아 1,000명당 6명 정도로 관찰된다. 둘째, 선천심장병은 심장 이외의 다른 장기와 염색체이상을 흔히 동반한다. 셋째, 선천심장병은 신생아와 소아의 이환율과 사망률에 중요한 영향을 미친다. 넷째, 산전초음파에 대한 체계화된 교육 프로그램의 개발에도 불구하고 선천심장병에 대한 산전진단율은 지역이나 병원 간에 차이가 크다.

I 선천심장병

1. 심초음파 술기와 표준단면도

심장은 순차적 구획분석*sequential segmental analysis*에 따라 체계적으로 검사해야 한다. 이 방법은 심장을 3개 구획*segment*(심방, 심실, 대혈관)과 2개 연결부*junction*(심방-심실연결부, 심실-대혈관연결부)로 나누어 분석하며, 다음 요소들을 단계적으로 관찰한다.

① 내장 위치와 심장 위치의 결정
② 각 구획의 형태학적 특징 확인
③ 각 구획 간의 공간적 관계 평가
④ 각 구획 간의 연결관계 평가
⑤ 각 구획의 동반 기형 평가

태아의 심장검사는 다음과 같은 표준단면도*basic standard view*를 얻어 시행한다.

① 상복부횡단면*transverse view of the upper abdomen*
② 사심방단면*four-chamber view*
③ 삼혈관단면*three-vessel view*
④ 좌심실유출로단면*left ventricular outflow tract view*
⑤ 우심실유출로단면*right ventricular outflow tract view*
⑥ 기저단축단면*basal short-axis view*
⑦ 대동맥궁단면*aortic arch view*

2. 정상 초음파 소견(표 8-1)

(1) 상복부횡단면

태아 심장검사는 태아의 자세와 방향을 파악하고 태아의 왼쪽, 오른쪽을 결정하는 것에서 시작한다. 순차적 구획분석의 첫 단계에 해당되는 장기 위치를 결정하기 위해 태아의 상복부횡단면을 얻는다(그림 8-1). 상복부횡단면은 태아의 복부둘레를 재는 단면과 같다. 간의 대엽은 우상복부에 있고, 위는 좌상복부에 있으며, 하행대동맥은 척추의 좌전방에, 하대정맥은 우측에 척추와 떨어져 좌후방에 있는 것을 확인하는 것이 중요하다.

[표 8-1] 각 초음파 단면에서 관찰해야 하는 구조

상복부횡단면
 간
 위
 복부대동맥
 하대정맥
사심방단면
 심장의 위치, 크기와 방향
 심방과 심실의 크기
 폐정맥 유입 여부
 방실판막 부착 부위와 판막의 기능
 Moderator band
 중격의 온전성
삼혈관단면
 혈관의 수, 정렬, 배열과 크기
 대동맥궁과 동맥관궁의 위치와 크기
 기관과 기관지
 폐동맥 분지
심실유출로단면
 좌우 심실유출로의 교차 여부
 좌우 심실유출로와 판막의 개방성
 중격의 온전성
기저단축단면
 폐동맥 하부 유출로
 대동맥판막의 크기
대동맥궁단면
 대동맥궁과 동맥관궁의 위치, 모양과 크기
 대동맥궁의 개방성
 대동맥궁분지

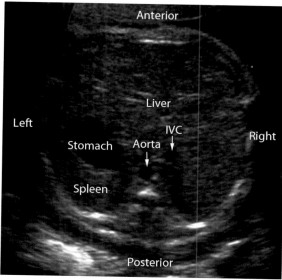

【그림 8-1】 **임신 20주 태아의 상복부횡단면** 태아의 좌우측을 파악하고, 태아의 간(Liver), 위(Stomach), 하행대동맥(Aorta)과 하대정맥(IVC)의 위치를 확인해야 한다.

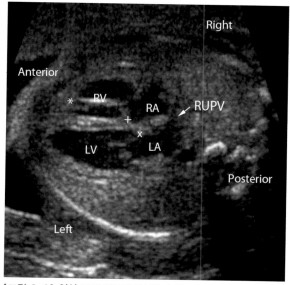

【그림 8-2】 **임신 20주 태아의 사심방단면** 삼첨판(+)이 승모판(x)보다 심첨 쪽에 부착되어 있으므로 두 점 사이가 방실중격에 해당된다. 우심실(RV) 내에 moderator band(*)가 보인다. 좌심방으로 연결된 우상폐정맥(RUPV)이 보인다(LA: 좌심방, LV: 좌심실, RA: 우심방).

(2) 사심방단면

탐촉자를 태아의 장축을 따라 머리 쪽으로 이동시키면 심장의 사심방단면을 얻을 수 있다(그림 8-2). 이 단면에서 심장은 흉곽 면적의 1/3 정도를 차지하며 심축*cardiac axis*은 왼쪽으로 45도 방향을 향한다. 임신초기와 중기에는 좌우 심방과 심실이 각각 거의 비슷한 크기로 보이지만, 임신말기가 되면 우심방과 우심실이 좌심방과 좌심실보다 약간 커진다. 4개의 방실 사이 중격은 심방중격, 방실중격, 심실중격의 세 부분으로 구성된다. 삼첨판*tricuspid valve*이 승모판

*mitral valve*보다 더 심첨*apex* 쪽으로 부착되기 때문에 방실중격은 우심방과 좌심실 사이에 위치한다. 심방중격의 중심부는 얇고 잘 움직이는 일차중격*prim-*

*um septum*이며 타원공*foramen ovale*을 통한 혈류 때문에 좌심방 쪽으로 불거져 있다. 폐정맥이 좌심방으로 연결되는 것을 관찰할 수 있으며, 색도플러*color Doppler*나 출력도플러*power Doppler*를 이용하면 혈류 평가에 도움이 된다. 우심실의 심첨부에는 moderator band라고 부르는 근육다발이 있다. 방실판막의 심첨 쪽으로 치우친 중격부착*septal attachment*과 moderator band는 우심실임을 확인하는 데에 필요한 중요한 형태적 특징이다.

(3) 삼혈관단면

탐촉자를 태아의 머리 쪽으로 더 이동시키면 주폐동맥*main pulmonary artery*, 상행대동맥*ascending aorta*, 상대정맥*superior vena cava*이 보이는 삼혈관단면을 얻을 수 있다(그림 8-3). 3개의 혈관이 종격동*mediastinum*의 좌전방으로부터 우후방을 향해 일직선상에 위치하며 혈관의 크기는 주폐동맥, 상행대동맥, 상대정맥의 순으로 점차 작아진다. 탐촉자를 조금씩 움직이면서 좌우 폐동맥과 동맥관궁*ductal arch*, 대동맥궁을 관찰할 수 있다. 동맥관궁과 대동맥궁은 V자모양으로 합쳐져 하행대동맥*descending aorta*이 된다. 기관과 주기관지도 삼혈관단면에서 확인할 수 있다.

(4) 심실유출로단면

심실유출로단면을 얻는 방법은 다음과 같다. 사심방단면으로 되돌아가서 탐촉자를 초음파빔이 심실중격과 수직으로 놓일 때까지 태아의 흉곽 주위로 이동시킨다. 이 상태에서 심실중격은 화면에 수평으로 놓이게 된다. 탐촉자를 심첨을 향해 20~30도 정도 시계방향이나 반시계방향으로 돌리면 좌심실유출로를 얻을 수 있다(그림 8-4). 여기서 태아의 머리 쪽을 향해 탐촉자를 약간 상방으로 이동하면 우심실유출로를 얻을 수 있다(그림 8-5). 이 방법을 이용하면 2개의 심실유출로가 서로 교차하는 모습을 쉽게 확인할 수 있다.

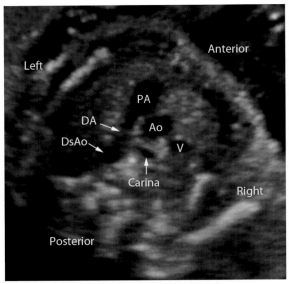

【그림 8-3】 **임신 20주 태아의 삼혈관단면** 주폐동맥(PA), 상행대동맥(Ao), 상대정맥(V)이 좌전방에서 우후방을 향해 나란히 배열되어 있으며, 주폐동맥, 상행대동맥, 상대정맥의 순으로 크기가 점차 작아진다(DA: 동맥관, DsAo: 하행대동맥).

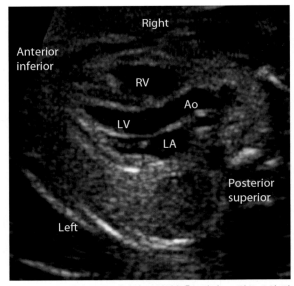

【그림 8-4】 **임신 20주 태아의 좌심실유출로단면** 그림 8-2와 같이 사심방단면에서 심실중격을 화면에 수평으로 놓이게 하고 탐촉자를 심첨을 향해 조금 돌리면 좌심실유출로단면을 얻기 쉽다. 좌심실(LV)로부터 대동맥(Ao)이 기시하며 내부로 대동맥판막이 보인다(LA: 좌심방, RV: 우심실).

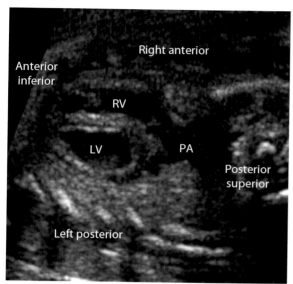

【그림 8-5】임신 20주 태아의 우심실유출로단면 그림 8-4와 같은 좌심실유출로단면에서 탐촉자를 태아의 두부를 향해 조금 옮기면 우심실유출로단면을 얻을 수 있다. 우심실(RV)로부터 주폐동맥(PA)이 기시하며 내부에서 폐동맥판막이 보인다(LV: 좌심실).

(5) 기저단축단면

기저단축단면은 얻기가 어려운 편이다. 이 단면은 간의 우엽과 왼쪽 어깨를 통과하는 사상면*oblique view*이

며 대동맥판막의 횡단면이 우심방, 우심실, 주폐동맥과 우폐동맥으로 둘러싸여 있다(그림 8-6).

(6) 대동맥궁단면

대동맥궁단면은 삼혈관단면에서 얻을 수 있다. 상행대동맥의 단면과 하행대동맥의 단면이 앞뒤로 배열되도록 탐촉자의 위치를 조정한 후 이 상태에서 탐촉자를 시계방향이나 반시계방향으로 90도 회전하면 지팡이사탕*candy cane* 모양의 대동맥궁단면을 얻을 수 있다(그림 8-7). 상행대동맥이 좌우 심방 사이의 심장 중심부에서 기시하고 우무명동맥*innominate artery*, 좌총경동맥*left common carotid artery*, 좌쇄골하동맥 *left subclavian artery*이 대동맥궁에서 분지하는 소견을 관찰할 수 있다. 주폐동맥과 하행대동맥의 단면이 앞뒤로 배열되게 한 후 같은 방법으로 탐촉자를 회전하면 하키채*hockey stick* 모양의 동맥관궁단면을 얻을 수 있다(그림 8-8). 동맥관궁은 전흉벽 바로 뒤에서 기시하며 동맥관을 통해 하행대동맥으로 연결된다.

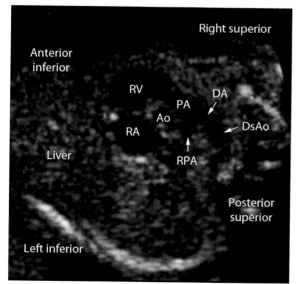

【그림 8-6】임신 20주 태아의 기저단축단면 대동맥판막의 횡단면 (Ao)이 우심방(RA), 우심실(RV), 주폐동맥(PA)과 우폐동맥(RPA)으로 둘러싸인 소견이 보인다(DA: 동맥관, DsAo: 하행대동맥).

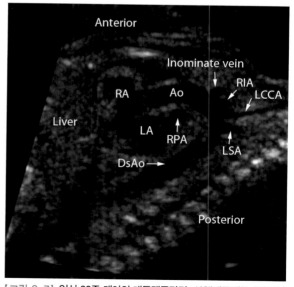

【그림 8-7】임신 20주 태아의 대동맥궁단면 상행대동맥(Ao)으로부터 우무명동맥(RIA), 좌총경동맥(LCCA), 좌쇄골하동맥(LSA)이 분지하고 하행대동맥(DsAo)으로 주행하는 소견이 보인다(LA: 좌심방, RA: 우심방, RPA: 우폐동맥).

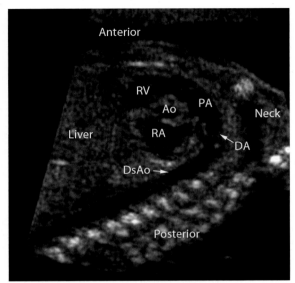

【그림 8-8】 임신 20주 태아의 동맥관궁단면 주폐동맥(PA)이 동맥관(DA)을 통해 하행대동맥(DsAo)으로 연결되는 소견이 보인다(Ao: 대동맥, RA: 우심방, RV: 우심실).

3. 비정상 초음파 소견

(1) 상복부횡단면

상복부횡단면은 장기의 위치visceral situs에 관해 가장 중요한 정보를 준다(표 8-2). 장기의 위치이상은 선천심장병을 시사하는 중요한 전조증상이다. 장기 위치는 정상이지만 우심증dextrocardia이 있는 경우 90% 이상에서 선천심장병이 동반된다.

　장기의 위치라는 용어는 신체의 중심선 또는 시상면에 대해 신체장기가 배열된 형식을 의미하며, 정상위situs solitus, 역위situs inversus, 헤테로택시hetero-taxy의 3가지로 분류된다.

　정상위에서 간은 오른쪽, 위는 왼쪽에 있다(그림 8-1). 비장이 위장의 후측면 벽을 따라 낫모양의 구조로 관찰되기도 한다. 복부대동맥은 척추의 왼쪽 전면에 위치한다. 하대정맥은 좀더 오른쪽 전면에 위치한다. 역위는 이러한 좌우 관계가 거울상mirror-image으로 뒤집혀 있는 것을 말한다.

　헤테로택시는 정상위나 역위와 달리 장기배열의 규칙을 완전히 벗어나 쌍을 이루지 않는 장기들이 혼란스럽게 배열되어 있고, 폐와 기관지같이 쌍을 이루는

[표 8-2] **상복부횡단면에서 관찰되는 비정상 초음파 소견**

비정상 초음파 소견	의미
우측 위	비정상적인 장기의 위치
정상과 거울상으로 보이는 간, 위장, 대동맥, 하대정맥	역위
횡행간	우이성체현상 또는 좌이성체현상
대동맥과 하대정맥이 척추의 같은 쪽에 위치	우이성체현상
하대정맥 단절	좌이성체현상(75~90%)
다비장증	대부분 좌이성체현상
무비장증	대부분 우이성체현상

장기가 비정상적으로 좌우 대칭을 보이며, 대개 무비장증asplenia 또는 다비장증polysplenia을 동반한다. 무비장증을 동반한 대부분의 헤테로택시는 장기의 양쪽이 모두 오른쪽을 닮은 우이성체현상right isomerism이고(그림 8-9), 다비장증을 동반한 대부분의 헤테로택시는 장기 양쪽이 모두 왼쪽을 닮은 좌이성체현상left isomerism이다(그림 8-10). 무비장증이 있는 헤테로택시의 경우 거의 모든 환자에서 심한 선천심장병이 동반되고, 다비장증이 있는 헤테로택시도 선천심장병이 흔하지만 심한 정도에 따라 우연히 발견되기도 한다. 장기의 위치를 결정할 때에 위의 위치에만 전적으로 의존하면 위가 좌우의 어느 쪽에나 위치할 수 있는 헤테로택시의 진단을 놓칠 수 있다.

(2) 사심방단면

사심방단면은 태아에서 선천심장병을 50~60% 정도 선별해낼 수 있는 중요한 단면이다. 이 단면은 흉곽내 심장의 위치, 전체적인 심장 크기, 각 방실의 크기, 폐정맥과 심방의 연결, 심실의 형태적 특징, 방실 연결의 형태, 심방중격과 심실중격의 온전성 등을 관찰할 수 있다.

1) 위치이상

심장의 위치는 심첨이 어느 쪽으로 향하느냐에 따라 좌심증levocardia, 우심증, 정중심장mesocardia으로 분

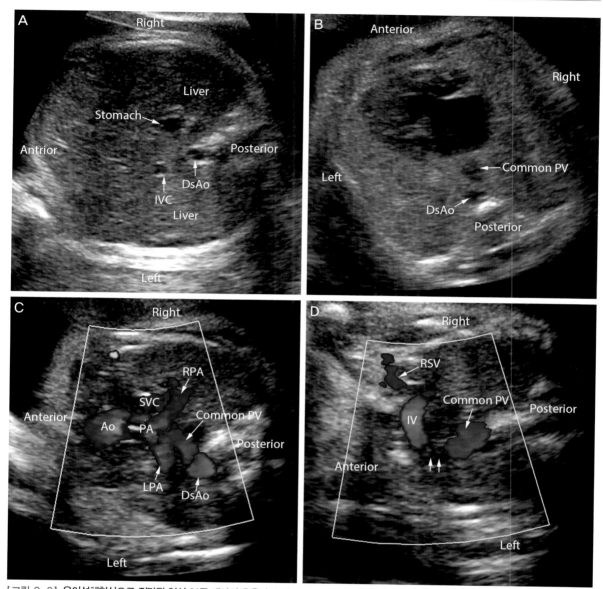

【그림 8-9】 우이성체현상으로 진단된 임신 21주 태아의 초음파 소견 A. 상복부횡단면에서 태아의 위(Stomach)가 정상보다 중앙에 위치하며 횡행간(Liver)이 좌우측으로 넓게 자리잡아 정상에서는 비장이 있어야 할 위의 뒷부분까지 간이 둘러싸고 있다. 하행대동맥(DsAo)과 하대정맥(IVC)이 모두 정중선의 왼쪽에서 보인다. B. 사심방단면에서 큰 방실중격결손을 보이는 심장이 보이고 그 뒤로 둥근 에코가 없는 부위가 보인다. 이곳으로 모든 폐정맥들이 합류(Common PV)하여 무명정맥으로 연결되는 것을 다른 평면에서 확인하였다. C. 삼혈관단면 색도플러 상에서 폐정맥 합류가 대칭형으로 분지한 좌우폐동맥(LPA, RPA) 뒤에서 보이고 혈류 방향은 하행대동맥(DsAo)과 반대방향이다(Ao: 대동맥, PA: 폐동맥, SVC: 상대정맥). D. 삼혈관단면의 위쪽에서 얻은 색도플러상에서 폐정맥 합류가 좁아지고(두 화살표) 무명정맥(IV)에 연결된다 (RSV: 우쇄골하정맥).

류된다. 심장의 위치이상은 정상위에서 보이는 좌심증을 제외한 모든 경우에 해당된다. 즉 심장의 위치이상이라 함은 신체장기와 관련해 심장의 위치가 적합한지를 나타내는 용어이다. 심축이 정상보다 더 왼

쪽을 향한 경우는 팔로네증후*tetralogy of Fallot*(그림 8-11), 동맥간*truncus arteriosus* 또는 엡스타인기형 *Ebstein anomaly*, 좌심형성부전증후군*hypoplastic left heart syndrome* 등과 같이 우심비대나 확장을 보이는

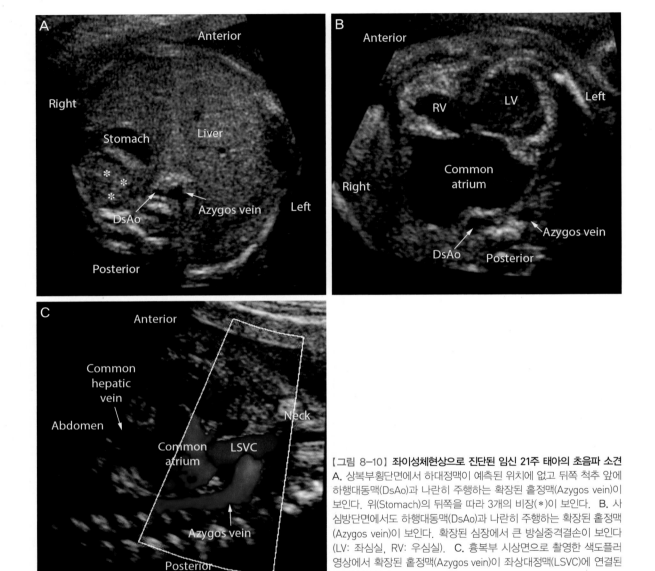

【그림 8-10】 **좌이성체현상으로 진단된 임신 21주 태아의 초음파 소견**
A. 상복부횡단면에서 하대정맥이 예측된 위치에 없고 뒤쪽 척추 앞에 하행대동맥(DsAo)과 나란히 주행하는 확장된 홀정맥(Azygos vein)이 보인다. 위(Stomach)의 뒤쪽을 따라 3개의 비장(*)이 보인다. B. 사심방단면에서도 하행대동맥(DsAo)과 나란히 주행하는 확장된 홀정맥(Azygos vein)이 보인다. 확장된 심장에서 큰 방실중격결손이 보인다 (LV: 좌심실, RV: 우심실). C. 흉복부 시상면으로 촬영한 색도플러 영상에서 확장된 홀정맥(Azygos vein)이 좌상대정맥(LSVC)에 연결된 소견이 보인다.

경우이다. 반대로 심축이 정상보다 오른쪽으로 향한 경우는 선천성 수정대혈관전위congenitally corrected transposition of the great arteries 또는 심방심실연결불일치discordant atrioventricular(AV) connection를 동반한 양방좌심연결double inlet left ventricle 등이다.

2) 연결이상

각 심방, 심실의 위치와 심방-심실 간의 상호 연결 관계가 정상인가를 확인하는 것이 중요하다. 심방-심실 간의 상호 연결관계는 양심실성biventricular과 단심실성univentricular으로 나눌 수 있다. 양심실성은 좌우 방실연결이 일치concordant된 경우와 좌우 방실연결이 불일치discordant된 경우로 세분된다(그림 8-12). 단심실성은 두 심방이 하나의 심실로 연결된 경우(양방단실연결double inlet)와 한쪽 방실연결이 없는 경우absent AV connection로 나눌 수 있다(그림 8-13).

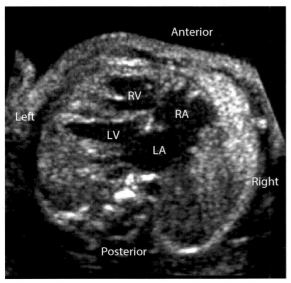

【그림 8-11】 팔로네증후로 진단된 임신 21주 태아의 심초음파 소견 사심방단면에서 심축이 정상보다 왼쪽을 향해 있다(LA: 좌심방, LV: 좌심실, RA: 우심방, RV: 우심실).

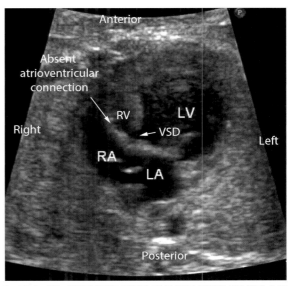

【그림 8-13】 삼첨판폐쇄로 진단된 임신 21주 태아의 심초음파 소견 사심방단면에서 좌심방(LA)은 확장된 좌심실(LV)과 연결되어 있지만 우심방(RA)과 우심실(RV) 사이는 근육층으로 분리되어 있다. 심실중격결손(VSD)이 동반되어 있다.

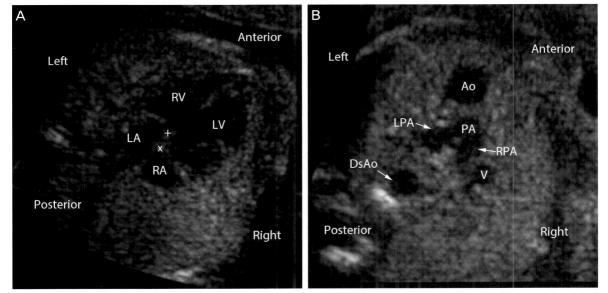

【그림 8-12】 수정대혈관전위로 진단된 임신 24주 태아의 심초음파 소견 A. 사심방단면에서 좌측에 위치한 방실판막의 부착부위(+)가 우측에 위치한 방실판막의 부착부위(x)에 비해 심첨 쪽으로 치우쳐 심실의 위치가 바뀌었음을 알 수 있다(LA: 좌심방, LV: 좌심실, RA: 우심방, RV: 우심실). B. 삼혈관단면에서 주폐동맥(PA)과 상행대동맥(Ao)의 위치가 뒤바뀐 혈관배열 이상 소견을 보인다(DsAo: 하행대동맥, LPA: 좌폐동맥, RPA: 우폐동맥, V: 상대정맥).

3) 심실불균형

장기 위치, 심방-심실연결, 심실-대혈관연결이 모두 정상인 태아에서 방실 크기가 비대칭인 심실불균형ventricular disproportion이 흔히 관찰된다. 우심방과 우심실이 확장된 경우(우심우세right-sided dominance)가 흔하며, 이곳을 통과하는 혈액량이 증가하거나, 오른쪽 판막의 역류가 있거나, 우심부전right-sided heart failure이 있음을 의미한다(표 8-3)(그림 8-14). 우심우세가 발견되면 대동맥궁 발육부전hypoplasia이나 축착coarctation이 동반되거나 후에 발전할 수 있기 때

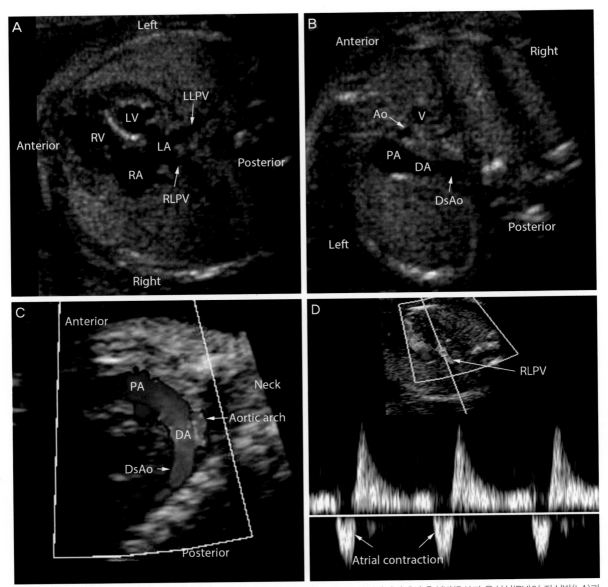

【그림 8-14】 **좌심형성부전증후군으로 진단된 임신 21주 태아의 심초음파 소견** A. 사심방단면에서 우심방(RA)과 우심실(RV)이 좌심방(LA)과 좌심실(LV)에 비해 큰 우측우세 소견을 보인다. 좌심실의 내면은 강한 에코로 둘러싸여 심내막탄력섬유증endocardial fibroelastosis 소견을 보인다. 좌우하폐정맥(LLPV, RLPV)이 좌심방 고혈압으로 확장되었다. B. 삼혈관단면에서 대동맥(Ao)의 크기가 상대정맥(V)보다 현저히 작다 (DA: 동맥관, DsAo: 하행대동맥, PA: 주폐동맥). C. 동맥관궁단면 색도플러상에 확장된 동맥관(DA) 위로 작은 대동맥궁의 혈류가 반대방향으로 주행하고 있다. D. 폐정맥의 도플러검사에서 심방수축에 의한 역류가 현저히 증가해 타원공을 통한 심방 간 좌우션트left-to-right shunt가 잘 이루어지지 않는 것을 알 수 있다.

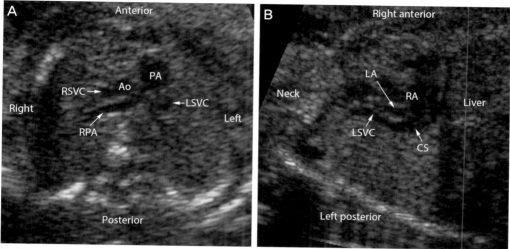

【그림 8-19】 지속성 좌상대정맥으로 진단된 임신 20주 태아의 심초음파 소견 A. 삼혈관단면에서 주폐동맥의 왼쪽에 좌상대정맥(LSVC)이 관찰되어 총 4개의 혈관이 보인다(Ao: 상행대동맥, PA: 주폐동맥, RPA: 우폐동맥, RSVC: 우상대정맥). B. 경사진 시상면에서 관상정맥동(CS)으로 연결되는 좌상대정맥이 보인다(LA: 좌심방, RA: 우심방).

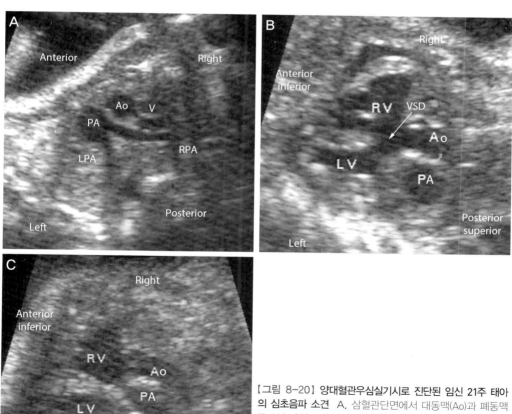

【그림 8-20】 양대혈관우심실기시로 진단된 임신 21주 태아의 심초음파 소견 A. 삼혈관단면에서 대동맥(Ao)과 폐동맥(PA)이 나란히 위치해 세 혈관의 정렬이 깨어져 있다(LPA: 좌폐동맥, RPA: 우폐동맥, V: 상대정맥). B. 좌심실유출로단면에서 심실중격결손(VSD)을 통하여 대동맥(Ao)이 기승 *overriding*하여 주로 우심실(RV)에서 기시한다(LV: 좌심실). C. 우심실유출로단면에 폐동맥과 대동맥이 모두 우심실로부터 기시한다.

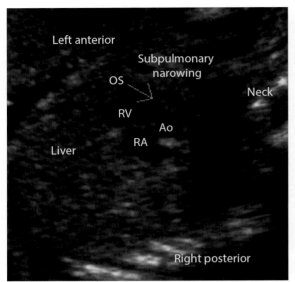

【그림 8-21】 팔로네증후로 진단된 임신 21주 태아의 심초음파 소견 기저단축단면에서 전상방 편위를 보이는 유출부 중격(OS)이 보인다 (Ao: 대동맥, RA: 우심방, RV: 우심실).

(5) 기저단축단면

기저단축단면은 팔로네증후를 확진하는 데 중요한 의미가 있다. 팔로네증후의 핵심은 유출부 중격의 좌전 상방편위*leftward anterior superior deviation or malalignment*이며, 이것이 폐동맥하유출로의 협착과 유출부 심실중격결손의 형태를 만든다(그림 8-21).

(6) 대동맥궁단면과 동맥관궁단면

대동맥궁단면은 대동맥궁의 협착성 질환을 진단하는 데 유용하다. 대동맥궁협착성 질환은 상행대동맥이 하행대동맥보다 작을 때 의심할 수 있으며 이러한 소견은 삼혈관단면에서도 관찰된다(그림 8-22). 태아에

【그림 8-22】 대동맥축착으로 진단된 임신 25주 태아의 심초음파 소견 A. 사심방단면 색도플러상에서 우심방(RA)과 우심실(RV)이 좌심방(LA)과 좌심실(LV)에 비해 큰 정형적 우측우세의 소견을 보인다. 타원공(PFO)을 통한 좌우션트가 동반되어 좌측 심장을 통한 혈류가 감소되었음을 확인할 수 있다. B. 삼혈관단면에서 대동맥(Ao)의 크기가 상대정맥(V)보다 약간 작고 하행대동맥(DsAo)보다 작다(DA: 동맥관, PA: 주폐동맥, V: 상대정맥). C. 대동맥궁단면에서 좌쇄골하동맥(LSA)의 기시 전후의 대동맥궁이 좁고 하행대동맥(DsAo)과의 이행부가 함몰되었다(Posterior shelf).

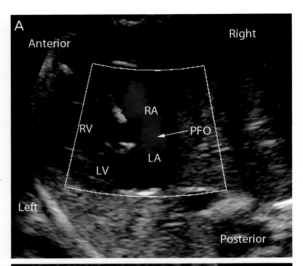

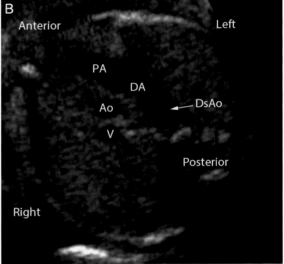

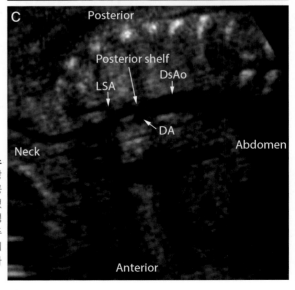

서 명확한 대동맥축착coarctation of aorta은 대개 심장 내부에 좌심협착성 질환이 있을 때 나타난다. 동반된 기형이 없는 대동맥축착은 하행대동맥 후벽에 뚜렷한 함입indentation을 보이는 경우가 드물다. 또한 대동맥궁의 협착성 질환은 대동맥궁과 동맥관궁이 합류되는 단면을 보면 의심할 수 있다. 이 단면에서 대동맥궁이 동맥관궁보다 뚜렷하게 작다면 대동맥궁의 관모양저형성tubular hypoplasia을 의심해야 한다. 전술한 대로 우심우세가 발견되면 대동맥궁 저형성hypoplasia이나 축착coarctation이 동반되거나 후에 발전할 수 있기 때문에 조심스럽게 추적관찰을 해야 한다. 대동맥궁단절interruption of aorta이 있는 경우에는 대동맥이 궁을 형성하지 않고 마지막 분지로 직접 연결되는 양상을 띤다.

II 심장종양

일차성 심장종양cardiac tumor은 태아나 신생아에서

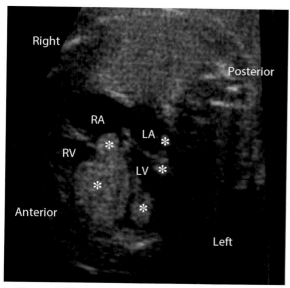

【그림 8-23】 횡문근종으로 진단된 임신 25주 태아의 심초음파 소견
사심방단면에서 여러 개의 크고 작은 종양들(*)이 보인다. 출생 후 결절성경화증으로 확진되었다(LA: 좌심방, LV: 좌심실, RA: 우심방, RV: 우심실).

흔히 관찰되지는 않는다. 태아에서 발견되는 심장종양의 50~90%는 횡문근종rhabdomyoma이다. 드물게 섬유종fibroma, 기형종teratoma, 혈관종hemangioma, 지방종lipoma, 점액종myxoma도 관찰된다. 횡문근종의 50~80%에서 결절성경화증tuberous sclerosis이 진단되며, 결절성경화증의 50% 이상에서 심장에 횡문근종이 나타난다. 태아에서는 주로 균일한 여러 개의 고에코를 보이는 둥근 덩어리로 발견된다(그림 8-23). 종양은 임신중기 초에 나타나서 임신말기 초까지 커지다가 임신말기와 출생 후 첫 2~3년 내에 퇴화되는 경향을 보인다.

　심장종양의 예후는 종양의 위치와 크기에 좌우된다. 심장내 혈류의 협착, 역류를 동반한 판막기능 변화, 부정맥arrhythmia, 다량의 심막삼출, 태아수종fetal hydrops이 있는 경우에는 예후가 나쁘다.

III 심장리듬

임신초기 심박동수는 임신 8주에 분당 최고 175±20회가 될 때까지 급격히 증가한다. 이후로는 점차 감소해서 임신 20주에 분당 140±20회, 임신말기에는 130±20회가 된다.

1. 심장리듬을 평가하는 초음파 기법
(1) M모드 심초음파검사

M모드 초음파빔이 심방과 심실 벽을 동시에 통과하도록 위치시켜서 수축기 심방과 심실 벽의 움직임을 순차적으로 기록한다(그림 8-24). 심방수축기와 심실수축기의 시작과 최고점을 구분하기 어렵기 때문에 심방수축기와 심실수축기 간의 시간간격을 정확하게 측정하기 어렵다는 단점이 있다.

(2) 간헐파형도플러

간헐파형도플러pulsed wave Doppler는 M모드에 비해

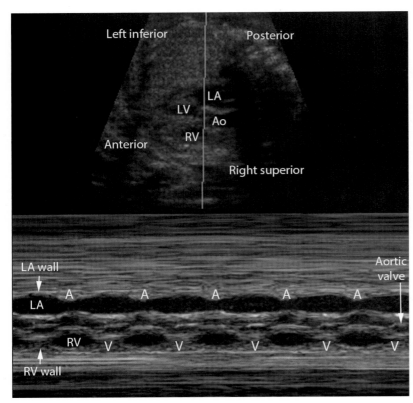

【그림 8-24】 임신 20주 태아의 정상 M모드 심초음파 소견 A: 심방수축, V: 심실수축 (LA: 좌심방, LV: 좌심실, RA: 우심방, RV: 우심실)

심방과 심실의 수축기를 나타내는 도플러 파형이 좀 더 명확하게 나타난다. 도플러 커서를 상대정맥과 상행대동맥에 위치시키면 두 혈관의 혈류속도를 동시에 기록할 수 있다(상대정맥 도플러와 대동맥 도플러). 상대정맥에서 나타나는 역행성 혈류의 시작은 심방수축의 시작을 의미하고, 대동맥에서 나가는 혈류의 시작은 심실수축의 시작을 의미한다.

좌심실유출로단면에서 승모판 전엽에 커서를 위치시키면(그림 8-25) 승모판과 좌심실유출로를 통과하는 혈류를 동시에 얻을 수 있다(유입로 도플러와 유출로 도플러). 승모판혈류에서 A파의 시작이 심방수축의 시작을 의미하고, 좌심실유출로를 통과하는 혈류의 시작은 심실수축의 시작을 의미한다.

2. 비정상 심장리듬

태아 부정맥은 전체 임신의 약 2%에서 나타나며, ① 불규칙한 리듬, ② 비정상적으로 빠르거나 느린 심박동수, ③ 비정상적인 심박동수와 불규칙한 리듬의 조합으로 나타난다(표 8-5). 일시적 또는 지속적으로 나타나는 불규칙한 리듬은 대부분 조기기외수축*premature extracontraction*에 의한 것으로 가장 흔히 관찰된다(그림 8-26). 덜 흔하지만 생명을 위협하는 경우로 일시적 또는 지속적인 빈맥*tachycardia*(분당 180회 이상) 또는 서맥*bradycardia*(분당 100회 이하)이 있다. 지속적인 서맥의 원인은 주로 완전방실차단*complete atrioventricular block*, 동성서맥*sinus bradycardia*, 심방성 이단맥*atrial bigeminy*이다. 완전방실차단은 전신홍반루푸스*systemic lupus erythematosus* 또는 쇼그렌증후군*Sjögren syndrome*에서 발견되는 anti-Ro/SSA, anti-La/SSB 자가항체가 태반을 통과해서 일으킬 수 있다. 좌이성체현상이나 수정대혈관전위에도 완전방실차단이 드물지 않게 동반된다(그림 8-27). 상실성 빈맥supraventricular tachycardia, 심방조동atrial flutter, 동성빈맥sinus tachycardia은 태아 빈맥의 주요 원인이다. 초음파검사는 부정맥의 기전, 심장기능에 대한 영향, 동반된 심장기형이나 종양을 발견하기 위해 반드시 필요하다.

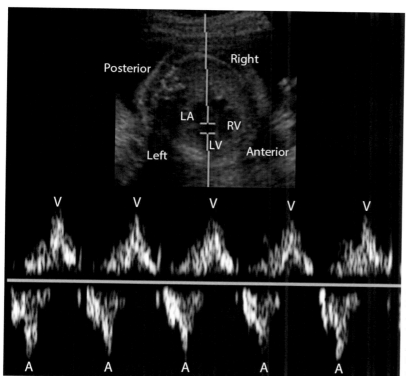

【그림 8-25】 **임신 21주 태아의 정상 간헐 파형도플러 소견** 심방수축(A)은 방실 판막을 통한 혈류의 M자 모양 이상성biphasic 파형으로 관찰되고, 심실수축(V)은 좌심 유출로를 통한 일상성single phasic monophasic 파형으로 관찰된다(LA: 좌심방, LV: 좌심실, RV: 우심실).

[표 8-5] **태아 부정맥의 기전, 빈도와 산과 의사에게 권장되는 치료방법**

부정맥	빈도	치료	예후
경증 부정맥	90%		
조기심방수축	매우 흔함	매주 심박동수 확인	1%에서 상실성 빈맥 발생
조기심실수축	드묾	매주 심박동수 확인	심실성 빈맥이 드물게 발생
짧은 동성빈맥/서맥	흔함	없음	매우 좋음
중증 부정맥	10%		
완전방실차단	35%	3차 진료기관으로 이송	회복 불가
			생존율: 단독 > 90%, 좌이성체현상 < 10%
상실성 빈맥	40%	3차 진료기관으로 이송	가끔 출생 후 회복
			생존율: 태아수종 (−) > 96%, (+) 65~75%
심방조동	10~15%	3차 진료기관으로 이송	출생 후 회복
			생존율: > 90%
심실빈맥	드묾	3차 진료기관으로 이송	다양함

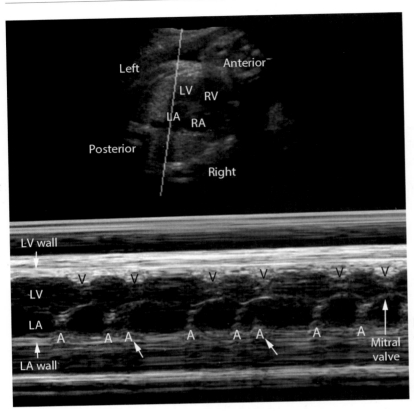

【그림 8-26】 조기심방수축으로 진단된 임신 22주 태아의 M모드 심초음파 소견 조기심방수축(화살표)이 정상 심방수축(A)에 너무 근접하여 심실수축(V)을 유발하지 못하고 있다(LA: 좌심방, LV: 좌심실, RA: 우심방, RV: 우심실).

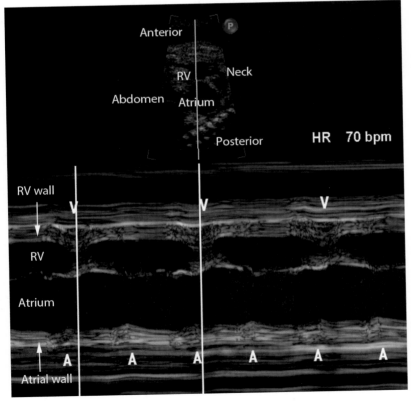

【그림 8-27】 좌이성체현상으로 진단된 임신 21주 태아의 완전방실차단 M모드 심초음파 소견 심실의 서맥이 보이고, 심방(A)과 심실(V)의 수축이 완전히 별개로 이루어졌다(RV: 우심실)

참고문헌

1. 박인숙. 선천성 심장병. 제2판. 서울: 고려의학, 2008.

2. Allan L. Technique of fetal echocardiography. Pediatr Cardiol 2004;25:223-233.

3. Allan L, Hornberger L, Sharland G. Textbook of Fetal Cardiology. 1st ed. London: Greenwich Medical Media Limited, 2000.

4. Cook AC, Yates RW, Anderson RH. Normal and abnormal fetal cardiac anatomy. Prenat Diagn 2004;24:1032-1048.

5. Devore GR. Three-dimensional and four-dimensional fetal echocardiography: a new frontier. Curr Opin Pediatr 2005;17: 592-604.

6. Hornberger LK, Sahn DJ. Rhythm abnormalities of the fetus. Heart 2007;93:1294-1300.

7. International Society of Ultrasound in Obsterics & Gynecology. Cardiac screening examination of thr fetus: guidelines for performing the 'basic' and 'extended basic' cardiac scan. Ultrasound Obstet Gynecol 2006;27:107-113.

8. Moon MH, Cho JY, Park EJ, et al. Three-vessel view of the fetal heart: in utero development of the great vessels. Prenat Diagn 2007;27:158-163.

9. Trines J, Hornberger L. Evolution of heart disease in utero. Pediatr Cardiol 2004;25:287-298.

10. Yoo SJ, Jaeggi E. Ultrasound evaluation of the fetal heart. In: Callen PW, ed. Ultrasonography in Obstetrics and Gynecology. 5th ed. Philadelphia: WB Saunders, 2007, pp.511-586.

11. Yoo SJ, Lee YH, Cho KS. Abnormal three-vessel view on sonography: a clue to the diagnosis of congenital heart disease in the fetus. AJR Am J Roentgenol 1999;172:825-830.

12. Yoo SJ, Lee YH, Cho KS, et al. Sequential segmental approach to fetal heart disease. Cardiol Young 1999;9:430-444.

태아 복부

CHAPTER 9

이범하

Ⅰ 발생학

태생 4주에 배아의 전장foregut과 후장hindgut은 각각 끝이 막힌 형태로 생성되며 중장midgut은 난황yolk sac과 연결되어 있다. 대부분의 원시장관primitive gut tube은 내배엽endoderm에서 발생하지만 입 부분과 항문 쪽의 일부는 외배엽ectoderm이 안쪽으로 자라 들어와 연결된다.

태생 5주에 전장은 각각 식도, 위stomach, 십이지장duodenum으로 분화되며 중장은 십이지장의 하부, 공장jejunum, 회장ileum 그리고 상행결장과 일부 횡행결장을 형성한다. 중장에서 발생한 기관들은 상장간막동맥superior mesenteric artery에서 혈액을 공급받는다. 회장이 길어짐에 따라 복강 밖으로 장이 탈출하게 되며 임신 10주경에 복강 내로 되돌아간다(생리적 탈장physiologic hernia). 이 과정에서 태아의 중장은 제대 내에 있는 상태에서 반시계방향으로 90도 회전하고 복강 내로 되돌아가며 반시계방향으로 180도 회전한다.

태아 소화관은 임신 2기에 연동운동을 시작하며 이 시기에는 양방향성이지만, 임신 3기에는 식도에서 항문까지 일방성 연동운동을 하게 된다. 간과 췌장은 분비선조직으로 내배엽에서 발생한다.

Ⅱ 정상 태아 복부의 초음파 소견

1. 임신초기

임신초기는 태아의 생리적 탈장이 일어나는 시기로, 임신 8주부터 복벽을 통한 탈장이 보이기 시작하며 9주 이후에는 뚜렷하게 관찰된다(그림 9-1). 생리적 탈장은 임신 11주까지는 소실되어야 하며 7mm를 넘지 않아야 한다. 임신 12주 이후까지 남아 있는 전복벽의 종괴나 7mm 이상의 종괴가 있는 경우에는 배꼽내장탈장omphalocele이나 배벽갈림증gastroschisis의 가능성을 고려해야 한다. 임신초기에는 소장과 대장을 구분할 수 없으며, 태아의 위는 임신 11주 이후에 초음파에서 관찰할 수 있다.

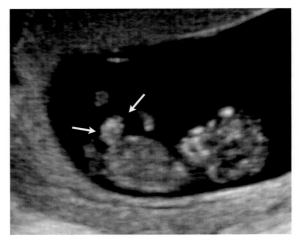

【그림 9-1】 생리적 탈장의 초음파 소견 임신 10주 태아의 초음파에서 약 6.5mm의 생리적 탈장이 복벽에 붙어 있다(화살표).

2. 임신중기와 말기

임신 14주 이후에는 위장, 담낭*gallbladder* 등이 내강이 빈 주머니 형태로 구분되며 태아의 간과 간 주변, 간 내부의 혈관들도 관찰할 수 있게 된다. 이 시기에 태아의 위장 위치, 간문맥*hepatic portal vein*과 제대정맥*umbilical vein*의 배열, 제대정맥과 담낭의 위치관계 등을 확인하는 것이 태위*situs*와 우제대정맥지속*persistent right umbilical vein* 등의 발생이상을 진단하는 데 필요하다.

정상 태아에서 좌상복부에 위장이 있고 우상복부에는 간이 저에코로 보이며 좌문맥*left portal vein*과 제대정맥이 연결되어 보이는 횡단면에서 복부둘레*abdominal circumference*를 측정한다(그림 9-2). 이때 양쪽 늑골이 대칭으로 보여야 횡단면이 정확하게 얻어졌다고 볼 수 있다. 복부둘레를 측정할 때는 바깥쪽 피부까지 측정해야 하며, 태아수종*fetal hydrops*이나 복수*ascites*가 있는 경우에는 태아의 다른 부분에 비해 복부둘레만 증가하므로 임신주수 평가에서 복부둘레를 제외해야 정확한 임신주수를 얻을 수 있다.

Ⅲ 위장관계의 이상

1. 식도

정상적인 태아의 식도는 초음파상 2~4개의 고에코선으로 보인다(그림 9-3). 시상면*sagittal plane*이나 관상면*coronal view*에서 이러한 식도를 관찰하기 좋으며 인두*pharynx*에서 위까지 연결되어 보인다.

(1) 식도폐쇄증

식도폐쇄증*esophageal atresia*은 태아 5,500~6,000명당 1명 정도의 발생빈도를 보이며 90% 이상에서 기관-

[표 9-1] **식도폐쇄증의 원인**

원인	빈도
18세염색체증*trisomy 18*	6%
다운증후군*Down syndrome*	2%
기타 홀배수체*other aneuploidy*	1%
CHARGE syndrome	1%
VACTERL	5%
기타 유전증후군*other genetic syndrome*	10%
Unclassified multiple malformations	30%
Isolated	45%

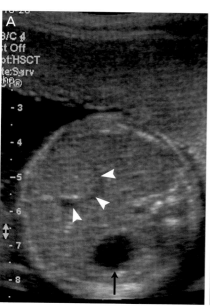
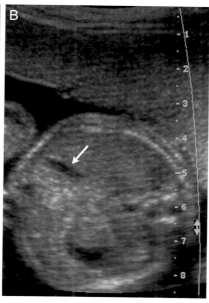

【그림 9-2】 **태아의 정상 복부초음파 소견** 태아 복부의 횡단면 영상(A)에서 위(검은 화살표)과 문맥(화살촉)이 보이고 왼쪽 그림보다 약간 하부의 단면 영상(B)에서 태아 담낭(흰 화살표)이 보인다.

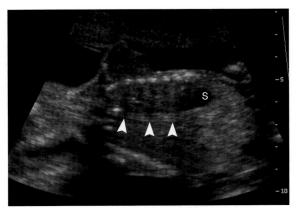

【그림 9-3】정상 식도의 초음파 소견 태아 흉부의 관상면 영상에서 흉곽 가운데에 있는 여러 개의 고에코 선들(화살촉)이 식도이다(S: 위).

식도누공*tracheoesophageal fistula*(그림 9-4)이 동반된다.

식도폐쇄증의 원인은 표 9-1과 같다.

산전초음파에서 정상 위장이 보이지 않거나 작아

보이고, 양수가 많으며, 식도 근위부 맹관*cecum*이 주머니처럼 늘어나는 주머니징후*pouch sign*를 보일 경우(그림 9-5) 식도폐쇄증을 의심할 수 있다. 그러나 주머니징후는 간헐적으로 나타나는 소견이기 때문에 발견하기가 쉽지 않으며, 나머지 소견들은 다른 원인으로 인해 나타날 수 있다. 최근 보고에 따르면 30주경의 태아 자기공명영상*fetal MRI*에서 주머니징후를 83%에서 발견했다고 한다.

양수가 증가하고 태아의 위장이 작은 경우에는 예측률이 약 39%, 아예 보이지 않는 경우에는 56% 정도이다. 그러나 대부분 임신 18주까지는 양수과다증*polyhydramnios*이 나타나지 않으므로 초음파를 이용한 식도폐쇄증 진단은 20주 이후에나 가능하다. 일부에서는 위폐쇄나 십이지장폐쇄증*duodendal atresia*에 식도폐쇄증이 동반된다.

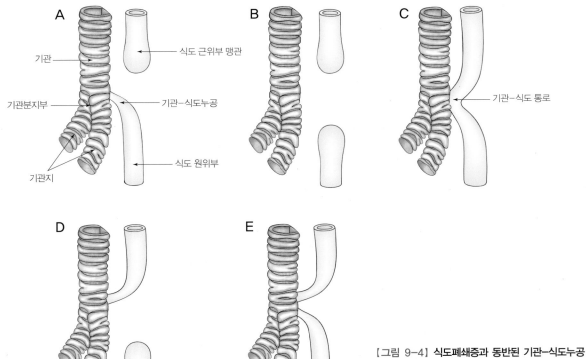

【그림 9-4】식도폐쇄증과 동반된 기관-식도누공의 아형들 기관-식도누공의 여러 아형들 중 식도 근위부가 맹관으로 끝나고 식도 원위부-기관 누공이 있는 형태(A)가 가장 흔하다(90%).

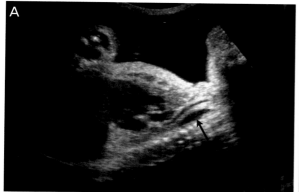

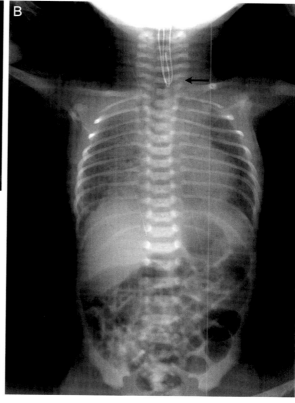

【그림 9-5】 **식도폐쇄증의 초음파 소견** A. 양수과다증이 주소인 태아 경부의 시상면 영상에서 식도 근위부 맹관이 주머니처럼 늘어난 주머니징후(화살표)가 보인다. B. 출생 후 단순촬영에서 경비흡인관이 막혀 있는 식도에서 더 이상 내려가지 않고 꼬여 있다(화살표).

2. 위장

위장은 태아의 좌상복부에 위치하며 양수가 들어 있는 주머니로 보인다. 태아가 얼마나 양수를 마셨는지, 소장으로 얼마나 빨리 빠져나가는지, 위 분비액의 양이 얼마나 되는지에 따라 위의 크기가 시시각각 변하므로 위의 크기이상을 진단할 때는 반드시 일정한 시간 이상의 간격을 두고 반복해서 측정해야 한다. 태아의 위배출시간*gastric emptying time*은 약 30~100분이므로(임신주수에 따라 변하지만 후반으로 갈수록 길어지는 편이다) 이 점을 고려하여 반복해서 측정해야 한다. 산전초음파에서 태아의 위장이 보이지 않거나 비정상적으로 작은 경우는 식도폐쇄증, 인두나 식도 또는 종격동*mediastinum*의 종양, 심한 갑상선비대, 태아 흉곽내 종괴, 횡격막탈장*diaphragmatic hernia* 등 내장기관의 이상 외에도 심한 구개열*cleft palate*, 중추신경계 이상으로 인한 연하작용 이상 등

의 가능성이 있다. 그러나 양수 양이 매우 적은 경우에는 삼킬 수 있는 양수가 적어 위가 작아져 보일 수 있으며, 이러한 경우는 신장이상 등이 있을 가능성

[표 9-2] **태아 위의 크기이상에 따른 감별질환**

위장이 보이지 않거나 매우 작은 경우
식도폐쇄증
인두, 식도, 종격동 종양
갑상선비대
횡격막탈장
흉곽내 종양
구개열
신경학적 이상으로 인한 연하장애
선천성 소위증
위장이 크게 보이는 경우
정상 변이(양수가 증가되지 않음)
위유문협착
십이지장폐쇄증
소장폐쇄증

이 높다. 그러므로 소화관폐쇄를 진단할 때 양수 양 측정이 매우 중요하며, 양수 양이 증가하지 않은 경우에는 반복해서 측정해야 한다. 비정상적으로 위가 커진 경우 양수 양이 정상이라면 대부분 문제가 없지만, 양수 양도 증가한 경우에는 유문협착pyloric stenosis, 십이지장폐쇄증 또는 소장폐쇄증small bowel obstruction일 가능성이 있다(표 9-2).

3. 소장

(1) 에코성 장

태아에서 소장의 에코는 태아의 간, 뼈의 에코와 비교해서 단계를 구분하게 되는데 0단계는 간과 같은 에코, 1단계는 간보다 고에코를 보이지만 뼈보다 에코가 낮은 것으로 정상이고, 2단계는 뼈와 같은 정도, 3단계는 뼈보다 더 고에코를 보이는 것으로 2단계와 3단계를 에코성 장echogenic bowel으로 진단할 수 있다. 그러나 이러한 진단은 검사자의 시각과 초음파 탐촉자의 주파수, 초음파 기기의 영상처리 기법에 따라 영향을 받을 수 있으므로 주의해야 하며, 가능한 한 낮은 주파수(≤5MHz)의 탐촉자를 이용하고, 경험 있는 의사가 시행해야 한다.

임신중기에 전체 태아의 0.2~1.8%에서 에코성 장이 보이고 단독 소견으로 보일 수 있으며, 동반된

기형이나 염색체이상, 자궁내성장제한intrauterine growth restriction, 태아수종과 동반되는 경우도 있다. 동반된 이상이 없으면 비교적 예후가 좋은 편이므로 동반 기형을 알아보기 위한 초음파와 염색체이상 선별을 위한 혈청학적 검사를 시행해야 한다.

(2) 십이지장폐쇄증

십이지장폐쇄증은 5,000~10,000명당 1명의 태아에서 보고되며 소장폐쇄증 중 가장 흔히 볼 수 있는 기형이다. 소장폐쇄증은 일반적으로 발생 초기에 내강이 막혀 있다가 재소통recanalization되는 과정에서의 실패 또는 허혈성 변화ischemic change로 인한 소장의 폐쇄와 협착 때문에 생긴다고 알려져 있다.

십이지장폐쇄증이 있는 태아의 70% 정도는 다른 기형이 동반되어 있고, 이 중 심장기형이 가장 빈번하게 보고되고 있으며 다운증후군에 동반된 경우가 많이 알려져 있다. 십이지장폐쇄증 태아의 최대 50% 정도는 다운증후군 태아일 가능성이 있으며, 다운증후군인 태아의 약 5~15%가 십이지장폐쇄증을 보인다. 그러므로 태아에서 쌍방울 소견double bubble sign이 보이면 반드시 염색체검사를 실시하고 정밀초음파를 시행해서 동반된 기형이 있는지 확인해야 한다. 초음파에서 쌍방울 소견인 태아의 40% 정도에서 양

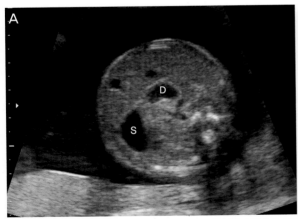
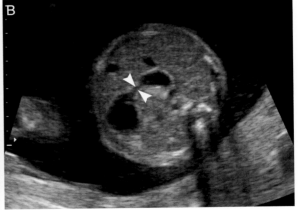

【그림 9-6】 십이지장폐쇄증의 초음파 소견 A. 태아 복부 횡단면 영상에서 늘어난 위(S)와 십이지장 근위부(D)로 인해 발생한 쌍방울 소견이 보인다. B. 연속해서 시행한 검사에서 위와 십이지장 근위부 사이가 유문관(화살촉 사이)으로 연결되어 있음을 확인할 수 있다.

수과다증이 동반되는데, 쌍방울 소견은 대부분 임신 중기 이후에 진단이 가능하다(그림 9-6).

초음파에서 늘어난 위장이 큰 주머니로 보이고 이와 연결된 작은 주머니는 늘어난 십이지장의 근위부로, 대부분의 십이지장폐쇄증이 바터팽대부*ampulla of Vater* 하방에서 생기기 때문에 이러한 형태로 보이게 된다. 그 밖에 고리췌장*annular pancreas*이나 상장간동맥증후군*superior mesenteric artery syndrome* 등에서도 십이지장이 늘어나 보일 수 있다.

십이지장폐쇄증과 동반된 양수과다증이 심한 경우에는 양수를 줄이는 시술을 고려할 수 있으며, 출생 직후 경비위흡인*nasogastric suction*을 시행해서 신생아가 구토할 때 발생할 수 있는 질식을 막도록 해야 한다.

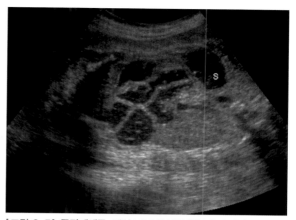

【그림 9-7】 **공장폐쇄증** 태아 복부 관상면 영상에서 태아 상복부에 저에코로 보이는 관상 구조물들이 공장폐쇄증으로 인해 늘어난 장들이다(S: 위).

(3) 공회장폐쇄증

공회장폐쇄증*jejunoileal atresia*은 약 10,000명 출생당 1~3명에서 발생한다. 흑인, 다태임신에서 좀 더 많이 발생한다고 보고되며 1% 정도만 염색체이상과 관련이 있다. 폐쇄된 소장의 길이, 폐쇄 구간의 수 등에 따라 몇 가지 아형으로 나뉜다.

초음파에서 늘어난 위가 보이며 동시에 공장폐쇄증*jejunal atresia*의 경우에는 늘어나 보이는 소장의 숫자가 적고 좀 더 심하게 늘어나는 반면(그림 9-7), 회장폐쇄증*ileal atresia*의 경우에는 늘어난 소장이 좀 더 길거나 여러 개로 보인다(그림 9-8). 회장폐쇄증에서 늘어난 소장의 지름이 더 작은 이유는 회장의 탄성이 더 낮아서 잘 늘어나지 않고, 비교적 긴 소장을 거치면서 양수를 흡수하기 때문이기도 하다.

또한 소장파열도 회장에서 더 많다. 정상적으로 소장의 지름은 7mm 미만이므로 이보다 지름이 크다면 늘어난 것으로 간주할 수 있다. 늘어난 소장의 연동운동이 증가한 소견을 볼 수 있으며, 흔히 소장 내에 고에코의 작은 파편들이 보인다. 공회장폐쇄증이 있는 태아에서 양수가 증가하는데, 공장폐쇄증이 있는

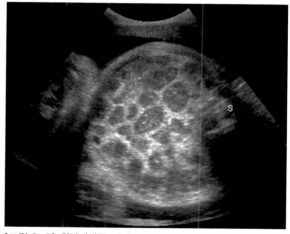

【그림 9-8】 **회장폐쇄증** 태아 복부 횡단면 영상에서 복강의 대부분을 차지하는 늘어난 소장들이 보인다. 공장폐쇄증(그림 9-7)과 비교했을 때 늘어난 소장의 숫자가 더 많아 보이지만 늘어난 정도는 약하다(S: 위).

태아에서 좀 더 심하다.

동반되는 기형은 낭성섬유증*cystic fibrosis*, 회전이상*malrotation*, 선천성 심장기형, 다운증후군, 척추기형 등이다. 전체적으로 공장폐쇄증에 좀 더 많은 기형이 동반되며 회장폐쇄증은 동반 기형이 적다. 감별질환은 태변장폐색증*meconium ileus*, 중간창자꼬임 *midgut volvulus*, 항문직장폐쇄증*anorectal atresia*, 요관확장증*ureterectasis* 등이다.

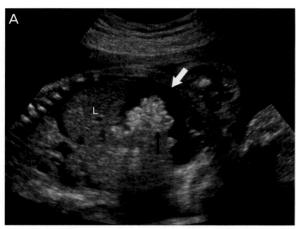
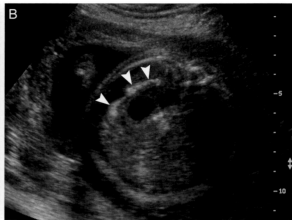

【그림 9-9】 **태변복막염** A. 임신 28주 태아의 복강 관상면 영상에서 에코성 장(화살표) 소견을 보이며 간(L) 주위와 복강 내에 복수(굵은 화살표)가 보인다. B. 같은 태아의 복부 횡단면 영상에서 간과 비장의 표면을 따라 석회화(화살촉)가 동반되어 있다.

(4) 태변복막염

태변복막염*meconium peritonitis*은 태아 복강 내의 장 파열로 인해 생기는 복막염으로, 약 10만 명 출생당 3명 정도에서 보이며 선행한 장파열의 원인은 불분명한 경우가 많다. 장폐쇄, 장염전*volvulus*, 장중첩증 *intussusception*, 자궁내감염*intrauterine infection* 등이 원인일 수 있다.

태변복막염은 복수, 복강내 석회화, 장확장*bowel dilatation*, 양수과다 등이 나타나면 진단할 수 있지만, 장파열의 정도와 원인 질환에 따라 이 소견들이 모두 나타나지 않고 다양한 정도로 보일 수 있다(그림 9-9). 복강 내의 석회화가 가장 많이 나타나는 소견으로 약 85%에서 보인다. 석회화는 복막 표면이나 간피막을 따라 보이는 경우가 많고 드물게 태아의 음낭 내에서 관찰되기도 한다.

때로는 장파열의 결과로 태변가성낭종*meconium pseudocyst*이 생길 수 있는데, 이것은 천공으로 인한 복수와 장 내용물 등이 낭 형태로 복강내 일부분에 국한된 경우이다(그림 9-10).

장폐쇄증 없이 일어나는 태아의 장천공이 장폐쇄증에 동반된 장천공보다 더 흔하다. 주로 임신초기에 일어나고 대부분 초음파에서 복강내 석회화만 남아

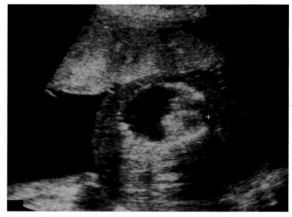

【그림 9-10】 **태변가성낭종** 임신 28주 태아의 복부 횡단면 영상에서 하복부에 국소적으로 액체가 고여 있으며 주변부를 따라 석회화가 동반되어 있다(캘리퍼 사이).

있으며 예후도 좋다. 장폐쇄증으로 인해 천공이 일어난 경우는 임신 후반에 많고 장폐쇄증을 유발한 원인 질환에 따른 이환율과 예후를 보이며 출생 후 수술적 치료가 필요한 경우가 많다. 그러나 장폐쇄증과 동반된 태반복막염이 있는 태아에서도 생존율은 높다.

태변복막염이나 태변가성낭종이 있는 태아에게는 추적초음파를 규칙적으로 시행해야 하며, 동반된 장확장이 있는 경우 더 심해지는지, 복수의 양이 변하는지 등을 주의 깊게 보아야 하고 출생 후 치료 계획을 세워야 한다.

감별해야 할 질환으로는 고에코 장, 간석회화*liver calcification*, 담석 등이 있다. 그 밖에 복강내 석회화를 동반한 종양을 감별해야 하는데, 간모세포종*hepatoblastoma*, 기형종*teratoma*, 신경모세포종*neuroblastoma* 등이 석회화를 보일 수 있다.

(5) 장중복

장중복*intestinal duplication*은 회장에서 가장 흔하며 대부분 장간막측*mesenteric side*에서 생기고 주머니 형태로 보일 수 있다. 드물게 관 형태로 보인다(20%). 복강 내의 다른 낭종들과 감별해야 하며 일부에서는 장폐쇄증을 유발하기 때문에 양수가 증가할 수 있다. 감별해야 하는 복부 낭종은 난소낭종*ovarian cyst*, 장간막낭*mesenteric cyst*, 총담관낭*choledochal cyst*, 태변 가성낭종, 요막관낭종*urachal cyst*, 장확장 등이다.

4. 대장

대장은 태아의 복강에서 소장에 비해 가장자리에 위치한다. 임신초기에는 위치 외에 소장과 구분되는 점을 찾기가 어렵지만 후기에는 결장팽대*haustra colia*를 볼 수 있어 소장과 구분된다. 하행결장*descending colon*과 직장*rectum*의 지름에 대한 정상 측정치가 보고되어 있으며 이는 항문폐쇄증*anal atresia*을 진단하는 데 도움이 될 수 있다. 임신 후반으로 갈수록 결장 지름이 증가하며 하행결장의 지름이 직장보다 크다. 임신말기까지 태아 대부분의 평균 직장 지름은 약 11mm(8.9~13.3mm), 하행결장 지름은 약 13.4mm (10.7~16.2mm)이다.

(1) 항문폐쇄증

항문폐쇄증은 폐쇄된 높이에 따라 항문올림근*levator ani muscle*을 기준으로 높은 형*high type*과 낮은 형*low type*으로 나누며, 최근 보고에 따르면 낮은 형이 90% 정도를 차지한다. 항문폐쇄증은 동반 기형이 있는 경우가 많으며 소장폐쇄증보다 양수과다 소견이 적고

신장기형과 동반된 경우에는 양수과소증*oligohydramnios*을 보이기도 한다.

산전초음파에서 골반 내의 장 또는 결장이 늘어난 모습이 보일 수 있지만 산전 진단율은 매우 낮다.

Ⅳ 간담도계의 이상

1. 간

태아의 몸통 오른쪽 부분 중 가운데 1/2 정도를 간이 차지한다. 초음파에서 간의 좌우엽과 소엽들을 구분하기는 어렵지만 문맥, 담낭 등은 잘 구분된다. 제대정맥에서 연결된 간문맥은 간 내로 이행하면서 간문맥*portal vein*과 정맥관*ductus venosus*으로 연결되고, 정맥관은 하대정맥으로 연결된다.

간의 모양이 비대칭적이고 에코도 다양하기 때문에 간비대*hepatomegaly*를 진단하는 것은 주관적이다. 간이 골반강까지 내려가 있거나 복부둘레가 증가해 있으며 복부둘레를 측정하는 횡단면의 대부분이 간으로 보이면 간비대를 의심할 수 있다.

(1) 간종괴

태아에서 간낭종이 보일 수 있다. 낭종이 1개인 경우는 대부분 임신초기 단순 일과성 특발성 낭종*simple transient idiopathic cysts in early pregnancy*으로 임신 14~16주경에 일시적으로 발생하며(2,500명의 태아당 1명) 대개 1cm 미만이고 임신중기에 소실된다. 이 시기에 초음파에서, 간으로 생각되는 태아의 우상복부에서 낭종을 발견한 경우에는 다른 위험인자가 없다면 추적초음파를 시행해서 감별질환들의 가능성을 배제하고 소실 여부를 확인해야 한다.

태아 간에서 낭종이 여러 개가 보인다면 카롤리병 *Caroli's disease*, 다낭신장병*polycystic kidney disease*과 동반된 간낭종 등을 고려해야 한다.

간중간엽과오종*hepatic mesenchymal hamartoma*, 혈

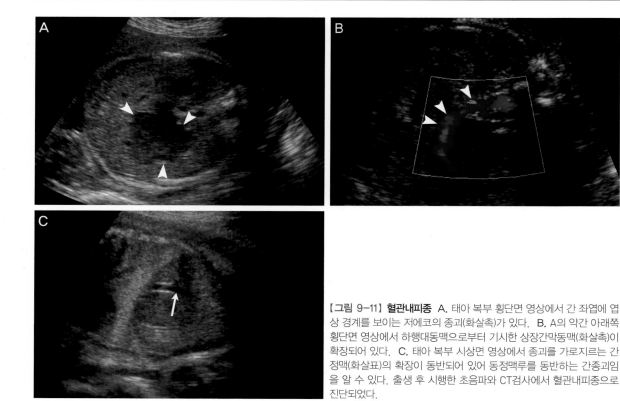

【그림 9-11】 **혈관내피종** A. 태아 복부 횡단면 영상에서 간 좌엽에 엽상 경계를 보이는 저에코의 종괴(화살촉)가 있다. B. A의 약간 아래쪽 횡단면 영상에서 하행대동맥으로부터 기시한 상장간막동맥(화살촉)이 확장되어 있다. C. 태아 복부 시상면 영상에서 종괴를 가로지르는 간정맥(화살표)의 확장이 동반되어 있어 동정맥루를 동반하는 간종괴임을 알 수 있다. 출생 후 시행한 초음파와 CT검사에서 혈관내피종으로 진단되었다.

관내피종hemangioendothelioma 등의 종양이 태아 간 종양 중 빈도가 높으며 중격이 두꺼운 낭종으로 보일 수 있다. 혈관내피종은 가장 흔한 양성 간종양이며, 종양이 큰 경우에는 심부전을 유발할 수 있어 태아수종, 용혈빈혈hemolytic anemia, 혈소판감소증throm-bocytopenia, 파종혈관내응고disseminated intravascular coagulation 등을 유발할 수 있다. 산전초음파상 크기에 따라 다양하게 보이는데, 작은 것은 대개 고에코를 보이고 큰 경우에는 영양동맥feeding artery이나 배출정맥draining vein이 보이기도 한다(그림 9-11). 태아에서 가장 흔한 악성 간종양은 간모세포종이지만 매우 드물고 초음파에서 엽상 종괴로 보일 수 있다.

(2) 간석회화

태아 1,000~1,750명 중 1명 정도에서 발생하는 것으로 보고되며 간실질내 석회화뿐만 아니라 간피막 또는 간

내 혈관의 석회화를 보일 수 있다(그림 9-12). 간피막의 석회화는 장천공, 복막염 등과 동반된 경우가 많다.

단일 간실질석회화는 대부분 일시적이고 특발적이며 출생 후 자연적으로 소실되므로 큰 임상적 의의가 없다. 그러나 석회화가 여러 개 보이는 경우는 바이러스감염, 혈종, 간종양이나 염색체이상과 관련이 있을 수 있으며, 이 중 감염으로 인한 경우가 가장 많다. 간내 혈관의 석회화는 석회화된 혈전 때문에 발생한다.

2. 담낭

(1) 담낭중복

임신 7주에 담낭이 눈물모양의 주머니로 관찰되기 시작해서 15주 이후에는 모든 태아에서 담낭을 관찰할 수 있다. 담낭에서 생기는 발생이상 중 담낭중복gall-bladder duplication이 가장 흔하다(그림 9-13).

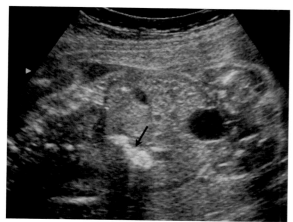

【그림 9-12】 **간석회화** 태아 간 내에 후방그림자를 동반한 길쭉한 형태의 석회화(화살표)가 보인다.

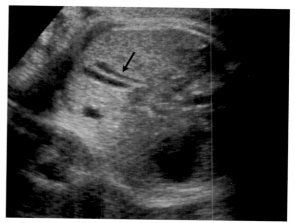

【그림 9-13】 **담낭중복** 태아 우상복부에 서양배 모양의 담낭(화살표)이 2개로 보인다.

(2) 우제대정맥지속

정상적인 담낭의 위치는 제대정맥의 오른쪽인데, 우제대정맥지속인 경우에는 담낭이 왼쪽에서 보인다.

우제대정맥이 좌제대정맥*left umbilical vein*을 대신하는 경우도 있고 두 제대정맥이 공존하는 경우도 있는데, 초음파에서 대부분 우문맥*right portal vein*으로 연결되는 모습을 볼 수 있다. 따라서 태아 복부에서 제대정맥이 우문맥과 이어지면서 하키채 모양으로 보인다(그림 9-14) 약 1,000명의 태아 중 2~4명에서 나타나며 우제대정맥지속만 있는 경우 동반 기형이

발생할 가능성이 낮다.

(3) 담낭무형성

담낭이 산전초음파에서 관찰되지 않는 경우는 담낭무형성*agenesis of gallbladder*의 산전초음파 소견일 수 있지만, 정상 태아에서도 태위나 담낭수축 등으로 인해 담낭을 관찰하지 못하는 경우가 흔하다. 따라서 산전초음파상 담낭이 보이지 않는다고 해서 담낭무형성이라고 단정적으로 진단해서는 안 된다.

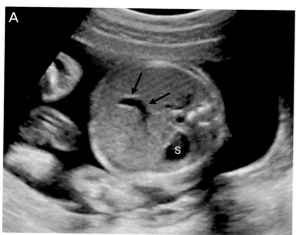
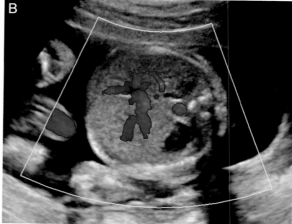

【그림 9-14】 **태아 복부** A. 가로영상에서 태아 제대정맥이 태아의 위장 쪽으로 휘어져 보인다(화살표). B. 색도플러검사에서 혈류를 확인할 수 있다.

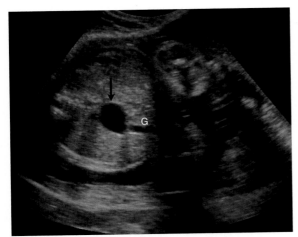

[그림 9-15] 총담관낭의 초음파 소견 태아 담낭(G)과 구분되는 낭종(화살표)이 간문부에서 보인다.

(4) 담도폐쇄증

담도폐쇄증biliary atresia은 신생아에서 간외 담관 폐쇄로 인한 황달의 주원인이며 4가지 형태로 분류된다. 1형은 원위총담관distal common bile duct이 폐쇄

된 경우, 2형은 간문부hepatic hilum에 낭종이 형성되고 이것이 이형성된 간내담관dysplastic intrahepatic bile duct과 연결된 것이다. 3형은 간내담관들이 폐쇄되었지만 담낭과 총담관은 정상인 경우이고 4형은 간 내외의 모든 담관들이 폐쇄된 경우이다. 따라서 1형과 3형에서는 담낭이 정상처럼 보일 수 있으므로 진단하기가 어렵다. 2형은 담낭은 보이지 않지만 간문부에 낭종이 있고 총담관낭과 감별하기가 어렵다.

(5) 총담관낭

동양인, 여아에서 좀 더 호발하는 질환으로, 췌담관 연결 이상, 오디괄약근sphincter of Oddi의 폐쇄나 기능 이상이 원인으로 의심된다. 산전초음파에서 간문부 낭종이 보이는 경우에는 항상 총담관낭의 가능성을 고려해야 하며, 담낭이 보이는 부분에서 또 하나의 낭종이 보이는 것은 좀 더 진단적인 소견이다(그림 9-15).

참고문헌

1. Coverteville JE, Gray DL, Langer JC. Bowel abnormalities in the fetus: correlation of prenatal ultraso-nographic findings with outcome. Am J Obstet Gynecol 1996;175:724-729.

2. Cuschieri A, EUROCAT Working Group. Descriptive epidemiology of isolated anal anomalies; a survey of 4.6million births in Europe. Am J Med Genet 2001;103:207-215.

3. Ethun CG, Fallon SC, Cassady CL, et al. Fetal MRI improve diagnostic accuracy in patients referred to a fetal center for suspected esophageal atresia. J Pediatr Surg 2014;49:712-715.

4. Harris RD, Nyberg DA, Mack LA, et al. Anorectal atresia: prenatal sonographic diagnosis. Am J Roentgenol 1987;149:395-400.

5. Has R, Gunay S, Topuz S. Pouch sign in prenatal diagnosis of esophageal atresia. Ultrasound Obstet Gynecol 2004;23:523-524.

6. Khong PL, Cheung SC, Leong LL, et al. Ultrasonography of intra-abdominal cystic lesions in the newborn. Clin Radiol 2003;58:449-454.

7. Lee HJ, Cho JY. Quantitative assessment of fetal bowel echogenicity: comparison of harmonic, compound, and fundamental sonographic images. J Clin Ultrasound 2003;31:302-307.

8. Moon MH, Cho JY, Kim JH, et al. In utero development of the fetal gall bladder in the Korean population. Korean J Radiol 2008;9:54-58.

9. Muller PR, James A. Etiology and outcome of fetal echogenic bowel. Ten years of experience. Fetal Diagn Ther 2003;18:240-246.

10. Norton ME, Scoutt LM, Feldstein VA ed. Callen's Ultrasonography in Obstetrics and Gynecology. 6th ed. Philadelphia: Elsvier, 2017, pp.460-482.

11. Nyberg DA, Mack LA, Patten RM, et al. Fetal bowel. Normal sonographic findings. J Ultrasound Med 1987;6:3-6.

12. Shyu MK, Shin JC, Lee CN, et al. Correlation of prenatal ultrasound and postnatal outcome in meconium peritonitis. Fetal Diagn Ther 2003;18:255-261.

13. Simchen MJ, Toi A, Bona M, et al. Fetal hepatic calcifications: prenatal diagnosis and outcome. Am J Obstet Gynecol 2002;187:1617-1622.

14. Zangheri G, Andreani M, Ciriello E, et al. Fetal intra-abdominal calcifications from meconium peritonitis: sonographic predictors of postnatal surgery. Prenat Diagn 2007;27:960-963.

CHAPTER 10

태아 비뇨생식기계

조정연

태아의 비뇨생식기계 기형은 모든 태아기형의 약 20%를 차지할 정도로 매우 흔하며, 발생률은 약 1/1,000로 알려졌으나 최근에는 1/200~1/300로 보고되었다. 태아의 비뇨생식기계 기형은 중요한 태아 증후군이나 염색체이상의 한 소견으로 나타날 수 있을 뿐만 아니라, 일찍 진단될수록 중재적 시술을 시행하거나 출산을 앞당겨 신장의 비가역적 손상을 막을 수 있으므로 가능한 한 빠른 시기에 정확히 진단하고 예후를 평가하는 것이 매우 중요하다.

I 정상 해부학

1. 신장

태아의 신장은 질초음파transvaginal ultrasonography로

빠르면 임신 9주에 볼 수 있으나 보통 임신 12~13주에 관찰할 수 있다. 복부초음파transabdominal ultrasonography로는 대략 임신 20주 정도가 되면 90% 이상의 태아에서 정확하게 확인할 수 있다. 태아의 신장을 평가하려면 먼저 양쪽 신장오목renal fossa에서 신장이 존재하는지 확인해야 한다. 만약 태아의 신장이 관찰되지 않는다면 신장무발생renal agenesis이나 이소성신장ectopic kidney일 가능성이 있으므로 주의해서 찾아보아야 한다.

정상 신장의 실질은 저에코로 보이는 신수질renal medulla과 고에코로 보이는 신피질renal cortex로 이루어지며, 신우renal pelvis는 신장 중심부에서 무에코의 구조로 보인다(그림 10-1). 이러한 신우와 신수질의 관찰을 통해 신장으로 혼동될 수 있는 부신, 소장과 복강 내의 다른 종괴와 신장을 구분할 수 있다. 임신

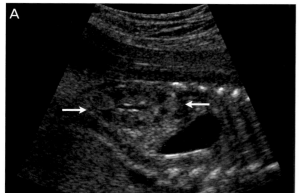
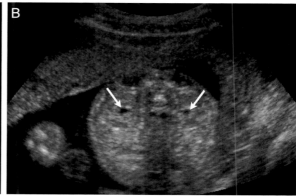

【그림 10-1】 **정상 태아 신장의 초음파 소견** A. 임신 21주 태아의 신장 시상면(화살표 사이) 소견. 고에코의 피질과 저에코의 수질이 구분되어 보인다. B. 임신 20주 태아 신장의 횡단면 소견. 신장의 횡단면 중앙에 위치한 무에코의 구조물이 신우(화살표)이다.

이 진행될수록 고에코의 신주위지방*perirenal fat*이 증가해서 정확한 신장의 에코를 확인할 수 있다.

2. 요관

태아의 요관*ureter*은 소아나 성인 모두에서 정상적으로는 초음파에서 관찰되지 않는다. 만약 요관이 잘 보인다면 요관방광이행부폐색*ureterovesical junction obstruction*, 방광출구폐색*bladder outlet obstruction*이나 방광요관역류*vesicoureteral reflux* 등의 병리적 소견으로 간주해야 한다.

폐색의 경우 요관은 주변의 대장과 구분하기 어렵게 늘어날 수 있으며 그 주행도 매우 구불구불하게 보인다. 간혹 양쪽 허리근*psoas muscle*이 저에코로 보이면서 늘어난 요관으로 오인될 수 있으므로 주의해야 하며 대정맥, 장골정맥도 요관과 혼동될 수 있다.

태아의 경우 상당수가 역류를 보이는 것으로 알려져 있지만 거의 대부분의 경우 출생 후 문제를 일으키지 않으며 실제로 산전초음파에서 이를 관찰하기는 매우 어렵다.

3. 방광

태아의 방광은 대략 임신 6주에 형성되고 10주경이 되어야 신장과 요관이 형성되어 기능을 시작한다. 질초음파로 대개 임신 11~12주 정도부터 방광이 잘 관찰된다(그림 10-2).

임신초기에 태아 방광이 관찰되면 양측성 신장무발생, 양측성 다낭신장, 양측성 이형성신장*dysplastic kidney* 같은 심한 신장기형을 제외할 수 있다. 임신 15주가 되면 90% 이상의 태아에서 방광을 볼 수 있는데, 만약 이 시기 이후에 방광이 보이지 않는다면 30분 이상의 시간을 두고 재검사해서 방광 유무를 확인해야 한다.

태아의 방광이 오랫동안 지나치게 팽창해 있을 때는 방광출구의 폐쇄성 질환을 의심해야 한다. 태아의 방광이 작을 때는 먼저 태아의 정상적인 배뇨를 생각해야 하며, 계속 크기의 변화가 없을 경우 신장의 기능적 이상, 요관의 형성이나 연결 이상을 의심해야 한다. 방광이 전혀 관찰되지 않는 경우에는 양측성 신장무발생이나 양측성 다낭이형성신장의 가능성을 고려해야 한다.

4. 요도

요도*urethra*는 태아의 방광에서부터 외부생식기 사이에 위치하는데 남자 태아의 음경 중앙에 하얀 선으로 보인다. 그러나 여아나 음경이 이완된 남아에서는 대부분 관찰되지 않는다.

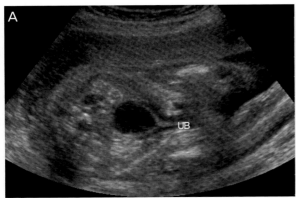
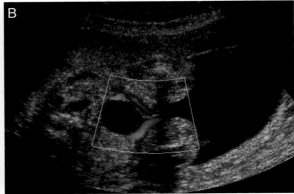

【그림 10-2】 **정상 태아 방광의 초음파 소견** A. 임신 21주 태아 방광(UB)의 횡단면 소견. B. 임신 21주 태아 방광의 횡단면 색도플러 초음파 소견. 내장골동맥에서 기시한 양쪽 제대동맥이 방광의 양측면을 감싸고 있다.

5. 생식기계

출생 전, 특히 임신중기에 태아의 성별을 구별하는 것은 산전관리에 여러 가지 유용성이 있다. 쌍둥이임신*twin pregnancy*에서 태아의 성별이 다른 경우는 이융모막쌍둥이임신*dichorionic twin pregnancy*임을 시사하므로 쌍둥이간수혈증후군*twin to twin transfusion syndrome*이나 결합쌍둥이*conjoined twin* 등의 가능성을 배제할 수 있고, 양수검사를 할 때 양쪽에서 성공적으로 양수를 채취했는지 확인하는 데도 이용될 수 있다. 성염색체 관련 질환의 위험이 있는 태아에게서는 성별을 확인하여 질환의 발현 가능성을 예측할 수 있으며, 특정 성에만 발생하는 기형이나 성별에 따라 발생률이 다른 태아기형을 진단하는 데도 결정적인 도움이 된다.

여아의 경우 임신중기에는 회음 부위 중앙을 가로지르는 선을 중심으로 입술모양이나 커피콩모양으로 보이는 연조직인 음순을 확인할 수 있다(그림 10-3A). 남아의 경우 주머니 모양의 증가된 에코를 보이는 음낭과 엄지손가락 모양의 돌출된 음경을 발견함으로써 남아인지 확인할 수 있으며, 여아와 마찬가지로 임신말기가 되면 음낭과 음경의 크기가 상대적으로 증가하기 때문에 쉽게 구별할 수 있다.

남아의 경우 고환은 임신중반기까지 복강 내에 있다가 음낭 속으로 하강하는데, 약 임신 26주 이전에는 보통 하강하지 않으며 고환이 하강해서 음낭 속에 존재하는 것까지 확인하면 남아로 100% 진단할 수 있다(그림 10-3B).

6. 부신

부신*adrenal gland*은 태아의 위와 간이 보이는 복부 횡단면에서 척추의 양측면에 중앙의 고에코를 포함한 2개의 길쭉한 가지모양 저에코로 나타난다. 바깥의 저에코는 피질, 안쪽의 고에코는 수질에 해당한다(그림 10-4).

횡단면에서 오른쪽 부신의 상단부는 하대정맥의 바로 뒤로, 왼쪽 부신은 동맥의 왼쪽에서 보인다. 종단면과 관상면*coronal view*에서 태아의 양쪽 부신은 모두 상단 부위에 고깔을 씌워놓은 것처럼 보인다.

태아의 부신은 소아나 성인의 부신에 비해 상대적으로 훨씬 크다. 출생할 때 크기는 어른의 크기에 비해 20배 크다. 부신이 정상보다 크거나 부신 위치에 종괴가 있으면 부신출혈*adrenal hemorrhage*, 신경모세포종*neuroblastoma*, 낭종 등을 의심해야 하지만, 초음파 스캔 방향에 따라 정상 부신이 실제보다 크게 보여 종괴로 오인되는 경우도 있으므로 주의해야 한다.

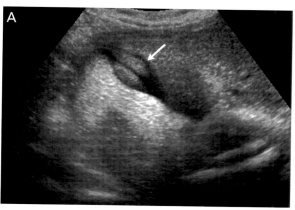
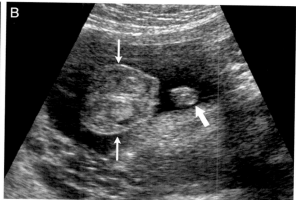

【그림 10-3】 정상 태아 외부생식기의 초음파 소견 A. 임신 36주 여자 태아의 외부생식기(화살표) 초음파 소견 B. 임신 35주 남자 태아의 고환(화살표 사이)과 음경(굵은 화살표)의 초음파 소견.

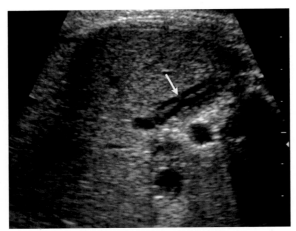

【그림 10-4】 **임신 32주 정상 태아 부신의 초음파 횡단면 소견** 척추 측면에 인접한 부신(화살표)의 고에코 수질과 저에코 피질이 구분되어 보인다.

Ⅱ 비뇨기계 발생이상

1. 신장무발생

신장무발생은 요관싹*ureteric bud*이 전혀 발생하지 않거나 발생과정 중 정지해서 신장이 형성되지 않는 기형이다. 양측성 신장무발생은 4,000명 출산에 1명의 빈도로 발생하며 2.5:1 정도로 남자에 흔하다. 양측성 신장무발생 태아의 약 40%는 자궁 내에서 사망하고 나머지 60%는 출생 후 곧 사망하며, 사망의 주요 원인은 양수과소증*oligohydramnios*으로 인한 폐저형성

증*lung hypoplasia*이다. 양측성 신장무발생과 흔히 동반되는 기형은 심혈관계 기형(14%)과 근골격계 기형(40%)이다.

초음파상 방광과 양쪽 신장을 관찰할 수 없으며 심한 양수과소증이 동반된다. 양수과소증은 임신 16주 정도 되어야 확실해지므로 임신 10~14주에 정상적인 양수 소견을 보였다고 해도 양측성 신장무발생의 가능성을 완전히 배제할 수는 없다. 신장오목 내에 신장이 없을 경우 부신이나 신장오목 내로 들어온 소장들이 신장처럼 보일 수 있으므로 주의해야 한다. 신장이 없으므로 부신이 신장오목으로 내려와 척추와 후복벽에 납작하게 붙어 있는 경우를 lying down adrenal sign이라고 부른다. 질초음파를 이용하면 임신 중기 초에도 진단이 가능하며 색도플러*color Doppler*나 출력도플러*power Doppler* 초음파를 이용해 복부대동맥에서 나오는 신장동맥*renal artery*이 없는 것을 확인하면 보다 확실하게 진단할 수 있다(그림 10-5).

일측성 신장무발생은 출생 전은 물론 출생 후에도 진단되지 않다가 다른 원인으로 시행한 초음파검사 등 영상검사에서 진단되는 경우가 많다. 발생빈도는 양측성 신장무발생보다 4~20배 흔하며, 남녀 비는 같고, 다른 비뇨생식기계 기형을 동반한 경우가 흔하다.

최근에는 초음파 기기의 발전과 적극적인 산전검사

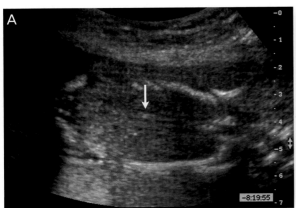

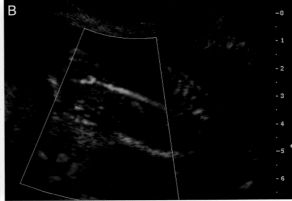

【그림 10-5】 **양측성 신장무발생의 산전초음파 소견** A. 임신 22주 태아의 관상면 초음파상 양수가 없으며 양쪽 신장이 보이지 않고 부신(화살표)이 중앙의 대동맥과 나란히 위치한 소견을 보인다. B. 출력도플러 영상에서 대동맥에서 기시한 양쪽 신장동맥이 보이지 않는다.

로 산전에 진단되는 증례가 늘고 있다. 반대쪽 신장이 정상이면 양수의 양은 정상이고 다른 기형을 동반하지 않으면 예후가 좋다. 대부분 반대쪽 신장의 보상과다형성compensatory hyperplasia을 보인다.

2. 이소성신장과 융합기형

이소성신장은 발생과정 중 신장이 골반강에서 신장오목으로 불충분하게 이동하거나 지나치게 이동해서 정상 신장오목에 위치하지 않고 다른 부위에 위치한 경우이다. 이소성신장 중 가장 흔한 형태인 골반강신장pelvic kidney은 1,200명 출산에 1명의 빈도로 발생한다. 한쪽 신장이 신장오목에서 보이지 않고 대개 방광의 후상방에 인접해 위치한다(그림 10-6). 이소성신장은 대개 회전이상malrotation을 동반한다. 골반강신장의 혈류는 대부분 총장골동정맥common iliac artery and vein에 의한다.

교차이소성신장crossed renal ectopy은 7,000명 출산에 1명의 빈도로 발생하며, 신장의 이동과정 중 한쪽 신장이 반대쪽 신장의 이동경로를 뒤따라 올라가서 반대쪽 신장의 하극lower pole과 융합되어 발생하는 것으로 생각된다. 산전초음파에서 한쪽 신장이 보이지 않아 일측성 신장무발생으로 오인할 수 있지만 반대쪽 신장이 아주 크고 이엽상bilobed으로 보이며 이소성신장은 대개 회전이상을 동반한다.

마제신horseshoe kidney은 400명 출산에 1명의 빈도로 발생하며 임신 7~9주에 양쪽 신장이 이동하면서 융합되어 발생하는 것으로 알려져 있다. 대부분 양쪽 신장의 하극이 융합되지만, 드물게 상극upper pole에 융합이 생긴다. 초음파 소견상 관상면에서 양쪽 신장의 축이 척추와 나란하고 길이가 작게 측정되며, 융합된 협부isthmus를 발견하면 진단이 가능하지만 산전진단이 어려운 경우가 많다. 마제신은 대개 하극

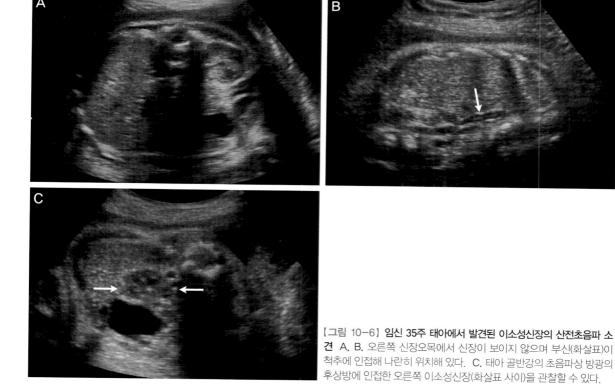

【그림 10-6】임신 35주 태아에서 발견된 이소성신장의 산전초음파 소견 A, B. 오른쪽 신장오목에서 신장이 보이지 않으며 부신(화살표)이 척추에 인접해 나란히 위치해 있다. C. 태아 골반강의 초음파상 방광의 후상방에 인접한 오른쪽 이소성신장(화살표 사이)을 관찰할 수 있다.

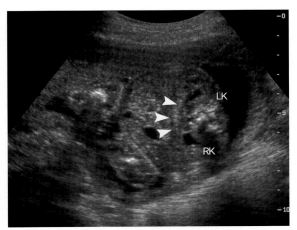

【그림 10-7】 **임신 22주 태아에서 진단된 마제신의 산전초음파 소견**
양쪽 신장의 하극이 대동맥의 앞에서 융합되어 있으며(화살촉), 양쪽 신장의 신우가 정상의 경우보다 태아의 앞면을 향해 있다(RK: 우신, LK: 좌신).

이 융합되면서 양쪽 신장의 전방 회전이상을 동반하므로 초음파 횡단면에서 양쪽 신우가 정상에 비해 전방을 향하는 소견도 특징적이다(그림 10-7). 마제신은 단독 기형으로 나타나기도 하지만 에드워드증후군*Edwards syndrome*, 터너증후군*Turner syndrome* 같은 염색체이상이나 다른 기형에 동반된 소견으로 발견되는 경우가 많다.

III 태아 요로확장

태아 요로확장*urinary tract dilatation*의 원인은 대부분 선천성 요로협착이지만 질자궁수종*hydrocolpometra*이나 천미부기형종*sacrococcygeal teratoma* 같은 외부 종괴로 인한 폐색성 수신증*hydronephrosis* 때문에 생길 수도 있고, 드물게 방광요관역류나 거대요관*megaureter* 또는 거대신배증*megacalycosis*으로 인한 비폐색성 수신증도 태아 요로확장의 원인이 된다.

태아의 요로폐색은 그 정도, 위치와 임상적 중요성이 다양하며, 출생 후 적절한 시기에 효과적으로 치료하기 위해서는 산전초음파 진단의 역할이 중요하다. 산전초음파는 요로확장의 발견, 폐색 위치와 원인 진단뿐만 아니라 동반된 다른 기형의 유무를 진단하는 데 필수적인 검사이다. 또한 요로확장을 추적검사함으로써 적절한 산전 중재적 시술의 방법과 시기를 결정하고, 출생 후 요로확장의 원인에 대한 검사와 요로감염에 대한 예방적 투약의 필요성을 사전에 인식하는 데 도움이 된다.

1. 요관신우이행부폐색

선천성 요관신우이행부폐색*ureteropelvic junction obstruction*은 가장 흔한 선천성 요로기형이자 태아 수신증의 가장 흔한 원인이다. 실제 발생률은 정확히 알려지지 않았으며, 남녀 발생비율은 약 5:1로 남자에게 흔하다. 요관신우이행부위 평활근의 비정상적 배열로 인한 기능적 폐색인 경우가 흔하며, 드물게 섬유성 유착, 꼬임*kink*, 요관판막 또는 이상혈관*aberrant vessel* 등으로 인한 해부학적 폐색인 경우도 있다. 전체 요관신우이행부폐색의 70%는 일측성이며 왼쪽에 더 흔한 것으로 알려져 있다. 대부분은 경도 또는 중등도의 신우확장을 동반하며, 태생기에는 대개 진행하지 않고 출생 후 수술로 교정할 수 있기 때문에 예후도 좋다.

초음파에서 신우, 누두*infundibula*, 신배*renal calyx*의 확장이 보인다. 신우확장의 진단기준은 아직 완전히 확립되지 않았지만 현재 가장 널리 이용하는 기준은 임신 15~20주에 4mm 이상, 임신 20~30주에 5mm 이상, 임신 30~40주에 7mm 이상이다. 요관의 확장은 없으며 신우-신장의 전후 지름의 비율이 50%를 넘는다(그림 10-8). 심한 경우에는 매우 늘어난 신우와 얇아진 신실질만이 보이고, 아주 심하면 신실질은 거의 보이지 않아서 복부의 커다란 낭종처럼 보인다. 심한 경우 신배의 파열로 인해 신주위요낭종*perinephric urinoma*이 동반되는데 이 경우 대부분의 신장 기능이 소실되었을 가능성이 높다. 일측성인 경우 반대쪽 신장은 정상이므로 방광과 양수도 정상 소견을

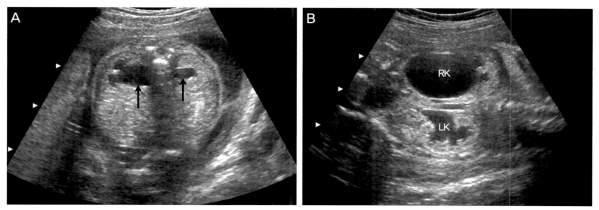

【그림 10-8】 **요관신우이행부폐색의 산전초음파 소견** A. 임신 29주 태아의 신장 횡단면 영상에서 양쪽 신우가 확장되어 있다(화살표). B. 양쪽 신장의 관상면 영상에서 신장이 커지고 신우와 신배가 확장되어 있다(RK: 우신, LK: 좌신).

보인다. 양측성 요관신우이행부폐색은 약 10~30%에서 발생하는데 그 정도는 대체로 비대칭적이며 심한 폐색은 드물다.

2. 요관방광이행부폐색

요관방광이행부폐색은 신생아나 태아 수신증의 약 25%를 차지하여 요관신우이행부폐색에 이어 두 번째로 흔한 수신증의 원인이다. 대부분은 원발성 거대요관 같은 기능적 폐색이며 드물게 요관방광이행부의 요관무발생이 원인인 경우도 있다. 대부분 일측성이고 양수의 양도 정상이며 예후도 좋다(그림 10-9).

원발성 거대요관은 원위요관의 국한성 기능장애로, 주로 원위요관이 확장되지만 근위요관과 신우나 신배의 확장은 거의 없으며, 폐색, 역류 또는 방광의 기능장애는 동반되지 않는다. 폐색으로 인한 요관확장의 경우와는 다르게 요관의 주행이 심하게 구불구불한 경우는 거의 없다. 원발성 거대요관은 대부분 예후가 매우 좋고 출생 후에도 치료가 필요 없으며 증상이 전혀 없는 경우가 많다.

태아에서도 비교적 흔하게 요관중복*ureteral duplication*이 진단된다. 초음파에서 신장의 길이가 정상보다 길어지고 신동*renal sinus*이 신실질로 인해 상하로 분리된 소견으로 진단이 가능하지만, 부분중복이나 합

병증이 발생하지 않은 완전중복은 산전에 진단하기가 어렵다. 완전중복의 경우 신장의 위쪽 반*upper moiety*으로부터 나오는 요관에는 폐색이, 아래쪽 반*lower moiety*의 요관에는 역류가 동반되는 경우가 많다.

초음파에서 늘어난 상부 신배와 이로 인해 밀려 있는 하부 신장이 보이고, 방광 안에서 이소성요관류*ectopic ureterocele*를 확인할 수도 있다(그림 10-10). 이와 같은 소견이 발견되면 출생 후 즉시 예방적 항생제를 사용해서 수술을 시행할 때까지 유지함으로써 요로감염으로 인한 패혈증을 예방할 수 있다.

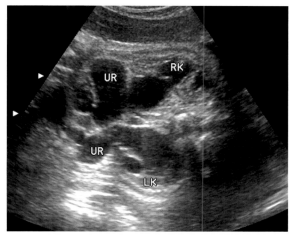

【그림 10-9】 **요관방광이행부폐색의 산전초음파 소견** 임신 36주 태아의 복부 관상면 영상에서 확장되고 구불구불하게 주행하는 양쪽 요관(UR)과 확장된 양쪽 신우가 관찰된다(RK: 우신, LK: 좌신).

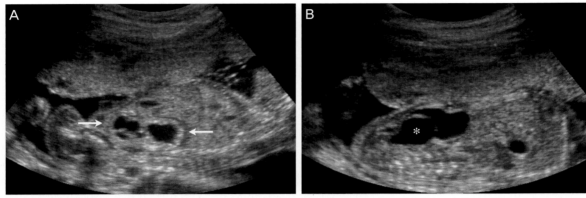

【그림 10-10】 **요관중복의 산전초음파 소견** A. 임신 23주 태아의 오른쪽 신장초음파 소견상 신우(화살표 사이)가 상하부로 나누어지고 확장되어 있다. B. 방광 시상면 영상에서 방광내 낭종(*)으로 보이는 요관류가 관찰된다.

3. 방광요관역류

방광요관역류는 요로계 감염 소아의 29~50%에서 동반하는 문제이다. 방광요관역류는 대개 요관이 방광에 정상보다 큰 각도로 삽입되어 소변의 역류를 막아주는 밸브 역할을 하는 방광점막하 분절이 짧아져서 발생한다.

산전초음파상 수신증과 신장의 이형성이 동반되며, 수신증은 대개 경하고 진행되지 않지만 간혹 심한 경우도 있다. 양수의 양은 대부분 정상이다.

4. 방광출구폐색

가장 심한 폐색성 요로병변은 요도폐색이며 가장 흔한 원인은 후요도판posterior urethral valve이다. 후요도판은 태아 요로폐색의 약 10%를 차지하며 예외 없이 남아에게 생긴다. 여아에서 요도폐색의 원인으로는 총배설강기형cloacal malformation, 요도폐쇄증urethral atresia 등을 생각할 수 있지만 드물다. 따라서 방광출구폐색이 의심되면 태아의 성을 판별하는 것이 감별진단에 도움이 된다.

방광출구폐색에는 요도중복, 거대요도, 잠복고환, 요도밑열림증hypospadias 등의 요로기형이 동반될 수 있으며 기관-식도누공tracheo-esophageal fistula, 전폐정맥환류이상total anomalous pulmonary venous re-turn, 근골격계 기형, 항문막힘증imperforate anus 등의 기형이 동반될 수 있는 것으로 알려져 있다. 13세염색체증후군trisomy 13 syndrome이나 18세염색체증후군trisomy 18 syndrome 등 여러 가지 염색체이상이 동반되기도 한다.

(1) 후요도판

후요도판은 태아 요로폐색의 약 10%를 차지하며 예외 없이 남아에게 생기고 정구verumontanum의 원위부 끝과 요도벽 사이에 점막주름이 있는 I형이 가장 흔하다. 초음파에서는 방광과 근위요도가 확장되어 열쇠구멍keyhole 모양으로 보이고 방광벽이 두꺼워진다. 신우신배나 요관의 확장은 약 40%에서 동반된다 (그림 10-11).

산전초음파로 진단되는 시기는 다양해서 빠르게는 임신 11주에 보고된 예도 있다. 드물게 늘어난 방광이 회음부로 탈출하기도 한다. 간혹 요로 주위로 소변이 새어 나가는데 신주위요낭종, 요복수urine ascites, 방광벽 천공부의 비정상조직석회화dystrophic calcification 같은 소견으로 나타난다. 신장에 이형성이 동반되면 신피질의 에코가 증가하고 피질에 작은 낭종이 동반되지만 신장의 초음파 소견과 이형성의 정도가 일치하는 것은 아니다.

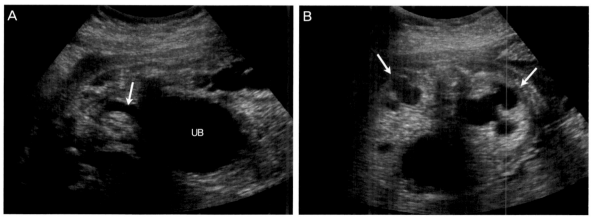

【그림 10-11】 **후요도판의 산전초음파 소견** A. 임신 32주 태아의 골반강 관상면 영상에서 커다란 방광(UB)과 늘어난 후요도(화살표)가 관찰된다. B. 양쪽 신장의 신우와 신배가 확장되고 신실질 에코가 증가했다(화살표).

양수과소증은 약 50%에서 동반되는데 양수과소증이 동반되면 신생아 사망률이 95%나 된다. 심한 요도폐색에도 불구하고 요관이나 신우신배가 확장되지 않은 경우는 신장 이형성이 동반되었음을 시사하며, 많은 양의 요복수가 있거나 방광벽의 비정상조직석회화 등의 소견이 있다면 예후가 나쁘다. 치료방침은 임신기간, 신장기능 상태, 다른 장기의 중대한 기형의 동반 유무 등에 따라 결정하며, 필요한 경우 방광양막강단락술*vesicoamniotic shunt* 같은 중재적 시술을 고려할 수 있다.

(2) 요도폐쇄증

요도폐쇄증은 요도가 거의 완전히 막힌 상태로, 산전초음파에서 매우 심한 후요도판과 유사하게 보인다. 대부분 양수가 전혀 보이지 않고 방광이 매우 심하게 확장되어 있으며 요관, 신우의 확장과 신장의 낭성 이형성을 동반한다(그림 10-12). 염색체이상의 동반 유무에 관계없이 예후는 좋지 않다.

(3) 총배설강기형

총배설강기형은 배설강이 하부요로와 직장으로 분리하는 과정에 이상이 있어 발생하는 기형으로, 거의

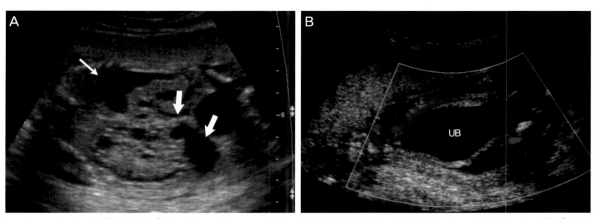

【그림 10-12】 **요도폐쇄증의 산전초음파 소견** A. 임신 22주 태아의 관상면 영상에서 양쪽 신장이 커지고 에코가 증가했으며 요관(굵은 화살표)이 확장되었다. 왼쪽 신장의 주변에 요낭종 소견이 동반되었다(화살표). B. 태아의 방광(UB)이 매우 확대되었으며 태아 주변으로 양수가 전혀 보이지 않는다.

대부분 여아에서만 발생하는 매우 드문 요로폐색성 기형이다. 위장관계와 요로계의 배출구가 하나이며 요로폐쇄증과 확장, 생식기, 위장관계의 확장을 동반한다. 그 밖에도 여러 장기에 다양한 기형을 동반하는 경우가 많다.

특징적인 초음파 소견은 확대된 방광내 주름folding of the dilated bladder이며 이 주름은 방광과 자궁, 질 등 확장된 여성 생식기의 경계 때문에 나타난다. 대부분 예후가 좋지 않으며 양수과소증이 동반된 경우에는 더욱 나쁘다.

(4) 프룬벨리증후군

프룬벨리증후군prune-belly syndrome은 복벽무력증, 거대방광, 요관확장, 잠복고환 등을 나타내는 기형으로, 과거에는 독립된 하나의 기형으로 인식되었지만 현재에는 태아 복부의 과도한 확장으로 인한 이차적 변화로 생각되고 있다. 가장 흔한 원인은 방광출구폐색으로 알려져 있다.

Ⅳ 태아의 낭성 신질환

1. 다낭성이형성신장

다낭성이형성신장multicystic dysplastic kidney은 신생

아에서 가장 흔한 신장종괴로 대부분 일측성이고 남녀 발생비율은 2:1이다. 태생 초기에 요관의 상부 1/3에 해당하는 요관싹이 폐쇄되어 생긴다.

초음파상 한쪽 또는 양쪽에서 정상적인 형태의 신장이 보이지 않으며, 다양한 크기와 형태의 낭종들이 서로 연결되지 않고 아무렇게나 분포해 있다. 정상 신실질이나 신우와 요관은 보이지 않는다(그림 10-13).

드물게 요관중복에서 한쪽 요관폐쇄로 인한 초점성focal 또는 분절성segmental 다낭성이형성신장이 있을 수 있으며, 이소성신장에 다낭성 이형성이 발생하는 경우도 있다.

한쪽에 다낭성이형성신장이 있을 때 반대쪽 신장에도 이상이 있을 가능성은 약 40%인데, 그중 20%에서 다낭성이형성신장, 10%에서 무발생, 10%에서 요관신우이행부폐색을 포함한 폐색성 요로병변을 동반한다.

2. 상염색체열성 다낭신장병

상염색체열성 다낭신장병autosomal recessive polycystic kidney disease은 영아성 다낭신장병infantile polycystic kidney disease이라고도 하며, 신장 집합세관collecting tubule 확장과 간낭종, 담관증식bile duct proliferation, 문맥주위섬유화periportal fibrosis가 특징이다. 대체로 신장병변의 정도는 간병변의 정도와 반비례 관계이

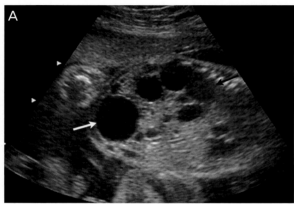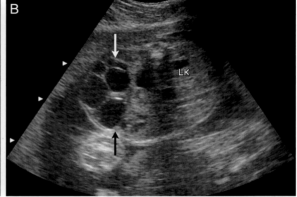

【그림 10-13】 다낭성이형성신장의 산전초음파 소견 임신 25주 태아의 복부 오른쪽 신장 시상면(A)과 횡단면(B) 영상에서 오른쪽 신장(화살표 사이) 내에 서로 연결되지 않은 다양한 크기의 낭종이 있으며 정상 신실질은 보이지 않는다.

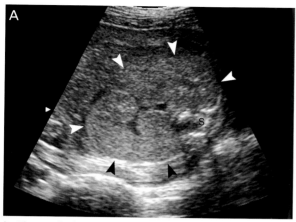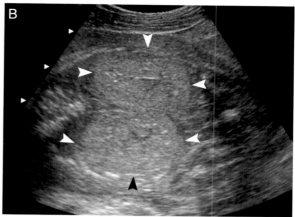

【그림 10-14】 **상염색체열성 다낭신장병의 산전초음파 소견** 임신 25주 태아의 복부 횡단면(A)과 관상면(B) 영상에서 양쪽 신장(화살촉)이 커지고 신실질의 에코가 전반적으로 증가했다. 양쪽 신장의 신우는 보이지 않으며 심한 양수과소증이 동반되었다(S: 척추).

다. 발병기전은 집합세관 간질의 과형성과 이로 인한 집합세관의 확장 또는 게실화*diverticulation*이다.

초음파에서는 양쪽 신장이 부드러운 모양을 유지하면서 커지고 전체적으로 에코가 증가하며 신피질수질구분*corticomedullary differentiation*은 소실된다(그림 10-14). 낭성 질환이면서 에코가 오히려 증가하는 이유는 낭종들의 크기가 너무 작아서 낭종으로 구분되어 보이지 않고 초음파가 반사하는 많은 계면을 제공하기 때문인 것으로 알려져 있다.

이르면 임신 16주에도 진단되며 심한 경우 양수과소증으로 인한 폐발육부전과 신기능저하 때문에 예후가 매우 나쁘다. 대부분 임신 24주 이전에 비교적 쉽게 진단할 수 있다.

3. 상염색체우성 다낭신장병

상염색체우성 다낭신장병*autosomal dominant polycystic kidney disease*이 주산기에 발현하는 경우는 매우 드물다. 초음파에서는 신장 크기가 증가하고 에코가 높아지는 소견을 보인다. 특히 신피질의 에코가 증가해 신피질수질구분이 보다 확연해지는 소견을 보이는 경우가 많다(그림 10-15). 드물지만 산전초음파에서 경계가 분명한 여러 개의 낭종들이 관찰되는 경우도 있다.

【그림 10-15】 **상염색체우성 다낭신장병의 산전초음파 소견** 임신 34주 태아의 신장 관상면 영상에서 태아 신장(화살표 사이)의 신피질 에코가 증가해 신피질수질구분이 분명하게 보인다.

대부분 상염색체열성 다낭신장병과 달리 신장의 기능이 유지되며 양수의 양도 정상이다. 상염색체우성 다낭신장병이 의심되면 가족력을 확인하고 부모의 신장을 검사해야 한다.

4. 폐색성 낭성 신장이형성

폐색성 낭성 신장이형성*obstructive cystic renal dysplasia*은 요로폐쇄증과 연관된 이형성으로 발달 중인 네프론*nephron*의 내압 상승에 의한 결과로 생각되며 불가

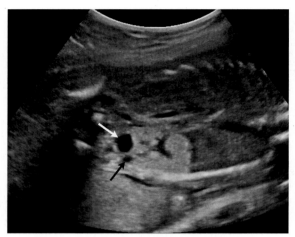

【그림 10-16】 **폐색성 낭성 신장이형성의 산전초음파 소견** 임신 24
주 태아 신장의 관상면 영상에서 왼쪽 신장의 에코가 증가하고 피막
하 신실질 내의 작은 낭종(화살표) 여러 개가 보인다.

역적인 신손상을 의미한다. 따라서 요로폐쇄증이 있
는 태아에서 동반된 신장이형성 유무를 초음파로 진
단하는 것은 예후를 추측하는 데 아주 중요하다.

신피질낭종은 이형성을 진단하는 중요한 소견이
며, 이르면 임신 21주경부터 발견될 수 있다. 그러나
모든 이형성에서 낭종 소견이 보이지는 않으며, 낭종
이 아주 작아도 보이지 않을 수 있기 때문에 신피질
낭종이 안 보인다고 해서 이형성의 가능성을 배제할
수는 없다. 신장이형성의 또 다른 중요한 초음파 소
견은 신실질 에코의 증가로서 섬유성 조직의 증가에

의한 소견으로 생각된다(그림 10-16).

5. 기타 유전가족성 낭성 이형성

메켈-그루버증후군Meckel-Gruber syndrome, 질식성
흉곽이형성asphyxiating thoracic dysplasia, Ivemark증
후군, 안저신장이형성증후군retinal renal dysplasia syn-
drome, 젤웨거증후군Zellweger syndrome 등의 여러 가
지 드문 유전성 증후군이나 13세염색체증후군, 18세
염색체증후군 같은 염색체이상에서 낭성 신질환이 동
반될 수 있다.

메켈-그루버증후군의 특징적 소견은 태아 양쪽 신
장의 다낭성 병변, 뇌류encephalocele, 다지증polydac-
tyly이다(그림 10-17). 질식성 흉곽이형성은 태아의 흉
곽이 매우 좁고 팔다리의 길이가 짧아지는 소견이 특
징적이며, 많은 예에서 양쪽 신장이 커지고 에코가
증가하는 다낭성이형성신장을 동반한다.

V 기타 비뇨생식기계 이상

1. 태아 신종양

태아의 신종양은 매우 드물며 중배엽성 신종mesoblas-
tic nephroma이 대부분을 차지한다. 중배엽성 신종은

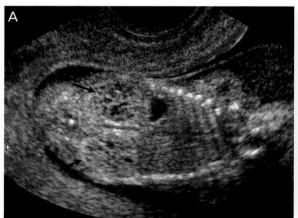

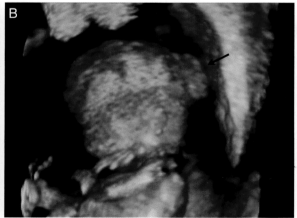

【그림 10-17】 **메켈-그루버증후군의 산전초음파 소견** A. 임신 22주 태아의 복부 관상면 영상에서 양쪽 신장(화살표)의 다낭성 변화가 보인다.
B. 태아 후두부에 작은 뇌류(화살표) 소견이 동반되었다.

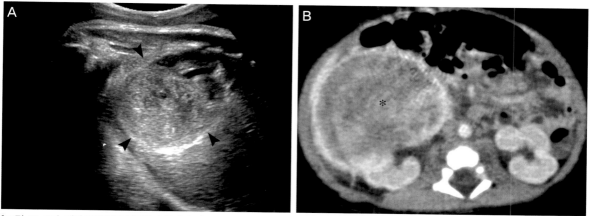

【그림 10-18】 **태아 중배엽성 신종의 초음파 소견** A. 임신 35주 태아의 오른쪽 신장이 커지고 내부에 신실질의 대부분을 대치한 고형 종괴(화살촉)를 보인다. B. 출생 후 CT상 오른쪽 신장을 대치한 커다란 고형 종괴(*)가 있다.

단일과오종*solitary hamartoma*으로 대부분 임신말기에 발생하며 양성 경과를 보이지만 드물게 신절제 후에 재발하기도 한다. 원인은 불명확하다. 양수과다증 *polyhydramnios*을 자주 동반해서 조산을 초래하는 경우가 많다.

초음파 소견상 신장의 대부분을 침범하는 커다란 단일성 고형 종괴로 보이며 낭성 부분이 있을 수 있고 분명한 피막은 없다(그림 10-18). 초음파 소견상 빌름스종양*Wilms' tumor*이 비슷하게 보일 수 있지만 태아나 신생아에서는 빌름스종양을 보기가 힘들다.

2. 부신종괴

태아에서 발견될 수 있는 부신종괴는 신경모세포종 *neuroblastoma*, 출혈, 낭종 등이다. 태아기 부신의 신경모세포종은 대부분 고형 종괴로 보이지만(그림 10-19) 간혹 낭성 병변으로 나타난다. 초음파상 대개 작은 고에코 병변으로 나타나며 부신출혈, 엽외폐분리증*extralobar pulmonary sequestration*과 감별해야 한다. 거의 모든 예가 임신말기에 발생하며 크기가 작은 경우에는 절제 후 예후가 매우 좋다. 부신출혈도 대개 임신말기에 발생한다. 대부분 출생 후 크기가 저절로 줄어들고 석회화되기도 하며 예후가 좋다(그림 10-20).

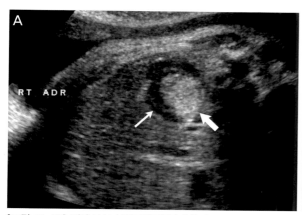
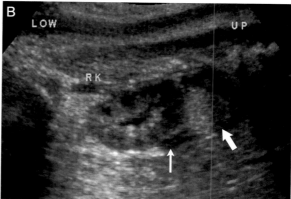

【그림 10-19】 **태아 부신 신경모세포종의 초음파 소견** 임신 34주 태아의 부신 횡단면(A)과 시상면(B) 영상에서 오른쪽 부신(화살표) 내에 고에코의 종괴(굵은 화살표)로 보인다.

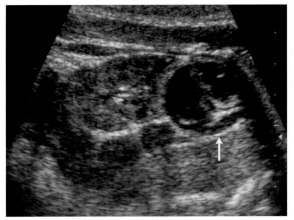

【그림 10-20】 부신출혈의 초음파 소견 임신 35주 태아의 부신 위치에 부신을 대체한 낭성 종괴(화살표)가 있으며 내부에 두꺼운 격막 형태의 고에코가 포함되어 있다.

3. 태아 생식기이상

음낭이 정상으로 보이면서 음경이 굽었거나 짧은 경우에는 주로 요도구urethral meatus가 음경 중간의 복측ventral surface으로 연결되어 열린 경우인 음경굽음을 동반한 요도밑열림증hypospadia with chordee을 의심한다. 초음파 소견상 구부러진 음경이 보이거나 음경의 아래쪽에서 소변의 분출을 관찰할 수도 있지만, 음경의 길이가 짧고 음낭이 이분되어 보이는 모호한 생식기ambiguous genitalia 형태를 보인다(그림 10-21). 태아에게 정상적으로 소량의 음낭수종hydrocele이 있을 수 있으며 음낭벽 부종이 동반되기도 하지만 대개 출

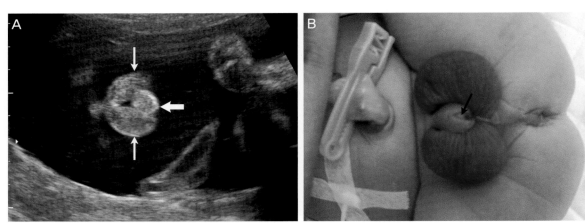

【그림 10-21】 요도밑열림증의 산전초음파 소견 A. 임신 34주 태아의 외부생식기 영상에서 음낭(화살표)이 이분되어 보이며 음경(굵은 화살표)의 길이가 매우 짧아 보인다. B. 출생 후 사진상 산전초음파 소견과 일치하는 소견이며 요도밑열림증(화살표)으로 확진되었다.

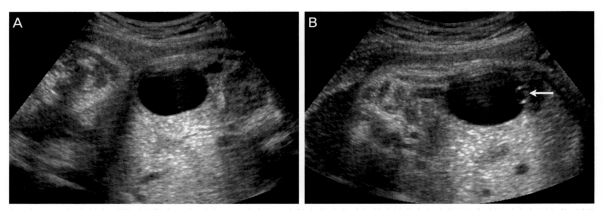

【그림 10-22】 태아 난소낭종의 초음파 소견 임신 34주 태아 복부의 횡단면(A)과 시상면(B) 영상에서 좌하복부에 다른 장기와 구분되는 낭종이 있다. 낭종 내에 작은 딸낭종(화살표)이 포함되어 난소낭종으로 진단했다.

생 후 정상화된다. 그러나 음낭수종과 함께 고환이 커져 있고 에코가 낮으면 염전torsion을 의심할 수 있다.

여아이면서 골반강이나 하복부에 낭성 병변이 있으면 난소낭종의 가능성을 가장 먼저 생각해야 하며 장간막낭mesenteric cyst, 자궁질혈종hematometrocolpos, 장중복enteric duplication, 요막관낭종urachal cyst 등과 감별해야 한다. 낭종내 딸낭종daughter cyst을 포함하면 감별진단에 도움이 된다(그림 10-22).

태아의 난소낭종은 대부분 난포낭종follicular cyst이며 갑상선저하증hypothyroidism과 동반되기도 한다. 태아 난소낭종은 염전을 일으키기도 하며 이때는 낭종벽이 두꺼워지고 내부의 부스러기debris나 혈괴clot들이 고형 결절로 보일 수 있다.

참고문헌

1. Bernardes LS, Aksnes G, Saada J, et al. Keyhole sign: how specific is it for the diagnosis of posterior urethral value? Ultrasound Obstet Gynecol 2009;34:419-423.

2. Carr MC. Prenatal management of urogenital disorders. Urol Clin North Am 2004;31:389-397.

3. Cho JY, Lee YH, Song MJ, et al. US and pathologic findings of renal cystic diseases of the fetus. J Korean Soc Medical Ultrasound 2002;21;39-45.

4. Cho JY, Lee YH, Toi A, et al. Prenatal diagnosis of horseshoe kidney by measurement of the renal pelvic angle. Ultrasound Obstet Gynecol 2005;25:554-558.

5. Cho JY, Moon MH, Lee YH, et al. Measurement of compensatory hyperplasia of the contralateral kidney: usefulness for differential diagnosis of fetal unilateral empty renal fossa. Ultrasound Obstet Gynecol 2009;34:515-520.

6. Hawkins JS, Dashe JS, Twickler DM. MRI diagnosis of severe fetal renal anomalies. Am J Obstet Gynecol 2008;198:328.el-328.e5.

7. Lee RS, Cendron M, Kinnamon DD, et al. Antenatal hydronephrosis as a predictor of postnatal outcome: a meta-analysis. Pediatrics 2006;118:586-593.

8. Lee SH, Cho JY, Song MJ, et al. Prenatal ultrasound findings of fetal neoplasms. Korean J Radiol 2002;3:64-73.

9. Moon MH, Cho JY. Prenatal ultrasonographic findings of multicystic dysplastic kidney: emphasis on cyst distribution. J Korean Soc Medical Ultrasound 2003;22:133-138.

10. Odibo AO, Dicke JM. Fetal genitourinary tract. In: Norton ME, Scoutt LM, Feldstein VA, eds. Callen's Ultrasonography in Obstetrics and Gynecology. 6th ed. Philadelphia: Elsevier, 2017, pp.503-538.

11. Pinette MG, Wax JR, Blackstone J, et al. Normal growth and development of fetal external genitalia demonstrated by sonography. J Clin Ultrasound 2003;30:465-472.

12. Winyard P, Chitty LS. Dysplastic kindeys. Semin Fetal Neonatal Med 2008;13:142-151.

13. Yiee J, Wilcox D. Abnromalities of the fetal bladder. Semin Fetal Neonatal Med 2008;13:164-170.

태아 전복벽

CHAPTER 11

송미진, 이영호

태아 복벽결손은 비교적 흔한 태아기형의 하나인데, 최근 들어 널리 보급된 산모 혈중 알파태아단백α-fetoprotein 선별검사와 태아 산전초음파에서 전복벽의 제대연결부위 관찰이 기본검사에 필수사항으로 포함되어 있어 산전진단율이 더욱 향상되었다. 태아 복벽결손은 단순한 기형에서부터 복잡한 기형, 염색체이상의 동반 유무 등 다양한 유형이 있고, 각 유형에 따라 치료방법과 예후가 달라 산전에 유형별 감별진단과 동반된 다른 기형의 관찰이 아주 중요하다.

I 전복벽 발생과정과 전복벽기형의 원인

전복벽은 임신 5주에서 10주 사이의 배아기embryonic period에 형성된다. 임신 5~6주부터 시작되는 점진적인 발생과정을 통해 측체벽이 배아embryo의 측면을 안쪽으로 접어서 평편한 판이 원통모양으로 변하게 된다. 임신 5주 후반에 머리쪽주름cranial fold이 생기면서 심장과 심장막강pericardial cavity이 배아의 복측 ventral surface에 위치하게 되며, 심장이 후에 중앙 흉강 속으로 들어가 흉부에 측주름lateral fold이 형성된다. 심장은 후에 횡격막의 중심널힘줄central tendon을 형성할 횡중격septum transversum과 연결되며 원시심장이 길어지고 굽어지면서 점차 심장막강 내로 들어간다.

머리쪽주름의 발생과 함께 난황yolk sac 기저부가

전장foregut의 일부로 합쳐지고 이것이 인두부터 십이지장 제2부분까지의 근위위장관으로 자라게 된다. 꼬리주름caudal fold은 난황의 일부로 후장hindgut과 합쳐져 후에 원위횡행결장부터 항문직장까지의 대장관이 된다. 2개의 측주름은 측면과 전면 복벽의 형성을 유도하는데, 측주름이 발생하는 동안 중장midgut은 난황의 천장으로부터 형성되어 원위십이지장부터 근위횡행결장까지의 원위위장관 부위가 된다.

난황과 중장의 연결 부분은 가는 난황줄기yolk stalk가 되며 난황줄기는 체줄기body stalk와 합쳐져 제대가 된다. 이 제대는 배아의 복측 부위에 붙어 있는 양막으로 연결되며 양막강이 빠르게 팽창하면서 배아바깥체강extraembryonic coelom이 없어져 제대의 상피막을 형성한다.

전복벽의 근육층은 임신 7주부터 정중선에서 합쳐지고 이 융합은 임신 8주에 완성된다. 이 시기에 간과 신장 등이 배아의 복강 대부분을 차지하며, 중간장관고리는 배아바깥체강으로 연장되어 근위제대부위(제대 기저부)로 들어간다. 중간장관고리의 성장속도가 복강의 성장속도보다 빨라, 더 많은 중간장관고리들이 제대 속으로 탈출해서 제대 내에서 상장간막동맥 superior mesenteric artery을 축으로 반시계방향으로 90도 회전하게 된다. 이러한 현상을 생리적 탈장physiologic hernia or physiologic midgut herniation이라 한다.

임신 12주가 되면 탈출한 소장이 복강 내로 들어가면서 이 같은 일시적인 탈출은 끝나게 되고 복강 내로 들어간 장관은 다시 반시계방향으로 180도 회전해서 총 270도 회전한다.

전복벽기형의 발생원인으로 많은 가설들이 제시되고 있지만 기본적으로 2가지 기전이 독립적으로 또는 공동으로 작용해서 광범위한 기형을 만든다고 한다. 첫 번째는 정상 배아주름 형성과 발생과정의 분열embryonic folding disruption로 인한 것이다. 머리쪽 주름 형성과정, 꼬리주름 형성과정, 측주름 형성과정 중 어디에 일차적 결손이 발생하는지에 따라 전복벽기형의 질환군을 분류할 수 있다. 일반적으로 이상이 발생하는 시기가 빠를수록 기형이 더욱 복잡해진다. 일차적 원인으로 이 가설을 이용해 설명할 수 있는 기형은 배꼽내장탈장omphalocele, 총배설강외번증cloacal exstrophy, Pentalogy of Cantrell 등이다. 두 번째 기전은 혈류학적 분열vascular disruption로, 배벽갈림증gastroschisis과 양막띠증후군amniotic band syndrome의 단독 유발원인으로 알려져 있다. 다른 대부분의 전복벽기형들은 두 기전이 복합적으로 작용해서 발생한다고 한다.

II 주요 전복벽기형

1. 배벽갈림증
(1) 발생빈도와 발병기전
전복벽층을 침범한 제대 옆 결손으로 인한 기형으로, 발생빈도는 3,000~4,000명 출생 중 1명이라고 보고되지만 지역이나 산모 연령 등에 따라 차이가 있다고 한다.

가장 널리 알려진 발병기전은 배아기에만 일시적으로 존재하는 오른쪽 제대정맥의 비정상적인 퇴화로 인해 주위 조직의 경색이나 허혈이 초래되어 그 결손 부위를 통해 복강 내 구조가 양막강 내로 탈출하게 된다는 것이다. 그 밖에 제대장간막omphalomesenteric 동맥의 파열로 인한 결손이라는 가설이 제시되고 있

다. 복강 내로 탈출되는 장기는 거의 대부분 소장이며 결손 부위도 오른쪽이 대부분이다.

(2) 진단
산모 혈중 알파태아단백 선별검사와 정밀초음파로 임신 24주 이전에 진단되는 경우가 많다. 배벽갈림증에서는 탈출된 장기가 양수에 직접 노출되기 때문에 알파태아단백 수치가 배꼽내장탈장에서보다 높다.

초음파 소견은 대부분 4cm 이하의 전층에 걸친 전복벽결손이 정상 제대 삽입 부위 옆(대개 오른쪽)에서 관찰되고, 이 결손을 통해 다양한 구조가 양막강 내에 부유하며 탈출된 장기를 둘러싼 막이 없는 것이 특징이다(그림 11-1, 11-2).

소장은 항상 탈출되며 가끔 대장, 위장 또는 비뇨기계 장기의 일부가 탈출되고 드물게 간이 포함되기도 한다. 탈출된 구조의 양에 따라 복강의 크기가 작을 수도 있다. 이러한 경우에는 작은 복위 때문에 초음파로 태아 크기가 과소하게 측정될 수 있어 자궁내성장제한intrauterine growth restriction과의 연관관계를 염두에 두어야 한다.

임신후기에는 탈출된 장관이 장시간 양수에 노출되어 발생하는 화학적 복막염의 결과로 장관확장이나 장관벽비후 등의 소견이 보이기도 한다. 이 같은 경미한 장관확장은 흔히 관찰되고 예후와 직접적인 연관은 없으나, 긴 소장의 확장과 불규칙적으로 비후된 장관벽 그리고 전체적인 종괴효과mass effect 등은 장관 합병증을 시사하는 소견이 될 수 있다.

일반적으로 복벽결손의 크기가 작을수록 장으로 가는 혈류의 장애가 심해 장관의 손상도 커지므로, 소장이 1.8cm보다 확장되면 장기간의 손상 가능성을 생각해야 한다. 하지만 이러한 탈출된 소장의 비정상적인 확장을 체액이 차 있는 탈출된 정상 대장과 감별하는 것이 중요하다. 대장은 장관 외벽이 얇고 연동과 심한 종괴효과가 없으며 안에 태변을 포함하고 있다. 양수의 양은 대부분 정상이지만 양수과소증oligo-

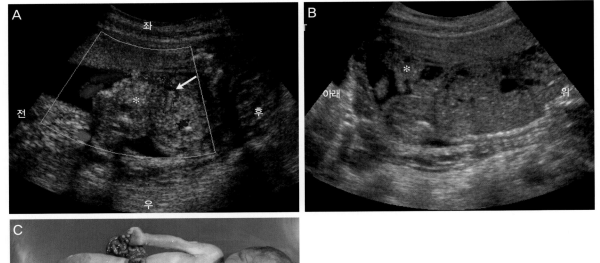

【그림 11-1】배벽갈림증 A. 임신 20주 태아의 복부 색도플러 초음파 횡단면에서 제대 삽입 부위(화살표) 오른쪽으로 불규칙한 에코의 종괴(*)가 보인다. B. 복부 시상면에서 종괴 주위의 제한막이 없어 양막강 내에서 이탈된 장들(*)이 떠다닌다. C. 부검에서 제대(화살표) 오른쪽에 탈출된 장들(*)이 확인되었다.

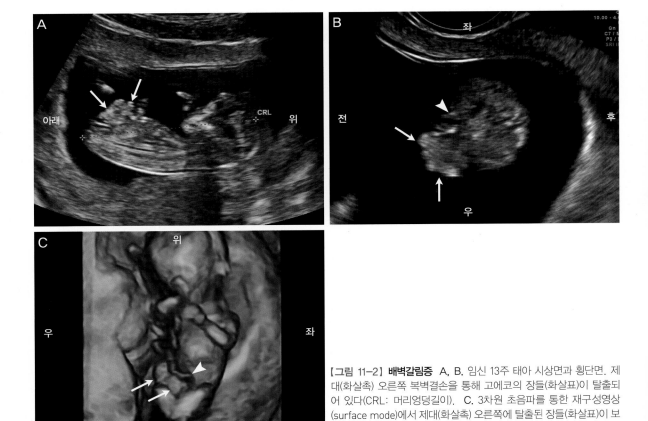

【그림 11-2】배벽갈림증 A, B. 임신 13주 태아 시상면과 횡단면. 제대(화살촉) 오른쪽 복벽결손을 통해 고에코의 장들(화살표)이 탈출되어 있다(CRL: 머리엉덩길이). C. 3차원 초음파를 통한 재구성영상(surface mode)에서 제대(화살촉) 오른쪽에 탈출된 장들(화살표)이 보인다.

*hydramnios*이 동반된 경우에는 태아곤란증*fetal distress*이나 장관 합병증의 빈도가 증가할 수 있으며, 드물지만 양수과다증*polyhydramnios*이 동반된 장관폐색*bowel obstruction*이나 장관폐쇄*bowel atresia*를 고려해야 한다.

(3) 동반 기형

동반 기형의 빈도는 5~30%로 보고되지만 장관과 연관된 기형이 가장 흔하고 중요하다. 장관과 연관된 기형은 화학적 자극과 복벽결손 부위의 협착으로 인한 허혈의 이차적 현상으로 발생하는 장관폐색이 가장 많고 몇몇 예에서는 장중첩증*intussusception*과 염전*volvulus*을 초래한다. 회전이상*malrotation*은 거의 대부분 동반되며, 연동저하, 장파열, 태변복막염*meconium peritonitis* 등을 동반할 수 있다. 장관과 직접 연관이 없는 기형도 동반될 수 있지만 5% 미만으로 빈도가 낮고 대부분 소기형이거나 초음파상 관찰되지 않는 경우가 많다. 염색체이상과의 연관성은 거의 없는 것으로 보고되고 있다.

(4) 예후와 치료

동반 기형의 빈도가 낮기 때문에 전복벽기형 중 예후가 가장 좋아 생존율이 90%를 넘으며 유전적 연관성이나 재발 위험성은 거의 없다. 더구나 주산기 치료법과 수술기술의 향상으로 생존율이 더욱 높아지고 있다. 장기간의 예후는 주로 장관 상태에 좌우되어 장관비후, 장관 확장이나 장관 이외의 다른 장기 탈출 소견이 있는 경우에는 예후가 좋지 않다.

초음파상 배벽갈림증이 확실하면 염색체검사가 꼭 필요하지는 않지만 산전진단이 애매하거나 다른 적응증이 있는 경우에는 시행할 수 있다. 임신이 유지될 경우를 염두에 두고 연속적인 추적초음파를 시행해서 태아발육, 안녕평가 등을 관찰하고 다른 가능한 합병증 발생 유무를 찾아야 한다.

신생아사망의 주된 원인은 미숙, 패혈증, 장허혈로 인한 장관 합병증, 수술 합병증이기 때문에 경험이 많은 소아외과 의사가 있는 기관에서 분만 후 수술을 하면 생존율이 90% 정도이고 합병증이 없으면 100%에 육박한다고 한다.

2. 배꼽내장탈장
(1) 빈도와 발병기전

배꼽내장탈장은 복근, 복근막, 피부의 정중선결손으로서, 제대 기저부로 복강내 장기가 탈출되어 양막과 복막으로 구성된 제한막*limiting membrane*으로 둘러싸인 경우를 가리킨다. 병변의 정도에 따라 작은 배꼽내장탈장부터 모든 복강내 장기가 탈출된 거대배꼽내장탈장까지 다양하다. 발생빈도는 10,000명 출생당 2~3.5명 정도라 한다. 병리학적으로는 배꼽내장탈장 내에 간을 포함한 체외형*extracorporeal type*과, 간을 포함하지 않고 장관만 탈출된 체내형*intracorporeal type*으로 분류한다.

체강바깥공간*exocoelomic space*의 정상 폐쇄가 이루어지지 않고 임신 12주 이후에도 원시체줄기*primitive body stalk*가 계속 남아 있어 탈출된 복강내 장기가 복강 내로 다시 들어가지 못하는 것을 체내형 배꼽내장탈장의 원인으로 설명한다. 체외형은 임신 5~6주에 복벽발생에 이상이 생기거나 실패하여 발병한 것으로 설명된다. 재발 위험도는 염색체이상에 동반된 경우에는 산모의 나이와 관련이 있고, 가족력이 있는 경우에는 유전 양상에 따라 차이가 있는 것으로 알려져 있다.

(2) 산전진단

임신 15~20주에 시행하는 산모 혈중 알파태아단백 선별검사와 임신 16~22주에 시행하는 통상적인 초음파로 80% 정도 진단되는데, 산모 혈중 알파태아단백 선별검사에서 40~42%가 양성이라고 한다.

초음파 소견은 복벽결손의 크기, 탈출된 장기의 종류와 형태, 복수 동반 유무, 동반된 기형 등에 따라 다양하다. 특징적인 일차 소견은 중간선 전복벽결손으로, 제대 삽입 기저부에 막으로 싸인 전복벽종괴가 관찰되는 태아의 약 80%에서 종괴 안에 간과 다양한 양의 소장이 포함되어 있고, 간혹 위장이나 방광 같은 다른 장기가 포함된다. 종괴 안의 탈출된 장기에 따라 간이 주된 탈출 장기인 체외형(그림 11-3~11-5)과, 간은 정상 복강 내에 위치하고 다른 장기, 주로 장관이 탈출된 구조인 체내형(그림 11-6)으로 분류한다.

일차적으로 종괴가 보이면 복부 횡단면 영상에서 제대 삽입 부분이 종괴의 꼭지에 있는 것을 확인해야 한다(그림 11-3). 제대가 탈출된 종괴의 상부 또는 하부로 삽입된 경우에는 횡단면에서 제대 삽입 부위를 관찰하기가 어려울 수 있으므로 시상면sagittal plane

이나 사상면oblique view에서 관찰하고, 체외형에서는 간내 제대정맥이 결손 부위를 통해서 주행하는 것을 관찰하면 복벽결손이 중앙에 있다는 증거가 된다(그림 11-4).

양막과 복막으로 구성된 제한막이 탈출된 종괴를 싸고 있는 소견이 또 다른 필수 소견인데, 복수가 동반되면 이 막을 관찰하기가 훨씬 용이해진다(그림 11-4, 11-5).

복수가 없으면 이 막을 관찰하기 어려울 수 있으며, 드물게 자궁 내에서 배꼽내장탈장이 파열되어 막이 보이지 않을 때는 배벽갈림증과 감별진단을 해야 한다. 탈출된 복강내 장기에서 제대 삽입 부위를 관찰하는 것이 도움이 된다.

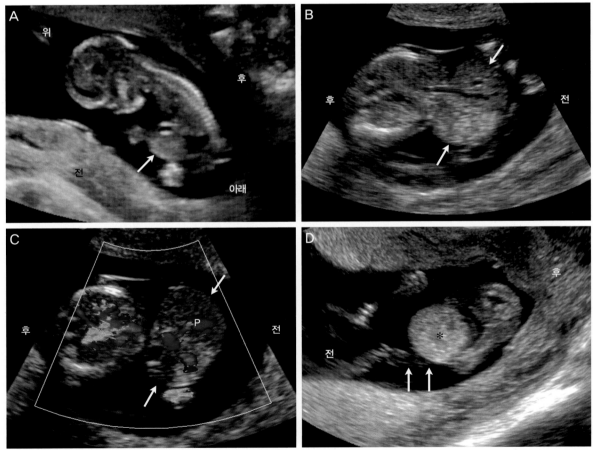

【그림 11-3】 배꼽내장탈장 A, B. 임신 12주 태아 시상면과 횡단면에서 전복벽결손으로 탈출된 종괴(화살표)가 보인다. C. 색도플러 초음파로 탈출된 종괴(화살표) 안에서 간문맥(P)을 확인할 수 있다. D. 횡단면에서 탈출된 종괴(*) 끝에 부착된 제대(화살표)를 관찰할 수 있다.

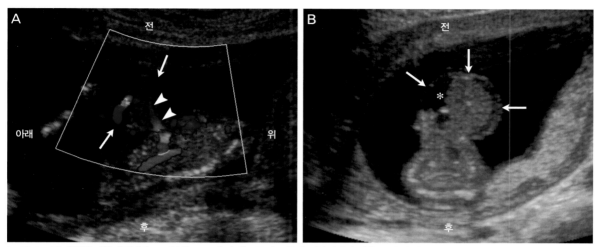

【그림 11-4】 체외형 배꼽내장탈장 A. 임신 14주 태아 색도플러 초음파 시상면에서 탈출 종괴(화살표)가 보이며, 간내 제대정맥(화살촉)이 결손 부위를 통해서 주행하는 모습을 관찰할 수 있다. B. 복부 횡단면에서 복수(＊)가 동반되어 제한막(화살표)을 쉽게 확인할 수 있다.

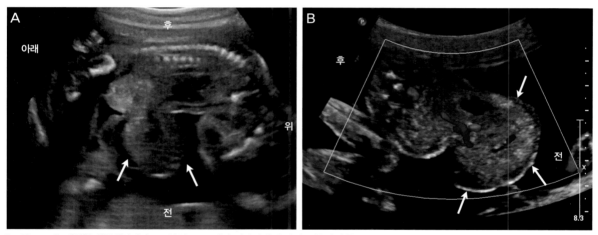

【그림 11-5】 체외형 배꼽내장탈장 A. 임신 20주 태아 시상면에서 간이 포함된 탈출 종괴(화살표)가 보인다. B. 복부 색도플러 초음파 횡단면에서 고에코의 제한막(화살표)을 쉽게 확인할 수 있다.

정상 발생과정에서 간은 항상 복강 내에 위치하기 때문에 복강 밖의 간을 관찰하는 것은 임신주수에 상관없이 배꼽내장탈장을 진단할 수 있는 근거가 된다.

하지만 체내형인 경우에는 정상 장관이동이 완성되지 않은 임신 12주 이전에는 확진하기가 쉽지 않으며 탈출된 장관의 양에 따라 다양한 소견을 보인다. 장관이 간보다 고에코이고 불규칙하며 간내 혈관을 포함하지 않은 소견을 보이면 감별진단을 하는 데 도움이 된다. 약 1/3에서 양수과다증이 동반된다고 하

는데 그 이유나 기전은 확실하지 않지만 예후는 좋지 않은 것으로 보고된다.

(3) 감별진단

체내형인 경우 첫 번째로 배벽갈림증과 감별진단을 해야 한다. 제한막과 복수의 유무, 결손의 위치, 장관 합병증의 유무 등이 감별진단에 도움이 된다.

두 번째로 임신 12주 이전에는 생리적 탈장과의 구별이 중요하다. 생리적 탈장의 경우 탈출된 종괴의

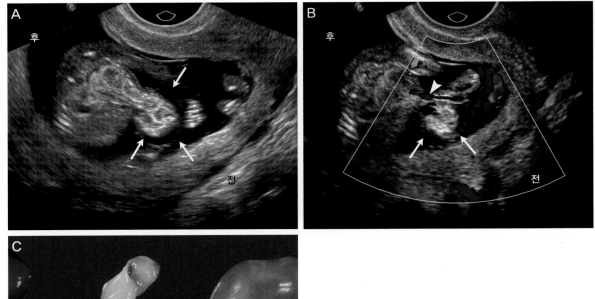

【그림 11-6】 **체내형 배꼽내장탈장** A. 임신 12주 태아의 질초음파에서 불규칙한 고에코가 제한막(화살표) 안에서 관찰된다. B. 색도플러 초음파에서 제대(화살촉) 기저부에 배꼽내장탈장(화살표)이 보인다. C. 부검에서 소장과 대장만이 이탈된 것으로 확인되었다(화살표).

크기가 배아의 크기와 비례해서 4~7mm이며, 비정상적인 경우는 배아의 크기와 상관 없이 대개 7mm보다 크고 배아 복강과 크기가 같거나 더 크다.

그러나 항상 확실하게 감별진단을 할 수는 없으므로 애매한 경우에는 추적초음파를 시행해야 한다(그림 11-7).

세 번째로 감별해야 하는 것은 배꼽탈장*umbilical hernia*이다. 배꼽내장탈장은 제한막으로 둘러싸인 반면 배꼽탈장은 복벽피부와 피하조직으로 둘러싸여 있고 제대 삽입 부위가 정상이다.

체외형인 경우 사지체벽복합기형*limb-body wall complex*과의 감별진단이 중요한데, 심한 척추만곡을 포함한 사지체벽복합기형의 특징적 소견이 도움이 된다.

(4) 동반 기형

다른 전복벽기형보다 다발성 기형에 동반되거나, 염색체이상이나 유전적 증후군의 원인을 가진 빈도가 높다. 전체적으로 54~88%가 다른 기형을 동반하며 구조적 기형으로는 심장기형이 가장 많다. 그 밖에 소화기계, 중추신경계, 비뇨생식기계, 근골격계 기형 등의 동반도 적지 않다.

다른 장기의 동반 기형은 복합성 전복벽결손의 특이한 질환군(Beckwith-Wiedemann증후군, Shprintzen증후군, Carpenter증후군, CHARGE증후군 등)을 시사할 수 있다.

장관 합병증은 드문데, 아마도 종괴를 둘러싼 막이 양수에 노출되는 것을 막고 대부분 복벽결손이 커서 장간막 혈류장애가 잘 발생하지 않기 때문으로 생각

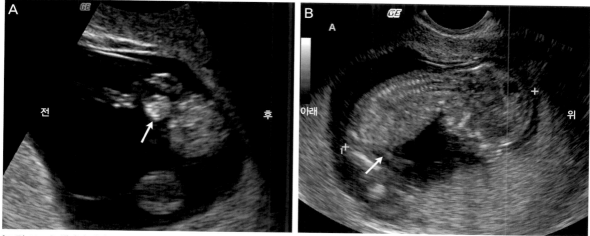

【그림 11-7】 **생리적 탈장** A. 임신 10주 태아 복부 횡단면에서 작은 고에코 종괴(화살표)가 제대 기저부에서 탈출된 모습이 보인다. B. 임신 12주 태아 추적초음파 시상면에서 제대삽입(화살표) 부위가 정상 소견을 보인다.

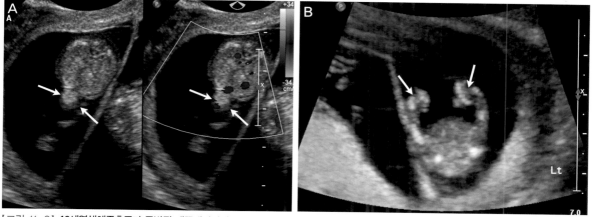

【그림 11-8】 **18세염색체증후군과 동반된 배꼽내장탈장** A. 임신 12주 태아의 횡단면에서 고에코의 작은 배꼽내장탈장(화살표)이 보인다. B. 양쪽 요골 무발생으로 손목의 굴곡변형(화살표)이 동반된 태아로 염색체검사에서 18세염색체증후군으로 확인되었다(Lt: 왼쪽).

된다.

염색체이상은 40~60%에서 동반되는데 산모의 나이, 임신주수, 동반된 구조적 기형, 탈출된 장기 등의 여러 요인에 따라 빈도가 달라진다. 18세염색체증후군trisomy 18 syndrome과 13세염색체증후군trisomy 13 syndrome이 가장 흔하고 그 밖에 다운증후군, 터너증후군Turner's syndrome 등 다른 염색체이상의 동반이 보고된다.

탈출 장기에 소장만 포함되거나 다른 장기의 기형을 동반한 경우 염색체이상 빈도가 더 높다고 하며(그림 11-8), 양수과다증이나 양수과소증의 동반도 위험요인이 될 수 있다.

(5) 예후와 치료

예후는 일차적으로 동반 기형의 유무와 정도에 좌우된다. 주산기사망률perinatal mortality은 1개 이상의 동반 기형이 있으면 약 80%이고 심한 심혈관기형이나 염색체이상이 동반된 예에서는 거의 100%로 증가한다고 한다.

염색체가 정상이면 배꼽내장탈장종괴의 크기와 포

함된 장기의 종류에 따라 예후가 달라지는데, 일반적으로 크기가 작고 체내형인 경우에 예후가 좋다. 체외형인 경우는 심장기형의 동반 빈도가 높고 복합성 심장기형이 많다. 특히 거대배꼽내장탈장종괴는 신생아 호흡곤란의 발생률이 높아 신생아 사망률과 유병률의 중요한 원인이 되기도 한다.

비정상적인 양수의 양은 그 원인과 상관없이 좋지 않은 예후를 암시한다. 일단 초음파상 배꼽내장탈장이 의심되면 다른 장기의 기형 동반 유무를 관찰하기 위해 심초음파echocardiography를 포함한 정밀초음파를 시행해야 한다. 동반 기형이 의심되거나 염색체이상의 위험도를 증가시키는 다른 소견이 관찰되면 태아 염색체검사와 유전상담을 하는 것이 바람직하다.

배꼽내장탈장만 있거나 염색체검사가 정상이고 임신을 유지하고자 할 때는 정기적으로 추적초음파검사를 시행해서 태아 성장을 비롯한 태아 안녕평가를 해야 한다. 산후에 수술적 치료를 할 상황을 고려하여 3차 진료기관에서 분만하는 것이 좋다.

3. Pentalogy of Cantrell

(1) 빈도와 발병기전

상부에 위치한 복벽결손으로 심장이소증ectopia cordis을 동반한 원위 흉골열sternal cleft, 전횡격막결손, 배꼽내장탈장, 심장막결손 등과 심장기형을 포함하는 매우 드문 병변이다.

연구자에 따라서는 흉골결손을 심장이소증, 흉골열, pentalogy of Cantrell로 분류하지만 앞의 두 병변만 독립적으로 발생하는 예가 드물 뿐만 아니라 진단하기도 어려워 pentalogy of Cantrell에 포함하는 것이 일반적이다. 발병기전은 확실치 않지만 임신초기에 생기는 측주름의 흉부융합결손이 가장 유력한 가설이다.

(2) 동반 기형

두부안면기형, 특히 얼굴갈림증facial cleft, 뇌류en-cephalocele 등의 중앙선갈림midline defect, 정중열midline cleft 병변, 신경관결손neural tube defect의 동반이 가장 흔하며 팔로네증후tetralogy of Fallot, 심실중격결손ventricular septal defect 등의 심혈관기형, 낭림프관종cystic hygroma, 척추이상 등도 동반된다. 13세염색체증후군과 18세염색체증후군 등의 염색체이상을 동반한 예도 보고된다.

(3) 진단

심장이소증과 전복벽결손이 있으면 산모 혈중 알파태아단백 수치가 증가하지만 초음파가 일차 진단법이다.

복벽결손은 단순한 갈림증에서부터 간, 심장, 장관 등의 장기들이 탈출된 거대배꼽내장탈장까지 다양한데, 결손 위치는 특징적으로 상방 제대나 좀 더 머리 쪽이며, 종종 탈출낭 안에 위장이 포함된다(그림 11-9).

심장이소증은 단순히 흉강 밖으로 심장이 돌출되어 보이기도 하지만, 완전히 흉강 밖에 위치하면 대부분 심첨부가 태아의 머리 쪽에 위치하고 정상보다 흉강이 작아 보인다.

횡격막결손이 크면 횡격막탈장diaphragmatic hernia이 동반되어 심장과 종격동mediastinum의 전위 소견이 관찰되기도 한다. 하지만 흉골과 심장막결손 자체를 초음파영상에서 관찰하기는 쉽지 않으며, 심장기형이 없거나 동반된 기형이 미미한 경우에는 진단에 어려움이 따른다. 그러므로 배꼽내장탈장이 있고 심장막이나 흉막삼출의 소견이 동반되면 심장막, 흉막삼출이 횡격막탈장 등을 시사하는 일시적인 현상일 수 있으므로 이 질환을 배제하기 위해 반드시 정밀초음파검사를 시행한다.

대부분 임신 20주 전후에 진단할 수 있지만 아주 심한 기형은 임신초기에도 조기진단이 가능한 반면, 심하지 않거나 양수과소증이 있는 경우에는 진단하기가 쉽지 않다. 병변 정도에 따라 단순 배꼽내장탈장, 단순 심장이소증, 양막띠증후군, 사지체벽복합기형

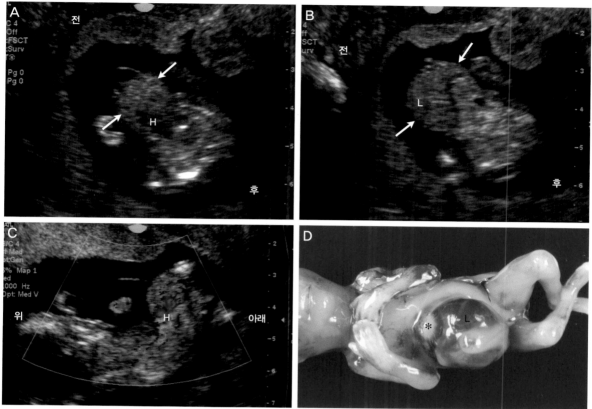

【그림 11-9】 **Pentalogy of Cantrell** A, B. 임신 15주 태아의 횡단면에서 심장(H), 간(L)을 포함한 장기들(화살표)이 탈출된 소견이 보인다. C. 색도플러 초음파 시상면에서 흉복벽결손을 통해 심장(H)이 이탈된 것이 확인되었다. D. 부검에서 심장이소증(*) 및 간(L)을 포함한 배꼽내장탈장이 확진되었다.

등과 감별진단을 해야 한다.

(4) 예후와 치료

산전에 진단된 예들은 대부분 심한 기형이기 때문에 생존 가능성이 낮다. 병변이 경미하다면 염색체이상 과의 동반 가능성을 배제하기 위해 태아 염색체검사 를 시행하는 것이 좋고, 동반된 심혈관기형이 예후와 밀접한 관계가 있으므로 태아 심초음파를 반드시 해 야 한다. 양수의 알파태아단백 수치와 아세틸콜린에 스테라아제acetylcholine esterase 수치를 측정하면 초음 파로 잘 진단되지 않는 경미한 척추이분증spina bifida 같은 기형을 진단하는 데 도움이 될 수 있다.

4. 사지체벽복합기형

(1) 빈도와 발생기전

사지와 체벽결손으로 인한 드문 복합성 기형으로 체 줄기기형body stalk anomaly이라고도 하며, 발생빈도 는 1/7,000~1/42,000로 다양하다.

무뇌증anencephaly이나 뇌류, 얼굴갈림증, 흉벽갈 림증thoracoschisis이나 복벽결손, 사지기형 중 2개 이 상의 소견이 보이면 사지체벽복합기형으로 진단할 수 있다고 이야기되어 왔으나, 복벽결손이 없어도 이 질환으로 분류하는 것에 대해 문제가 제기되면서 복 벽결손을 필수 진단기준으로 분류하는 추세이다.

발병원인은 혈류장애로 인한 출혈성 괴사와 허혈증 으로, 배아조직 파괴와 불완전발생이 초래되거나 임 신초기에 양막이 파열해 복벽, 척추 등의 기형을 유발한다는 가설이 있다. 이 설명에 따르면 이 질환을 양막띠증후군의 일환으로 분류할 수도 있으나 한 가지 가설로 발생 원인을 모두 설명하기는 어렵다.

(2) 진단

산모 혈중 알파태아단백 수치가 크게 증가한다. 초음파상 전측벽결손이 주된 소견으로, 흔히 왼쪽에 발생하며 결손이 크기 때문에 흉복부를 동시에 침범해서 탈출된 장기들이 복합적이고 기이한 형태의 종괴로 보이며 이 종괴는 막들과 엉켜 있다. 측벽결손이기 때문에 대개 제대 삽입 부위는 정상이다.

태아 신체 일부가 태반과 유착되어 보이기도 하며 제대가 짧거나 잘 관찰되지 않기도 한다. 무뇌증, 뇌류 등의 두부기형, 정중 얼굴갈림증 같은 안면기형, 척추측만증scoliosis 등의 특징적 소견을 보인다(그림 11-10).

흔히 복벽결손과 같은 쪽의 사지기형을 동반한다고 하며 같은 쪽의 복부장기, 특히 비뇨생식기계 이상의 동반율이 높다. 때로는 체벽과 태반 사이를 연결하는 띠가 보이는데, 이 경우 양막띠증후군과 감별해야 할 수도 있고 발병원인이 같은 질환군으로 분류할 수도 있다. 양수과소증과 심한 태아기형이 동반되면 해부학적으로 자세히 관찰하기가 쉽지 않다.

(3) 예후와 치료

염색체는 정상이지만 아주 경미하지 않다면 일반적

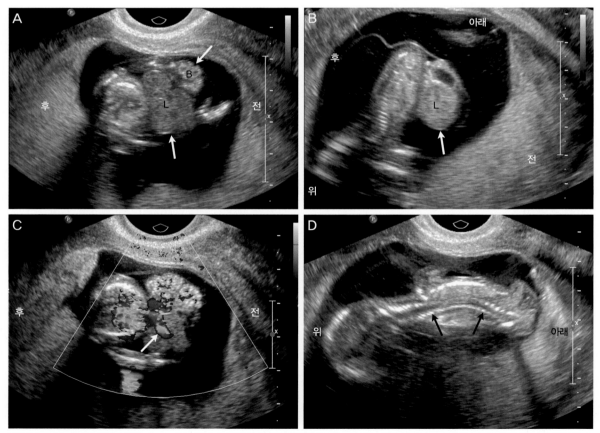

【그림 11-10】 **사지체벽복합기형** A, B. 임신 13주 태아의 질초음파 횡단면과 시상면에서 복벽결손을 통해 복강내 내용물이 탈출(화살표)된 소견을 보인다. 탈출한 내용물은 간(L), 장(B)으로 구성되어 있다. C. 색도플러 초음파에서 탈출 장기 내의 간문맥(화살표)을 확인하였다. D. 관상면에서 척추의 만곡변형(화살표)을 보인다.

으로 치명적인 기형이며 재발률은 매우 낮은 것으로 알려져 있다.

5. 방광외번증과 총배설강외번증

(1) 빈도와 발병기전

정상적으로 임신 8주 정도에 비뇨직장중격urorectal septum이 하향성장하면서 총배설강막cloacal membrane에 도달해서 총배설강을 앞쪽의 비뇨생식굴urogenital sinus과 뒤쪽의 후장으로 분리시키고 총배설강막은 앞쪽의 비뇨생식막urogenital membrane과 뒤쪽의 항문막anal membrane으로 나누어진다.

이 막들은 임신 11~12주에 파열되어 개방비뇨생식기계patent urogenital system와 직장을 형성하며 총배설강막이 수축하는 시기에 하부 전복벽이 폐쇄된다. 또한 비뇨직장중격이 발달하는 동안에 중간신장관mesonephric duct이 총배설강의 측면으로 합쳐지고, 이 관이 남자에서는 정낭seminal vesicle을 형성하고 여자에서는 위축된다.

중간신장관에서 유도된 한 쌍의 중간신장결관paramesonephric duct, 즉 뮐러관Müllerian duct이 중앙선에서 합쳐져 자궁질끈uterovaginal cord을 형성해서 비뇨생식굴과 융합된다.

비뇨직장중격은 총배설강을 정상적으로 분리시키지만 총배설강막의 발생과 근육분절myotome의 중앙선 융합 실패로 인해 비뇨생식기의 피복covering, 하제대 부위의 전복벽에 결손이 생겨 총배설강막이 방광의 전벽이 되고 이 총배설강막이 퇴화되면 방광 후벽이 직접 노출된다. 결과적으로 뒤집힌 방광이 하복벽에서 노출되는 방광외번증bladder exstrophy이 발생한다. 일반적인 발생빈도는 1/30,000~1/40,000이며 남자에서 2~3배 정도 많이 발생한다.

총배설강외번증은 방광외번증보다 좀 더 발생 초기에 이상이 생겨 발생한다. 비뇨직장중격이 총배설강막에 도달하지 못해서 총배설강을 정상적으로 분리시키지 못한다. 이러한 총배설강막의 발생장애로 인

해 방광, 직장이 모두 노출되고 근육분절결합 결손이 동반되어 복부, 골반강결손, 직장항문기형, 신경관결손 등의 소견을 보이는, 방광외번증보다 복잡하고 심각한 기형이다. 또한 치골가지pubic ramus 융합 문제도 생긴다. 발생빈도는 1/200,000로 매우 드물다.

(2) 진단

산모 혈중 알파태아단백 수치가 아주 높을 수 있는데, 신경관결손의 경우만큼 증가하지는 않지만 아세틸콜린에스테라아제도 증가한다. 따라서 설명할 수 없는 산모 혈중 알파태아단백 수치 증가가 있으면 방광외번증이나 총배설강외번증을 염두에 두고 초음파검사를 시행해야 한다.

방광외번증은 종종 산전진단이 어렵지만, 정상 방광이 보이지 않는 소견이 가장 흔하고 후방광벽을 시사하는 돌출된 종괴가 하전복벽에서 관찰된다. 초음파에서 뒤집힌 방광 자체를 관찰하는 것은 쉽지 않으므로, 양수의 양이 정상인데 정상 방광이 보이지 않으면 일시적으로 방광에 소변이 차지 않아 안 보이는 경우와 감별해야 한다. 색도플러color Doppler검사로 제대동맥을 관찰하면 방광의 위치를 확인하는 데 도움이 된다.

돌출된 방광벽은 전복벽의 시상면 영상에서 좀 더 쉽게 관찰되며, 제대 삽입 부위는 정상보다 하방부에 위치하고, 태아가 남아일 때는 외부생식기가 더 높은 위치에서 보일 수 있다. 동반 기형은 주로 비뇨생식기계 기형이며 비뇨직장중격은 정상적으로 발생하기 때문에 위장관계 이상은 동반하지 않는다고 한다.

총배설강외번증의 특징적 소견은 정중선 제대아래 복벽결손 부위로 탈출된 종괴가 보이는 제대아래탈장과 심한 방광외번증으로 인해 정상 방광이 보이지 않는 것이다(그림 11-11). 때로는 정상 방광이 보이지 않으면서 총배설강을 시사하는 큰 낭종성 구조가 골반강 내에서 보이기도 하고, 골반의 중앙선결합결손으로 인해 치골가지가 벌어진 소견이 관찰되기도 한다.

방광외번증에 비해 심한 다른 장기의 기형을 동반

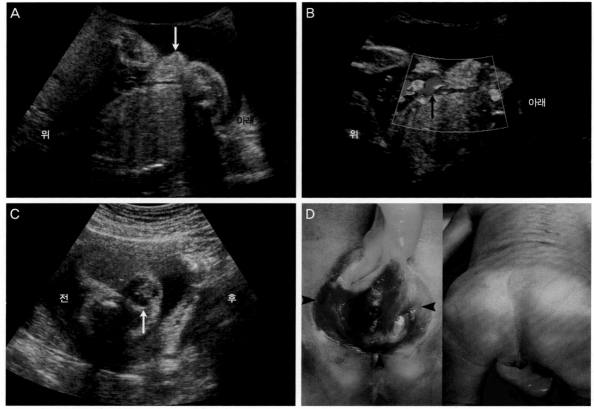

【그림 11-11】 **OEIS복합체** A. 임신 20주 태아의 하복부 시상면에서 정상 방광이 보이지 않고 하전복벽 부위에 돌출한 연조직종괴(화살표)가 보인다. B. 색도플러검사에서 종괴가 제대 삽입 부위(화살표) 하방에 위치함을 확인할 수 있다. C. 태아 둔부 횡단면 영상에서 천골 부위에 낭성 종괴(화살표)를 보이는 천골발생장애*sacral dysgenesis* 소견이 보인다. D. 부검에서 제대 하부에 위치한 총배설강외번증(화살촉)과 항문막힘증 소견이 있는 OEIS복합체로 확인되었다.

하는데 신경관결손 같은 척추기형이 가장 흔하고 신장, 성기의 이상 등 비뇨생식기계 기형도 동반된다. 그 밖에 치골융합의 이차 소견인 사지의 이상, 횡격막결손 등도 동반된다.

특히 정중선 제대아래탈장, 방광외번증, 항문막힘증*imperforated anus*, 신경관결손의 다발성 기형 소견을 보이는 경우를 OEIS복합체*omphalocele, exstrophy, imperforate anus, spinal defect complex; OEIS complex*라고 한다(그림 11-11). 이때 배꼽내장탈장이 대개 두꺼운 막에 싸여 있고, 동반된 신경관결손이 피부로 덮인 예가 많기 때문에 이 복합체에서는 산모 혈중 알파태아단백 수치나 양수의 아세틸콜린에스테라아제 수치가 도움이 되지 않는다.

(3) 예후와 치료

방광외번증은 대부분 단계별 접근을 통한 수술적 치료로 좋은 결과를 보이지만 장기간 수술을 시행해야 하는 예가 많다.

총배설강외번증은 대부분 치명적인 기형이기 때문에 임신을 중단해야 하는 경우가 많다. 물론 병변이 경미하면 출생 후 단계적으로 수술적 치료를 할 수 있지만, 산전에 세밀하고 충분하게 상담해야 한다.

6. 양막띠증후군
(1) 빈도와 발병기전

양막파열로 인해 비대칭적으로 태아 구조가 파괴되는 현상이 특징적인 질환을 말하며, 양막띠연쇄*amni-*

otic band sequence, 양막띠파열복합체*amniotic band disruption complex*, ADAM복합체*amniotic deformities, adhesion, mutilation complex* 등과 동의어로 쓰이고 있다.

발병기전은 확실치 않지만 양막과 융모막이 아직 분리된 상태인 임신 12주 전에 양막이 파열되어 태아가 끈적한 융모막 섬유성 띠에 유착되거나 매임으로써 태아가 자라면서 정상 구조가 변형되는 것으로 알려져 있다.

임신 6~18주에 발생하는 것으로 알려져 있으며, 조기에 생기면 심한 두부안면기형과 내부구조 기형을 초래하고 후기에 생기면 단순한 절단, 협착*constriction* 등의 이상이 발생하는 것으로 추측한다. 이 질환은 발생빈도가 매우 낮은데, 자연유산*spontaneous abortion*된 경우에서는 좀 더 발생빈도가 높을 것으로 생각한다.

(2) 진단

산전초음파에서 보이는 기형은 양막띠가 태아의 어느 부위와 유착되는지에 따라 단순한 손가락이상부터 치명적인 다발성 복합기형까지 매우 다양하다.

전복벽결손, 비대칭적 신경관결손, 비전형적인 안면기형, 사지결손 등 동반된 기형의 소견을 관찰할 수 있고, 양막띠가 태아의 여러 장기에 협착된 것이 가장 흔한 소견이다. 경우에 따라 양막띠들이 태아 신체 부위에 붙어 있는 것을 발견하면 진단의 결정적 실마리가 된다.

임신 12주 정도에 복벽이나 두부결손 등의 소견으로 이 질환을 조기에 진단할 수 있는데, 특히 질초음파를 이용해 양막띠 자체를 관찰하면 조기진단에 더욱 도움이 된다(그림 11-12).

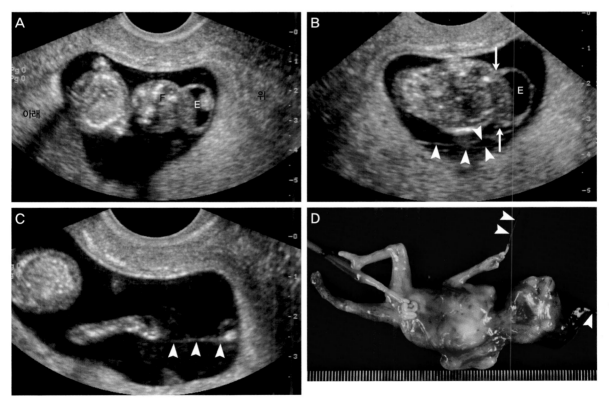

【그림 11-12】 **양막띠증후군** A. 임신 12주 태아의 질초음파 시상면에서 비대칭적 태아 안면(F)과 두부 상방의 반낭종성 종괴인 뇌류(E)가 보인다. B. 두부결손(화살표 사이)을 통한 뇌류(E) 및 뇌류 주위의 다발성 선상 에코(화살촉)들이 관찰된다. 다발성 선상 에코들은 양막띠로 인해 발생한 초음파 소견이다. C. 오른쪽 상지와 연결된 양막띠가 선상 에코(화살촉)로 보인다. D. 오른쪽 수지결손, 뇌류와 연결된 양막띠(화살촉)를 보이는 양막띠증후군의 전형적인 부검 소견이다.

기형의 정도와 종류에 따라 감별진단을 해야 하는데, 양막띠를 자궁유착, 융모양막분리, 융모막하혈종subchorionic hematoma, 태반낭종 등에서 보이는 다양한 막들과 혼동하지 말아야 한다.

심한 두부기형은 무뇌증과 감별해야 하는데, 무뇌증과 달리 비대칭적 기형이고 다른 장기의 이상을 동반한 경우가 흔하다. 사지체벽복합기형과 유사한 소견을 보이는데, 양막띠증후군에서는 제대의 길이가 정상이고 척추이상이나 하지기형의 양상에 차이가 있다. 두 질환이 서로 다른 질환군인지 연속적인 병변인지에 대해서는 논란이 많다.

(3) 예후와 치료

기형의 정도와 분포에 따라 다양하다. 단독사지결손같이 경미한 경우는 예후가 좋아 정상 생활이 가능하지만 심한 두부안면이나 흉복부기형 등을 동반한 다발성 기형은 치명적이다. 재발률은 매우 낮으며 염색체는 정상이다.

Ⅲ 전복벽기형의 진단 접근 방법

전복벽기형은 임신초기에 생기는 결손이기 때문에 이론적으로는 태아의 생존 결정 연령 전에 진단이 가능하다. 그러나 임상적으로 작은 기형은 통상적인 산전초음파검사와 산모 혈중 알파태아단백 수치 측정 시에 놓칠 수 있다.

전복벽결손이 의심되면 정상 제대 삽입 부위와 태아 전복벽 관계를 볼 수 있는 태아 전복벽 전체에 걸친 횡단면 검사, 태아 방광과 골반강 내의 통상적인 횡단면 검사와 부가적으로 시상면 영상을 관찰하면 전복벽결손의 발견율을 높일 수 있다. 또한 체계적인 진단 접근을 시도한다면 각 질환의 감별진단과 진단 정확도를 향상할 수 있다.

1. 제한막의 존재

배꼽내장탈장은 양막과 복막으로 구성된 제한막이 탈출된 구조들을 둘러싸고 있다. 배벽갈림증은 이 막이 없고, 배꼽탈장은 막이 아닌 피부와 피하지방 전층으로 둘러싸여 있다. 복수가 제한막과 동반되어 있으면 제한막의 경계가 뚜렷하게 보여 배꼽내장탈장으로 확실하게 진단할 수 있다. 간혹 이 막들이 양막강 내에서 떠다니는 소견이 보이면 사지체벽복합기형이나 양막띠증후군 같은 복합기형과의 연관성을 염두에 두어야 한다.

2. 결손 부위와 제대 삽입의 관계

제대 삽입부의 횡단면에서 관찰하며 경우에 따라 시상면 영상이 도움이 된다. 배꼽내장탈장에서 복벽결손은 제대 삽입부에 위치하며, 배벽갈림증의 결손은 제대 주위, 대부분 제대 삽입부 오른쪽에 있기 때문에 제대 삽입부는 정상 위치이다. 총배설강외번증의 경우는 결손이 제대 삽입부 아래쪽에서, pentalogy of Cantrell의 경우는 제대 삽입부보다 머리 쪽에서 복벽결손이 관찰된다. 사지체벽복합기형의 복벽결손은 제대 길이가 짧아 가깝게 연결되어 보이는 예가 많다.

3. 탈출된 장기의 종류

간이 탈출되었으면 배꼽내장탈장의 가능성이 가장 높고 간만 탈출되었으면 배꼽내장탈장의 진단 가능성이 더욱 높아진다. 하지만 다른 복합성 결손의 가능성도 염두에 두고 관찰해야 한다.

장관만 탈출된 소견이 보이면 대부분 배벽갈림증으로 추측하지만 체내형 배꼽내장탈장과 감별진단을 해야 한다. 심장이 탈출된 구조일 경우 pentalogy of Cantrell이 일차 진단이다. 여러 장기가 탈출된 경우에는 pentalogy of Cantrell, 사지체벽복합기형, 총배설강외번증 등 좀 더 복잡한 기형일 가능성에 초점을 두어야 한다.

직이나 뼈가 붙은 경우로 정도가 심하지 않을 때는 인지하기 어렵다.

단지증brachydactyly은 근골격계 기형의 대부분에서 나타나고, 엄지손가락이 검지손가락과 직각을 이루는 hitchhiker's thumb은 이영양성형성이상의 특징이다.

Ⅳ 치명적인 근골격계 기형

1. 치사성이형성증

FGFR3(fibroblast growth factor receptor 3) 유전자의 변이로 생기며, 빈도는 6,000~17,000명 출생당 1명으로 근골격계 기형 중 가장 흔하고 남아에서 여아보다 많이(2:1) 발생한다. Ⅰ형과 Ⅱ형이 있고 Ⅰ형이 85%

로 더 흔하다.

Ⅰ형은 심한 근위지골단축, 사지장골의 만곡으로 수동식 수화기telephone receiver 모양, 종모양가슴, 상대적으로 큰 머리, 편평척추, 두눈먼거리증, 안장코saddle nose, 단지증이 특징이다(그림 12-1). 발은 정상이고 머리의 클로버잎모양 변형은 없는 경우가 많지만 드물게 발생할 수 있다. 사지장골의 만곡은 대퇴골에서 심하며 임신중기에는 미미할 수 있지만 임신이 진행될수록 뚜렷해진다.

Ⅱ형은 머리의 클로버잎모양 변형이 특징이며 사지단축과 편평척추는 Ⅰ형에 비해 경하고 사지장골의 만곡이 없다.

산전초음파에서 대퇴골과 두개골모양, 좁은 흉곽, 편평척추 등 특징적 소견으로 임신초기에도 의심할

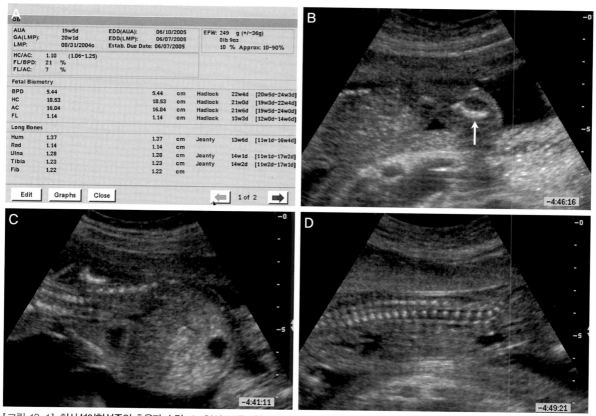

【그림 12-1】 **치사성이형성증의 초음파 소견** A. 임신 20주 1일 산모로 생체계측상 양두정경, 머리둘레, 복부둘레는 임신 21~22주의 크기를 보이지만 대퇴골과 상완골의 길이가 임신 13주 크기로 짧다. B. 대퇴골(화살표)의 종단면 영상에서 대퇴골의 길이가 짧고 만곡되어 있다. C. 태아 흉복부 관상면 영상에서 종모양가슴이 보인다. D. 태아 척추 시상면 영상에서 추체 간 거리가 추체 높이보다 긴 편평척추 소견을 보인다.

수 있지만 경우에 따라 임신초기에 특이소견이 없다가 임신말기에 이상이 발견되기도 한다.

양수과다증polyhydramnios이 임신말기에 잘 생기며, 주로 II형에서 수두증과 뇌량무발생corpus callosum agenesis, 마제신horseshoe kidney이나 수신증, 심장기형, 항문막힘증imperforate anus, 요척골유합증radioulnar synostosis 등이 동반될 수 있다.

감별해야 하는 근골격계 기형은 심한 사지단축을 보이는 II형 불완전골형성, 동종접합연골무형성증과 질식성 흉곽이형성, 짧은늑골다지증증후군 등이다. II형은 두개골유합증을 보이는 다른 기형들과 감별해야 한다. 치사성이형성증은 매우 치명적인 기형이므로 태아가 대부분 사산되고, 출생하더라도 호흡곤란으로 며칠 내에 사망한다. 유전형식은 상염색체

우성autosomal domiant이지만 대부분이 돌연변이mutation로 발생하며 재발률은 2%이다.

2. 연골무발생증

40,000명 출생당 1명의 빈도로 발생하며 상염색체열성autosomal recessive으로 유전되는 I형과 상염색체우성으로 유전되는 II형으로 나뉘고, I형은 다시 I A형과 I B형으로 구분된다. 연골무발생증의 20%를 차지하는 I형은 심한 사지단축, 짧은 몸통, 튀어나온 복부, 두개골과 척추의 미미한 골화, 작은 골반뼈가 특징이며, 사지단축이 근골격계 기형들 중 가장 심하다. 두개골의 골화는 미미하지만 크기는 정상이며 상대적으로 커 보인다. I A형에서는 골절을 동반한 얇은 늑골이 보이지만 I B형에는 늑골골절이 없

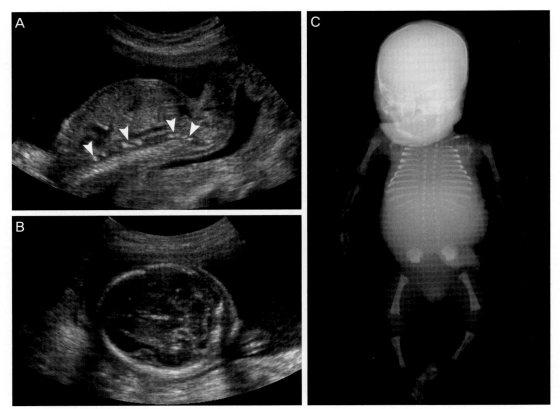

【그림 12-2】 **연골무발생증의 초음파 소견** A. 임신 21주 태아의 척추 시상면 영상에서 추체의 골화가 전반적으로 미미하며 흉추 일부와 요천추 일부에서 부분적 골화(화살촉) 소견이 보인다. B. 태아 두개골의 석회화는 정상이다. C. 사후 X선 검사에서 태아 추체의 골화가 미미한 II형 연골무발생증으로 진단되었다.

다. 연골무발생증의 80%를 차지하는 Ⅱ형은 Ⅰ형보다 경미한 형태로 사지단축이 덜하고, 두개골의 골화가 어느 정도 보이며 Ⅰ형보다 늑골이 두껍고 골절이 없다(그림 12-2). 두개골의 골화는 Ⅰ형과 Ⅱ형을 구분하는 데 도움이 되며 Ⅰ형을 세분할 때 늑골의 골절 여부를 이용할 수 있다.

산전초음파에서는 매우 심한 사지단축, 미미한 전신적 골화, 상대적으로 큰 머리 등의 소견을 보여 임신초기에 진단할 수 있다. 양수과다증이 흔히 동반되며 피하조직이 많아져 가성수종pseudohydrops이나 실제 수종이 생긴다. 수두증, 구개열cleft palate, 구순열cleft lip, 심장과 신장의 이상이 동반될 수 있다.

감별진단할 질환에 골격탈회skeletal demineralization를 보이는 저인산증, 불완전골형성 등이 포함되지만 이 기형들에서는 사지단축이 경하고, 심한 사지단축을 보이는 치사성이형성증에서는 연골무발생증과 달리 두개골의 골화가 정상이다. 연골무발생증은 매우 치명적인 기형이므로 태아가 대부분 사산된다. Ⅱ형 환아가 영아기까지 생존할 수도 있지만 결국 호흡부전으로 사망한다.

3. 불완전골형성

불완전골형성은 교원질collagen Ⅰ형 유전자의 변이로 인해 생기며 청색공막blue sclera, 골밀도 감소, 골절

이 특징적이다. 여러 아형이 있는데 이 중 Ⅱ형이 가장 심하고 치명적이다(표 12-2). Ⅰ형과 Ⅳ형은 예후가 좋아 중년까지 생존 가능하고, Ⅲ형은 유아기사망률이 높으며 생존하더라도 심한 변형이 남는다. 산전초음파로 진단되는 형태는 주로 Ⅱ형이며 여기에서는 Ⅱ형에 국한해 기술한다.

Ⅱ형 불완전골형성은 약 54,000명 출생당 1명의 빈도로 발생하며 다시 A, B, C형으로 나뉜다. 모두 심한 사지단축, 작은 골절로 인한 뼈의 불규칙한 모양과 굴곡, 작은 종모양가슴, 무기질침착 감소를 보인다. 태아 머리 초음파검사에서 무기질침착 감소의 결과로 두개골에 의한 초음파의 후방음향감소posterior shadowing가 없어져 초음파 탐촉자 쪽 뇌도 선명하게 보인다. 또한 탐촉자로 눌렀을 때 두개골이 말랑말랑하게 눌리는 모습을 볼 수 있다(그림 12-3). 늑골은 가늘고 여러 개의 작은 골절이 생겨 울퉁불퉁해 보인다.

ⅡA형은 사지장골이 짧고 굵으며 염주알beaded모양 늑골, 심한 편평척추 등을 나타내지만 소견이 일관되지 않다. ⅡB형은 사지장골과 척추의 모양이 ⅡA와 유사하지만 늑골의 염주알모양변형이 경미하고 두개골의 골화도 A형이나 C형보다 잘 되어 있으며 대퇴골의 단축이 상완골보다 두드러진다. ⅡC형에서는 사지장골이 가늘어지고 척추가 정상이다.

임신중기 이후에는 초음파로 진단할 수 있지만 골

[표 12-2] **불완전골형성의 Sillence 분류**

유형	공막	임상소견
Ⅰ형	청색	경한 사지골절, 정상 또는 경한 사지단축, 청력소실
ⅠA형		정상 치아
ⅠB형		치아형성부전
Ⅱ형	청색	매우 심한 사지골절, 심한 기형, 대부분 출생 전후 사망
ⅡA형		굵고 짧은 골격, 사지장골, 늑골의 다발성 골절
ⅡB형		굵고 짧은 골격, 사지장골골절, 늑골골절이 없거나 경함
ⅡC형		가늘고 골절된 사지장골, 가는 늑골
Ⅲ형	출생 시 청색, 점차 흰색으로 변화	Ⅱ형과 유사하지만 경한 형태
Ⅳ형	출생 시 청색, 점차 흰색으로 변화	Ⅰ형과 유사하지만 심한 형태

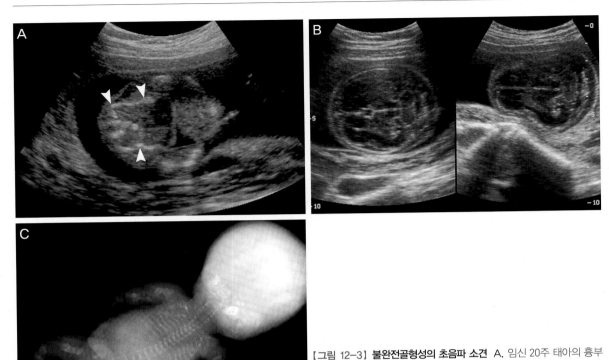

【그림 12-3】 **불완전골형성의 초음파 소견** A. 임신 20주 태아의 흉부 횡단면 영상에서 늑골골절 소견(화살촉)을 보인다. B. 태아 두부 횡단면 영상에서 두개골의 양쪽 피질 경계가 모두 보이며 초음파 탐촉자 쪽 뇌가 선명하게 보인다. 또한 탐촉자로 눌렀을 때(오른쪽) 두개골이 말랑말랑하게 눌리는 모습을 볼 수 있다. C. 사후 X선검사에서 Ⅱ형 불완전골형성으로 진단되었다.

절이 없는 경우에는 진단하기가 어렵다. 그러나 임신 17주 이후 초음파에서 의심 소견이 없으면 Ⅱ형 불완전골형성일 가능성은 거의 없다. 양수과다증, 태아수종*fetal hydrops*을 보일 수 있고 척추측후만증*kyphoscoliosis*, 근육긴장저하*hypotonia*, 서혜부탈장*inguinal hernia*, 수두증 등을 동반할 수 있다.

무기질침착 감소와 사지단축을 보이는 저인산증, 연골무발생증과 감별해야 하지만 이 기형들에서는 골절이 드물고, 척추의 골화핵이 Ⅱ형 불완전골형성에서는 3개 모두 보이지만 연골무발생증에서는 척추체 골화핵이 보이지 않으며 저인산증에서는 신경궁의 골화핵이 없다.

대퇴골의 만곡이 특징인 굴지이형성증은 불완전골형성을 진단할 때 항상 염두에 두어야 하는데 견갑골과 늑골의 차이가 감별하는 데 도움이 된다. 예

후는 매우 나빠 사산되거나 뇌출혈, 호흡곤란 등으로 영아기에 사망한다. Ⅱ형 불완전골형성은 대개 상염색체우성 돌연변이로 발생해서 재발 가능성은 매우 낮지만 드문 상염색체열성 형태일 때는 재발률이 10~25%에 이른다.

4. 굴지이형성증

500,000명 출생당 1명 정도의 빈도로 발생하며 사지장골, 특히 대퇴골과 경골의 만곡이 특징이다. 사지단축은 경하며, 주로 대퇴골 근위부와 경골 원위부가 만곡되고 상지도 만곡될 수 있지만 드물다. 심한 만곡은 골절과 혼동될 수 있다(그림 12-4). 비골이 작거나 없기도 하며 내반첨족*talipes equinovarus*이 거의 대부분 보인다. 견갑골이 특징적으로 작거나 없고 상부 흉곽이 좁으며 척추측만증이나 고관절탈구*dislocation*

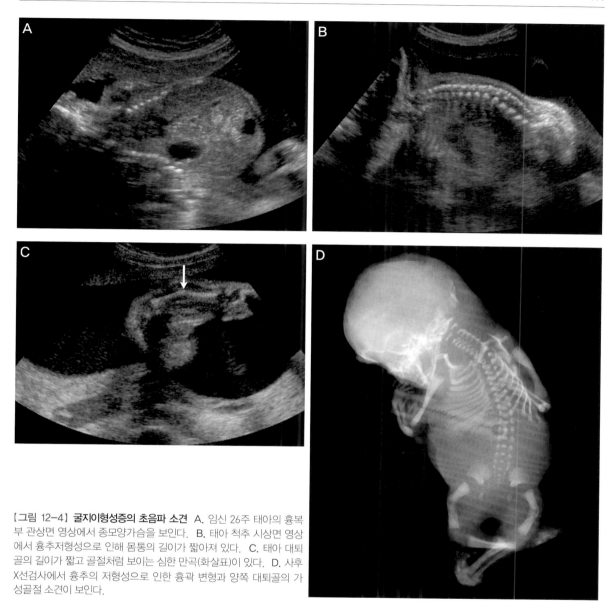

【그림 12-4】 굴지이형성증의 초음파 소견 A. 임신 26주 태아의 흉복부 관상면 영상에서 종모양가슴을 보인다. B. 태아 척추 시상면 영상에서 흉추저형성으로 인해 몸통의 길이가 짧아져 있다. C. 태아 대퇴골의 길이가 짧고 골절처럼 보이는 심한 만곡(화살표)이 있다. D. 사후 X선검사에서 흉추의 저형성으로 인한 흉곽 변형과 양쪽 대퇴골의 가성골절 소견이 보인다.

*of hip joint*가 동반된다.

초음파를 이용한 진단은 임신중기에 대퇴골의 만곡과 작은 견갑골의 소견으로 가능하다. 심실중격결손 *ventricular septal defect*, 심방중격결손, 팔로네증후*tetralogy of Fallot*, 대동맥협착*aortic stenosis* 등 심장기형이 1/3에서 동반되며 수두증 등 뇌신경계 기형, 수신증 등 신장기형, 구개열 등 안면기형을 동반한다.

Ⅱ형 불완전골형성, 저인산증과 감별해야 하는데,

굴지이형성증은 두개의 골화이상이 없으며 Ⅱ형 불완전골형성과 저인산증은 견갑골의 크기가 작지 않다. 저인산증이 종모양가슴, 내반첨족을 보이지 않는 것도 구분하는 데 도움이 된다.

굴지이형성증 환아의 대부분이 호흡곤란으로 신생아기에 사망한다. 호흡곤란의 주원인은 폐저형성증 *lung hypoplasia*보다 후두기관연화*laryngotracheomalacia*로 인한 기도협착이다. 환아가 생존한 경우 사지만곡은 호전되지만 안면기형이 남고 척추측후만증과 고관절탈구 치료가 필요하다. 대개 상염색체우성 돌연변이로 발생하기 때문에 재발은 산발적이다.

5. 점상연골이형성증

점상연골이형성증은 골단의 점상석회화가 특징이며 전체 발생빈도는 110,000명 출생당 1명이다. 안면기형을 동반하며 백내장과 피부 병변이 생긴다. 여러 아형이 있지만 크게 근위지골단축형과 비근위지골단축형으로 나누며 근위지골단축형이 치명적인 기형에 속한다.

근위지골단축형 점상연골이형성증은 상염색체열성으로 유전되며 여러 부위에 유전적 결함이 있고 이에 따라 다시 세분할 수 있지만 초음파 소견에서 각각 구분하기는 어렵다. 심한 대칭적 근위지골단축과 불규칙하게 넓어지는 골간단 부위의 변화, 안면 중앙부 형성부전을 보인다. 특징적인 골단의 점상석회화는 임신말기에 보이지만 모든 예에서 보이는 것은 아니다.

골단의 점상석회화는 와파린warfarin 노출, 태아 알코올 노출, 젤웨거증후군Zellweger syndrome 등에서도 보이나, 병력과 근위지골단축의 유무로 근위지골단축형 점상연골이형성증과 감별할 수 있다. 근위지골단축형 점상연골이형성증은 지능저하와 발육장애를 보이고 사지강직성 마비로 대개 1세 이전에 사망한다. 상염색체열성으로 유전되므로 재발할 확률은 25%이다.

비근위지골단축형 점상연골이형성증은 임신중기에 비대칭적 중간지골단축을 보이고 장골의 만곡, 척추측후만증, 전두부돌출이 있을 수 있다. 골단의 점상석회화는 임신중기에 나타나지만 임신후기에도 보이지 않을 수 있다. 비근위지골단축형 점상연골이형성증은 출생 후 예후가 양호해서 환아의 지능이 정상이고 임상증상과 영상의학 소견이 생후 2~3년 내에 사라진다.

6. 동종접합 연골무형성증

드문 기형으로 부모 중 적어도 1명에게 같은 기형이 있어야 한다. 이종접합 연골무형성증heterozygous achondroplasia보다 형태 이상이 심하고 두개골의 클로버잎모양변형이 나타날 수 있다. 이종접합 연골무형성증과 감별할 때에는 임신중기의 연속적인 대퇴골 길이 측정이 도움이 된다. 만약 임신 17주에 대퇴골의 길이가 3 백분위수percentile 미만이고 임신 20주와 임신 23주 검사에서 단축의 정도가 심해진다면 동종접합 연골무형성증이다. 부모가 모두 연골무형성증인 경우에 발생빈도는 25%이고 1명인 경우에는 돌연변이로 인해 동종접합 연골무형성증이 발생할 가능성이 1/50,000이다.

7. 짧은늑골다지증증후군

좁은 흉곽, 사지단축, 다지증이 특징이며 다양한 영상의학 소견을 보이기 때문에 4가지 아형으로 분류하지만(표 12-3) 유전적, 임상적, 병리 소견은 유사해서 한 질환의 다양한 발현으로 생각되고 있다. 또한 모든 아형의 예후가 좋지 않으므로 실질적으로 세분이

[표 12-3] **짧은늑골다지증증후군의 분류**

I형(Saldino-Noonan type)
    사지단축, 짧고 수평주행하는 늑골, 전축 또는 후축 다지증, 심장기형, 낭성신장 또는 이형성신장, 척추이상, 촛불모양의 골간단

II형(Majewski type)
    사지단축 중 유난히 짧은 경골, 짧고 수평주행하는 늑골, 전축 또는 후축 다지증, 낭성신장 또는 이형성신장, 구개열, 구순열, 납작한 코

III형(Verma-Naumoff type)
    사지단축, 안장코, 추체저형성, 후축다지증, 심장기형, 낭성신장 또는 이형성신장, 척추이상, 양끝에 돌기가 있는 넓은 골간단

IV형(Beemer-Langer type)
    수종, 만곡을 동반한 사지단축, 두드러진 전두부, 구개열, 구순열, 좁은 흉곽, 복부팽만, 심장기형, 위장관기형, 비뇨생식기계 기형, 다지증은 없을 수 있음

중요하지 않다. 진단할 때는 가족력이 중요하며 특징적인 좁은 흉곽, 사지단축, 다지증과 정상 두개골을 보이고 다양한 동반 기형을 나타낸다(그림 12-5).

치사성이형성증이 유사한 소견을 나타낼 수 있지만 다지증이 없고 머리가 크며 편평척추를 보이므로 구분이 되고 짧은늑골다지증증후군과 구분된다. 연골외배엽이형성증과 질식성 흉곽이형성은 사지단축과 좁은 흉곽의 정도가 덜하다. 짧은늑골다지증증후군은 치명적인 기형이므로 태아는 사산되거나 호흡곤란으로 출생 직후 사망한다. 상염색체열성으로 유전되므로 재발할 확률은 25%이다.

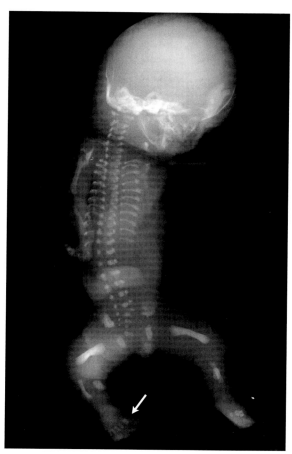

【그림 12-5】 **짧은늑골다지증증후군** 늑골이 짧고 다지증(화살표)을 보이는 짧은늑골다지증증후군의 사후 X선 검사 소견이다.

V 비치명적이거나 예후가 다양한 근골격계 기형

1. 이종접합 연골무형성증

20,000~30,000명 출생당 1명의 빈도로 발생하는 흔한 근골격계 기형으로서 상염색체우성 돌연변이로 인해 생기고 아버지의 고령과 관련이 있다. 장애유전인자는 FGFR3이고 연골내골화를 하는 사지관상골, 두개저부, 척추에 선택적 성장장애가 있어 사지단축과 전두부돌출이 있는 큰 머리, 좁은 척추관을 보인다. 늑골의 단축으로 흉곽이 좁지만 몸통 길이는 비교적 정상이다. 사지단축은 상지에서 더 뚜렷하다.

산전초음파에서는 사지단축이 임신후기에 나타나 점차 진행되므로 조기진단이 어렵고 임신후기에도 정확히 진단되는 경우가 드물다. 초음파에서 대두증 *macrocephaly*, 안장코, 전두부돌출, 단지증 소견이 보이면 진단하는 데 도움이 된다.

손이 삼지창모양으로 보이는 단지증은 손가락들의 길이가 비슷하고 3번째와 4번째 손가락 사이가 벌어지는 기형으로 연골무형성증의 특이적 소견이다. 그러나 산전초음파만으로 확진하기 어려운 경우가 대부분이므로 초음파에서 근골격계 이상이 의심되는 저위험군에 대하여 임신중기에 태아의 혈액을 채취해 유전학적으로 확진하는 방법이 제안되기도 했다.

감별진단 시 문제가 되는 것은 사지단축을 주로 보이는 형태의 자궁내성장제한으로, 구분하기가 매우 어렵다. 이종접합 연골무형성증은 출생 후 대후두공 *foramen magnum* 협착으로 인해 수두증이나 신경학적 증상이 생길 수 있지만 지능은 정상이고 수명도 단축되지 않는다.

2. 질식성 흉곽이형성

약 70,000명 출생당 1명의 발생빈도를 보이는 드문 기형이다. 사지장골의 단축은 미미하고 흉곽이 길고 좁으며 쇄골의 바깥쪽이 올라가고 구부러져 뒤집어진 자전거핸들모양inverted bicycle handle을 보인다. 장골iliac wing이 작으며 관골구의 지붕acetabular roof이 수평이고 바깥쪽으로 돌기가 있다. 약 14%에서 다지증을 보인다.

초음파에서 경한 근위지골단축과 짧은 늑골이 있는 좁고 긴 흉곽, 특이한 쇄골, 다지증 등으로 진단되며 동반되는 낭성 신장병변과 양수과다증을 볼 수 있다. 사지단축은 임신중기 이후에 나타난다. 두개골은 정상이고 구개열, 구순열이 동반될 수 있다.

질식성 흉곽이형성의 60%는 폐저형성증으로 인한 호흡곤란 때문에 영아기에 사망한다. 영아기를 넘겨 생존하는 경우 흉곽협착thoracic constriction은 성장하면서 호전되지만 형태는 변화가 없고, 저신장증short stature이 있으며 신부전, 간부전을 겪게 된다. 대부분 상염색체열성으로 유전되어 재발할 확률이 25%이므로 정확한 진단이 요구된다.

3. 연골외배엽이형성증

연골외배엽이형성증chodroectodermal dysplasia은 처음 기술한 사람의 이름을 따서 엘리스-반크레벨트증후군Ellis-van Creveld syndrome이라고도 불리며, EVC유전자에 이상이 있고 상염색체열성으로 유전된다. 전반적인 발생빈도는 1/220,000이지만 특정 종족에서는 유병률이 더 높다.

출생 후에는 외배엽기형으로 인한 치아, 머리카락, 손톱, 발톱의 이상이 보이기 때문에 진단하기가 어렵지 않다. 산전초음파에서는 말단지골과 중간지골의 단축, 후축다지증, 좁은 흉곽, 심장기형을 보일 수 있다.

사지단축은 중경도로 경골보다 비골의 단축이 심하고 전완골이 만곡될 수 있다. 후축다지증은 손에는 거의 모든 경우에 있고 발에는 10~25%에서 보인다. 심장기형은 주로 심방중격결손이며 50%에서 동반된다. 흉곽은 좁지만 길고 쇄골이 질식성 흉곽이형성과 마찬가지로 자전거핸들모양으로 보일 수 있다. 산전진단에서 질식성 흉곽이형성, 짧은늑골다지증증후군과 감별해야 하는데, 짧은늑골다지증증후군보다는 전체적으로 경미한 이상을 보이며, 질식성 흉곽이형성은 심장기형과 다지증이 없고 신장에 병변이 있는 것이 도움이 된다.

연골외배엽이형성증의 예후는 심장기형 등 특정 이상 소견에 좌우되는데, 일반적으로 동반된 심장기형과 좁은 흉곽으로 인한 호흡곤란 때문에 생후 6개월 이내에 사망할 확률이 높다. 그 후 생존하는 경우 지능은 정상이지만 저신장증을 보이고 상염색체열성으로 유전되므로 재발할 확률은 25%이다.

VI 부분적인 근골격계 이상

1. 양막띠증후군

양막띠증후군amniotic band syndrome의 발생기전은 명확히 밝혀지지 않았으나, 주로 양막 파열이 원인으로 생각된다. 양막이 파열되면서 양막의 융모막 면으로부터 생겨나온 섬유대가 배아나 태아에 붙어서 조직의 결손을 유발하는 것이다. 태아는 융모막에 유착되어 발육장애가 생기게 된다. 기형의 정도가 다양해서 손, 발 등 사지 말단의 협착고리constriction ring 또는 절단amputation뿐만 아니라 머리, 얼굴, 몸통의 큰 결손이나 사지 기형과 절단이 발생하기도 한다.

산전초음파 소견은 사지절단(50~60%), 부종, 협착고리, 불규칙한 비대칭적 얼굴결손(20%)이나 뇌류encepahocele, 커다란 복벽 또는 흉벽 결손(40%) 등이며 약 40%에서만 양막띠가 관찰된다(그림 11-12 참조).

2. 사지-복벽 복합체

사지-복벽 복합체limb-body wall complex는 양막띠증후군과 하나의 스펙트럼에 해당하는 기형으로 생각되며, 임신의 아주 이른 시기(3~5주)에 생긴 양막파열에 의하여 발생하는 것으로 추측된다. 산전초음파

데 만삭의 태반 두께는 대부분 45mm를 초과하지 않는다. 태반이 얇은 경우 자궁내성장제한 등을 의심할 수 있고, 태반이 두꺼워진 경우는 임신성 당뇨, 산모의 빈혈, 태아수종*fetal hydrops*, 태아감염, 태아 염색체이상 등이 원인일 수 있으므로 자세한 관찰과 검사가 필요할 수 있다.

제대는 초음파에서 약 임신 8주가 되었을 때 처음으로 보이는데 이때는 직선으로 약간 두툼한 구조를 보인다. 제대 지름은 정상적으로 2cm 미만이고, 임신이 진행되면서 길어지며 약 40회 정도 꼬이게 된다. 이 꼬임은 혈관들에 가해지는 압박에 저항하여 제대를 보호하는 역할을 한다. 정상적으로 제대는 동맥 2개와 정맥 1개를 가지고, 제대정맥은 산소화된 혈액을 태반에서 태아의 간문맥*portal vein*으로 운반한다. 제대동맥은 내장골동맥*internal iliac artery*과 연결되어 산소화되지 않은 혈액을 태아에서 태반으로 운반하는 역할을 한다. 제대혈관들은 Wharton jelly라는 젤라틴 형태의 결합조직에 둘러싸여 보호된다.

II 태반 위치이상

1. 전치태반

전치태반*placenta previa*이란 태반이 비정상적인 위치에 부착된 경우로, 대부분은 자궁의 아래분절*lower segment*에 위치하며 태반이 자궁경부 내구를 덮거나 그 근처에 위치한 경우로 정의할 수 있다. 전치태반은 크게 완전전치태반*placenta previa totalis*, 부분전치태반*placenta previa partialis*, 변연전치태반*placenta previa marginalis*, 하위태반*low-lying placenta*으로 구분할 수 있다.

완전전치태반은 자궁경부 내구가 태반으로 완전히 덮인 경우, 부분전치태반은 자궁경부 내구가 태반으로 부분적으로 덮인 경우, 변연전치태반은 태반 끝부분이 자궁경부 내구 가장자리에 위치한 경우, 하위태반은 태반이 자궁 아래분절에 착상해 있으면서 태반 끝이 실제로 자궁경부 내구에 닿지 않고 2cm 미만으로 매우 근접한 경우로 정의한다(그림 13-1). 부분전치태반과 변연전치태반을 불완전전치태반*incomplete placenta previa*이라고 표현하기도 한다. 2014년 미국영상의학회, 미국산부인과학회 등 여러 유관학회가 모인 워크숍에서 전치태반의 분류를 개정하였다. 개

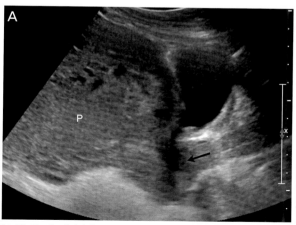
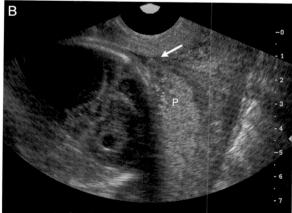

【그림 13-1】 전치태반 A. 완전전치태반. 복부초음파상 태반(P)이 자궁경부 내구(화살표)를 완전히 덮고 있다. B. 부분전치태반. 질초음파상 자궁 뒷벽에 위치한 태반(P)이 자궁경부 내구(화살표)를 부분적으로 덮고 있다.

정 내용은 완전, 부분, 변연이라는 용어를 더 이상 사용하지 말고, 자궁경부 내구를 태반이 덮었거나 가장자리에 위치하면 전치태반placenta previa이라고 하고, 태반 끝이 자궁경부 내구에 닿지 않으면서 2cm 이내에 위치한 경우는 하위태반low-lying placenta, 태반 끝이 자궁경부 내구에서 2cm 이상 거리에 위치한 경우는 정상 태반위치로 정의하는 것이었다.

전치태반은 임신중기 이후 질출혈vaginal bleeding의 가장 흔한 원인이며 약 200건의 임신당 1건(0.5%)의 빈도로 발생한다. 가장 흔한 증상은 통증을 동반하지 않은 질출혈인데, 대부분이 임신중기 말이나 임신말기에 갑자기 발생할 수 있다. 전치태반의 빈도를 증가시키는 요인으로 알려진 것은 다임신부, 고령임신부, 제왕절개분만의 기왕력, 자궁내강수술력, 흡연 등이다. 전치태반은 유착태반placenta accreta, 감입태반placenta increta 또는 천공태반placenta percreta 등과 동반되는 경우가 많은데, 실제로 전치태반의 약 7%에서 임상적으로 의미 있는 유착태반이 동반된다.

전치태반은 대부분 초음파를 통해 진단하며, 복부초음파transabdominal ultrasonography보다 질초음파가 더 유용하다. 초음파는 가장 간단하고 정확하고 안전한 방법이며 진단 정확도가 약 96%이다. 대부분의 전치태반은 증상이 없으므로 정기적인 초음파검사 중에 발견하게 된다.

태반이동placental migration은 전치태반을 진단하는 데 중요한 개념이다. 임신중기에 자궁경부 내구를 덮은 태반 중 약 40%는 분만 전까지 전치태반으로 지속되지만, 나머지 임신중기나 말기 초에 자궁경부 내구를 덮지 않고 자궁경부 내구 가까이에 위치한 태반은 자궁저uterine fundus 쪽으로 이동할 가능성이 높다. 그러므로 임신 30주 이전에 초음파로 인지된 전치태반이 임신말기까지 지속되는 빈도는 낮다. 이를 설명할 수 있는 가설로는 자궁 전체에 비해 자궁 아래분절이 더 빠른 속도로 자라기 때문에 상대적으로 태반이 이동하는 것처럼 보인다는 것이다. 따라서 임신

중 태반의 위치를 면밀히 관찰하는 것은 추후 분만방법을 결정하는 데 매우 중요하다.

전치태반이 진단된 후에는 임신 중 실질적인 질출혈이 없는 경우 산모와 태아의 안전에 중점을 두어 보존적으로 안정하며 지켜보는 것이 좋다. 하지만 질출혈이 있을 때는 입원해서 출혈이 멈추고 태아의 안녕이 확인될 때까지 지켜보아야 하고, 만약 출혈이 멎지 않으면 분만해야 한다. 모든 전치태반에서는 제왕절개 분만이 원칙이다.

2. 전치혈관

전치혈관vasa previa은 매우 드물지만 임상적으로 매우 중요한 질환으로 전치태반과 연관된 경우가 많고, 태반에 위치한 태아의 혈관이 태아의 선진부와 자궁경부 사이에 위치한 경우로 정의한다. 제대의 난막부착velamentous insertion of umbilical cord, 부태반succenturiate placenta, accessory placenta, 제대변연부착marginal insertion of umbilical cord 등이 있을 때, 태아의 혈관이 태반이나 Wharton jelly에 보호받지 못한 채로 융모막chorion과 태아의 선진부 아래쪽을 통해 자궁경부의 위로 지나가는데, 이것이 전치혈관이다.

현재까지 알려진 발생빈도는 약 2,500건의 분만당 1건 정도로 알려져 있다. 전치혈관의 심각한 결과로 심한 출혈과 태아사망fetal demise이 발생할 수 있기 때문에 산전에 초음파를 통해 이를 진단하는 것이 매우 중요하다. 초음파에서 전치혈관은 자궁경부 상방을 지나는 선형 무에코linear echolucent의 구조물로 보일 수 있지만(그림 13-2), 회색조 초음파gray scale ultrasonography에서는 이를 감별하기가 어려울 수 있으므로 하위태반이나 부태반이 의심될 경우 또는 태반제대부착부위를 확실히 관찰하기 어려운 경우에는 색도플러 초음파검사를 시행하는 것이 좋다.

위험요소는 제대의 난막부착, 부태반, 제대변연부착, 임신중기에 하위태반이 있었던 경우, 다태임신multiple pregnancy 등인데, 임신말기에 하위태반이나

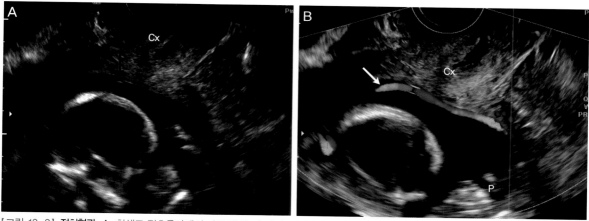

【그림 13-2】 **전치혈관** A. 회색조 질초음파에서 자궁경부(Cx) 상방으로 지나는 선형 무에코의 구조물(화살표)을 관찰할 수 있지만 명확하지는 않다. B. 색도플러 초음파에서 태반(P)은 자궁 뒷벽에 위치하지만 제대혈관은 자궁 앞벽에 난막부착(화살표)을 한 후 자궁경부 내구를 가로질러 태반으로 연결되는 전치혈관의 소견이 명확하게 관찰된다.

전치태반이 좋아진다 하더라도 여전히 전치혈관의 위험성이 있다는 것을 명심해야 한다. 그러므로 임신 중기에 하위태반이 있었던 환자의 경우 임신말기 초음파검사를 시행할 때 전치혈관의 가능성을 고려해 색도플러 초음파검사를 권장하고, 이를 통해 산전에 전치혈관을 진단함으로써 임신 35주 이전에 양막이 파수되기 전에 제왕절개 분만을 시행해서 주산기 예후를 향상할 수 있다.

정의한다(그림 13-3).

유착태반은 약 2,500건의 임신당 1건 정도로 발생하는 것으로 보고되고 있다. 최근 전 세계적으로 제왕절개 분만과 자궁 관련 수술(소파술*curettage*, 근종절제술*myomectomy*) 등의 시행빈도가 증가함에 따라 유착태반의 발생률도 높아지는 추세이다. 유착태반은 심각한 산과적 출혈을 유발할 수 있으므로 산전에 진단

Ⅲ 태반 부착이상

1. 유착태반

유착태반은 자궁에 비정상적으로 태반이 유착되는 것으로, 니타부흐층*Nitabuch layer*이나 탈락막*decidua*의 해면층*spongy layer* 결핍 또는 결여로 인해 생긴다고 알려져 있다. 융모가 탈락막은 통과하지만 자궁근층*myometrium*은 통과하지 않는 경우에는 유착태반 *placenta accreta*, 융모가 자궁근층은 통과하고 침투하지만 장막*serosa*은 통과하지 않는 경우에는 감입태반 *placneta increta*, 융모가 자궁근층을 통과하고 장막까지 통과한 경우에는 천공태반*placenta percreta*이라고

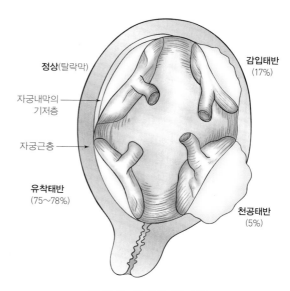

정상(탈락막)

자궁내막의 기저층

자궁근층

유착태반 (75~78%)

감입태반 (17%)

천공태반 (5%)

【그림 13-3】 **유착태반의 종류**

해서 대비해야 한다. 주로 초음파로 진단하는데, 진단기준은 색도플러 초음파에서 혈관을 의미하는 불규칙한 모양의 placental lacunae sign을 동반한 내부난류 *turbulent internal flow*, 태반부착부위 자궁근층의 두께 감소, 태반뒤저음영구역*retroplacental hypoechoic clear zone* 소실, 자궁장막-방광후벽 간의 혈류 중단 또는 증가, 방광을 향한 태반 돌출 등이다(그림 13-4).

제왕절개의 과거력, 자궁 관련 수술 과거력 등의 위험요인이 있는 환자에서 앞에서 언급한 초음파 소견이 1가지라도 보이면 유착태반의 가능성을 의심해야 한다. 회색조 초음파에 추가 색도플러 초음파를 이용하면 진단하는 데 도움이 된다. 때로 MR영상이 추가 정보를 제공할 수 있으므로 초음파를 시행한 후 진단하기 어려운 경우에는 MR영상을 시행하는 방법을 권장한다. 이렇게 산전에 유착태반을 진단하면 다양한 팀 접근법에 따라 예정된 분만을 시행할 수 있

으므로 산모와 태아의 사망률을 줄일 수 있다. 하지만 유착태반이 있는 여성의 대다수는 여전히 자궁절제술hysterectomy까지 필요한 경우가 많다.

2. 태반조기박리

태반조기박리란 정상적으로 부착된 태반이 태아가 분만되기 전에 착상부위에서 분리되는 것으로서, 임신후반기 질출혈의 가장 흔한 원인 중 하나이다. 발생빈도는 약 200건의 분만 중 1건 정도로 알려져 있고, 주산기사망률perinatal mortality의 약 25%를 차지한다. 알려진 위험요인 중 가장 강력한 것은 과거 임신에서 태반조기박리가 있었던 경우로, 처음 태반조기박리가 일어날 확률은 0.4%인 데 반해 재발률은 약 4%로 10배가량 높은 것으로 보고되고 있다. 그 밖에 산모의 고혈압, 고령, 흡연, 코카인 남용, 외상, 자궁기형 등이 원인으로 알려져 있다.

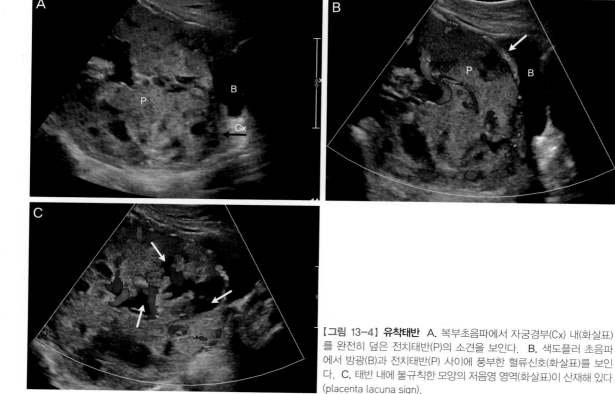

【그림 13-4】 **유착태반** A. 복부초음파에서 자궁경부(Cx) 내(화살표)를 완전히 덮은 전치태반(P)의 소견을 보인다. B. 색도플러 초음파에서 방광(B)과 전치태반(P) 사이에 풍부한 혈류신호(화살표)를 보인다. C. 태반 내에 불규칙한 모양의 저음영 영역(화살표)이 산재해 있다(placenta lacuna sign).

초음파의 진단 민감도는 50%에도 미치지 않기 때문에 초음파에서 특이 소견이 없는 경우에도 태반조기박리를 완전히 배제할 수는 없다. 태반조기박리의 초음파 소견은 태반박리의 정도, 위치, 태반이 박리된 시기부터 초음파검사를 시행하는 데까지 걸린 시간 등에 따라 다르게 보일 수 있다. 초음파에서 보일 수 있는 소견은 태반 가장자리의 분리, 융모막하혈종 subchorionic hematoma, 태반뒤혈종retroplacental hematoma 등이다. 태반이 박리된 직후, 즉 급성기에는 박리된 부분의 에코가 증가했다가 며칠 지나면 감소해 보인다.

현재까지 알려진 태반조기박리의 초음파상 진단기준은 ① 융모판chorionic plate 아래(태반과 양수 사이) 태반 앞쪽에 고인 혈액, ② 태동과 함께 보이는 융모판의 젤리 같은 움직임, ③ 후태반retroplacenta 혈액 고임, ④ 가장자리혈종marginal hematoma, ⑤ 융모막하혈종, ⑥ 불규칙한 모양의 태반과 태반 두께 증가(직각으로 측정했을 때 5cm 이상), ⑦ 양수내혈종intra-amniotic hematoma 등이다. 태반조기박리의 처치는 임신주수, 산모와 태아의 상태, 박리의 정도에 따라 다른데, 진단이 확실하지 않고 태아곤란증fetal distress이 동반되지 않은 경우에는 수술을 준비한 상태에서 주의 깊게 관찰할 수 있다.

3. 혈종

산과 초음파를 시행하다 보면 종종 비정상적인 혈종 hematoma 소견이 보인다. 혈종은 대부분 반달모양의 저에코 영역으로 보이며, 태반뒤혈종, 양막하혈종 subamniotic hematoma, 융모사이혈전intervillous thrombosis, 가장자리혈종 등이 있다. 질출혈이나 자궁수축을 동반하지 않는 한 임상적으로 큰 의미가 없고, 특별한 증상 없이 자연 치유되는 경우가 많으므로 원칙적으로는 면밀히 관찰하면서 침상에서 안정시키는 것이 가장 이상적인 치료이다. 하지만 이러한 혈종이 심한 경우 임신이 진행됨에 따라 자연유산, 자궁내성

장제한, 조기진통, 태반조기박리, 태아곤란증 등이 동반될 수 있으므로 면밀히 관찰하는 것이 중요하다.

초음파에서는 대부분 반달모양의 저에코 영역으로 보이는데, 회색조 초음파에서는 종종 융모막혈관종 chorioangioma과 감별하기가 어렵다. 하지만 대부분의 경우에 색도플러 초음파를 이용했을 때 혈류가 흐르는 모습은 관찰되지 않는다. 일부 연구자들은 혈종이 보이는 경우 합병증을 예방하기 위해 자궁수축억제제, 프로게스테론progesterone 사용 등을 권하지만 아직까지 이러한 약제의 효과를 뒷받침하는 확실한 임상적 증거는 없는 상태이다.

IV 태반 모양이상

1. 성곽태반

성곽태반circumvallate placenta, circummarginal placenta 은 태반의 융모판이 기저판basal plate보다 작아서 태반의 가장자리가 덮여 있지 않아 태반의 일부가 융모 밖extrachorial에 위치한 경우를 의미한다.

성곽태반은 태아 쪽 표면의 중심이 함몰되어 있으면서 그 주변이 두꺼워져 있어, 양막과 융모막이 이중으로 층을 이루면서 퇴화된 탈락막과 섬유소가 그 사이에 침착해서 불규칙한 가장자리를 형성하는 경우를 의미한다. 이러한 소견이 보일 때 대부분은 별 문제 없지만 간혹 태반조기박리, 태아출혈, 태아사망 등과 연관될 수 있다고 알려져 있다. 하지만 가장자리가 납작하면서 중심 함몰이 없는 경우(circummarginal placenta)에는 임상적으로 어떤 의미가 있는지 확실히 알려져 있지 않다. 현재까지 이 질환들을 초음파로 진단하는 데는 한계가 있지만, 가장 특징적인 소견은 태반의 태아 쪽 표면이 가장자리 쪽으로 말려들어간 것처럼 보이는 것이다(그림 13-5).

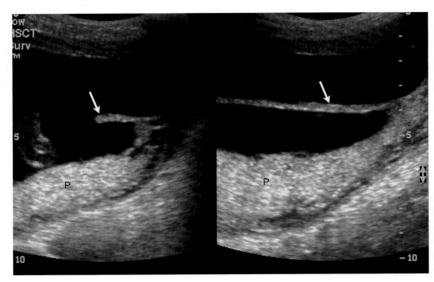

【그림 13-5】 **성곽태반** 성곽태반(화살표)은 태반(P)의 가장자리에 수직으로 스캔할 경우(왼쪽) 태반의 가장자리 끝이 말려 올라간 소견으로 보이고, 태반의 가장자리와 평행하게 스캔할 경우(오른쪽) 자궁내유착처럼 보인다.

2. 부태반

부태반은 중심태반에서 떨어진 곳에 1개 또는 그 이상의 태반이 보조적으로 존재하는 것을 의미하며, 전체 임신의 약 5%에서 발생하는 것으로 알려져 있다. 초음파에서는 따로 분리된 태반조직이 중심태반과 연결되지 않고 존재하는 모습이 확연하게 보이면 부태반으로 진단할 수 있다(그림 13-6). 중심태반과 부태반을 연결한 막내혈관*intramembranous vessel*들이 진

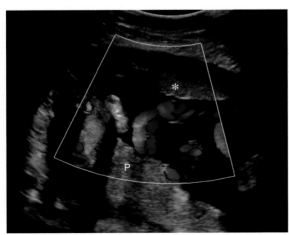

【그림 13-6】 **부태반** 자궁의 뒷벽에 위치한 태반(P)과 따로 떨어져서 자궁 앞벽에 부태반(*)이 보인다.

통과 양막파수 때 파열하면 태아가 사망할 수도 있기 때문에 분만 전에 부태반을 진단하는 것이 중요하다. 부태반을 미리 진단하지 못한 경우 태반의 부엽이 자궁 내에 남아서 뒤늦게 산후출혈을 유발할 수 있기 때문에 산전에 부태반을 진단해서 적절히 처치하는 것이 매우 중요하다.

V 태반종양

1. 융모막혈관종

융모막혈관종은 태반에 생길 수 있는 가장 흔한 양성 비영양막태반종양*nontrophoblastic placental tumor*이다. 대부분 단독으로 나타나며 혈관이 많이 분포한 낭성 종양 소견을 보이는 것이 특징이지만 가끔 다발성으로 나타난다.

색도플러 초음파로 보면 동맥혈류와 정맥혈류가 나타나고 대부분 경계가 뚜렷하며 모양이 둥글다(그림 13-7). 융모막 표면 옆으로 제대가 부착된 부분 주변에서 저에코의 종괴로 보인다. 혈종이 있을 때도 비슷한 소견이 보일 수 있기 때문에 종종 진단하기가

어렵다.

종양의 크기가 작으면 대부분 임신 예후에 영향을 미치지 않지만, 5cm 이상의 큰 종양이 있으면 태아수종, 자궁내성장제한, 심장비대cardiomegaly, 빈혈, 혈소판감소증thrombocytopenia 등의 불량한 주산기 예후를 보일 수 있고, 산모에서 양수과다증polyhydramnios, 임신성고혈압pregnancy induced hypertension 등의 소견이 나타날 수 있으므로 주의 깊게 관찰해야 한다. 혈종과 감별하는 데 색도플러 초음파가 도움이 될 수 있다.

2. 태반낭종

태반낭종placental cyst은 매우 희귀한 질환이지만 대부분 양성으로 예후에 큰 영향을 미치지 않고, 융모막하subchorionic에 위치하며 낭종 내부는 끈적끈적한 점액 같은 물질로 차 있다. 대부분 단독으로 나타나지만 가끔 다발성으로 보일 때도 있고, 4.5cm 이상으로 큰 경우에는 자궁내성장제한이나 태아사망 등과 연관될 수 있다. 하지만 대부분의 대규모 연구에서는 태아에게 별 문제를 일으키지 않는 것으로 보고하고 있다.

VI 제대이상

1. 단일제대동맥

제대에 발생할 수 있는 이상 중 가장 흔한 것은 단일제대동맥single umbilical artery이며, 전체 임신의 약 1%를 차지할 정도로 발생빈도가 높다. 단일제대동맥은 혈전증으로 인해 1개의 제대동맥이 퇴화되어 생긴다고 생각되고 있다.

일부 연구에서는 단일제대동맥이 태아의 심장기형과 비뇨생식기계 기형을 일으킬 수 있다고 보고했고, 현재 단일제대동맥과 태아의 구조적 이상, 염색체이상, 불량한 주산기 예후와의 연관성에 대한 연구들이 많이 시행되고 있다. 하지만 현재까지 보고된 결과들에 따르면 단일제대동맥이 특정 기형과 연관된다고 보기는 어렵다. 한 대규모 연구는 임신 20주 초음파로 단일제대동맥이 진단된 태아의 15%에서 태아의 외형적 이상 또는 염색체이상이 확인되었다고 발표했다. 중요한 점은, 초음파에서 다른 동반 기형을 보이지 않은 태아에서 염색체이상이나 심장이상 등이 보인 경우는 없었다는 것이다.

초음파검사 중 우연히 단일제대동맥을 발견(그림 13-8)하면 다른 동반 기형이 없는지를 반드시 확인해

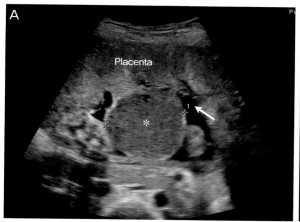
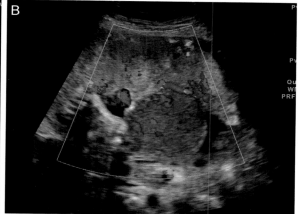

【그림 13-7】 융모막혈관종 A. 제대혈관의 태반부착부위(화살표)에 태아부로 돌출한 지름 5.7cm 크기의 저에코의 원형 종괴(＊)가 보인다. B. 색도플러 초음파검사상 종괴 가장자리와 내부에 혈관들을 보이는 융모막혈관종의 증례이다.

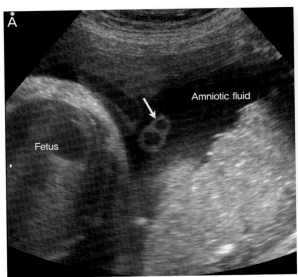
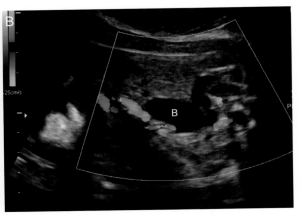

【그림 13-8】 **단일제대동맥** A. 제대는 정상적으로 3개의 혈관(동맥 2개와 정맥 1개)으로 구성되지만 단일제대동맥(화살표)은 혈관이 2개만 있다. B. 제대동맥은 태아 복강 내에서 방광(B) 양쪽으로 각각 주행하므로 단일제대동맥의 경우 한쪽 방광에서만 혈류가 보인다.

야 한다. 다른 기형이 없다면 태아의 염색체이상이나 심장기형 등의 주요 구조적 이상*major structural malformation*이 있을 가능성이 매우 낮지만, 단일제대동맥으로 진단되면 초음파로 추적관찰해야 한다.

Ⅶ 양수의 이상

정상적으로 양수의 양은 임신 8주경부터 증가하기 시작해서 임신 32주에 최고점을 이루어 약 800mL까지 지속적으로 증가하는 양상을 보이다가 그 후 점차 감소한다. 보통 초음파를 이용해 양수의 양을 측정한다. 주관적 측정, 최대양수포켓*single pocket* 측정, 양수지수*amniotic fluid index* 측정 등의 방법을 임상적으로 이용할 수 있지만 정확하게 측정하는 데 한계가 있다.

자궁을 네 부분으로 나누어 각각 가장 깊은 곳의 제대와 태아를 제외한 수직 깊이를 더해서 양수지수를 계산한다. 이때 초음파 탐촉자를 산모의 세로축에 수직으로 세워서 측정해야 한다(그림 13-9).

정상적인 양수의 양은 최대양수포켓이 2cm 이상이

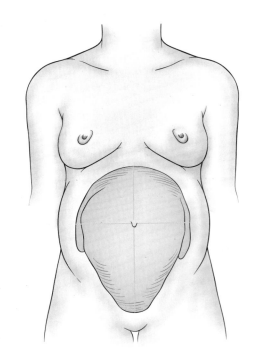

【그림 13-9】 **양수측정법** 양수지수를 측정할 때는 초음파 탐촉자를 산모의 세로축에 수직으로 세워서 자궁을 네 부분으로 나누고 각 부분에서 가장 깊은 곳의 제대와 태아를 제외한 수직 깊이를 더해서 계산한다.

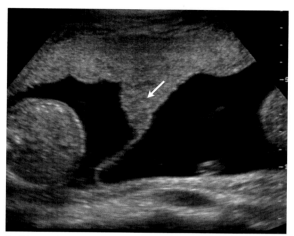

【그림 14-4】임신중기 쌍둥이 사이막 2겹의 융모막과 2겹의 양막으로 구성된 두껍고 고에코성의 쌍둥이 사이막이 관찰된다. 쌍둥이 사이막과 태반의 경계부위에 위치한 쐐기모양 구조물(화살표)이 쌍둥이피크징후이다.

중요성은 덜 강조되고 있다.

임신 제1삼분기 후반 및 제2삼분기에는 표 14-2와 같이 태아의 성별, 태반의 개수, 두 태아를 가르는 막의 두께 및 막의 태반부착 부위의 특성에 따라 구별할 수 있다.

쌍둥이피크징후*twin peak sign*(그림 14-4)는 두 양막 사이에 융모조직*chorionic tissue*이 들어간 것을 의미하며, 임신주수가 증가할수록 이 징후가 덜 뚜렷해진다. 두 태아를 가르는 쌍둥이 사이막은 양막과 융모막을 모두 포함한 이융모막성인 경우 더 두꺼워지며, 통상적으로 2mm가 기준이지만 이 또한 임신주수가 증가할수록 덜 뚜렷해진다. 따라서 가능한 한 임신 제1삼분기에, 늦어도 24주 이전에 융모막성을 구별할 것을 추천한다. 초음파를 통한 융모막성 결정이

임신 제1삼분기에 행해졌을 때는 정확도가 99.3%로, 24주 이전에 행해졌을 때는 95.6%로 보고되었다. 미국산부인과학회*ACOG*에서 발표한 가장 이상적인 융모막성 결정 시기는 늦은 제1삼분기~이른 제2삼분기이다.

Ⅲ 다태임신에서 일반적인 태아 이상과 진단

다태임신은 고위험군 임신으로, 단일융모막쌍둥이 임신 24주 이전 태아 사망률은 약 12%이며 이융모막쌍둥이에서는 약 2%이다. 주산기사망률은 각각 3%, 1.5% 정도이다.

1. 염색체이상 선별검사
다태임신의 경우에는 태아가 2명 이상이기 때문에 각 태아의 염색체이상의 위험도가 합산되어 한 명의 태아라도 염색체이상이 있을 확률이 증가한다. 이 때문에 35세 단태임신 산모에서 다운증후군이 생길 확률은 31세 쌍태임신 산모의 확률과 같다고 알려져 있다. 반면 염색체이상 선별검사의 정확성은 단태임신에 비해 낮아서, 임신중기 산모 혈청을 이용한 선별검사의 경우 정확도가 60~70%(단태임신 70~80%)로 낮은 것으로 보고되었다. 이는 혈청검사 수치가 두 태아의 평균으로 나올 수 있기 때문이다.

임신초기 태아 목덜미투명대*nuchal translucency* 두께는 다태임신에서도 비교적 정확해서 이와 혈청 마

[표 14-2] 임신 제1삼분기 후반 및 제2삼분기에 초음파를 이용한 융모막성의 결정

	이융모막성	단일융모막성
태아 성별	일치 또는 불일치	항상 일치
태반 개수	2개의 태반: 분리되거나 융합	1개의 태반
쌍둥이피크징후	있음	없음
쌍둥이 사이막	더 두꺼움(> 2mm), 에코가 더 발생함	더 얇음(< 2mm), 에코가 덜 발생함

커를 이용한 선별검사의 정확도는 75~85% 정도로 보고되고 있다. 그런데 목덜미투명대 측정의 민감도는 단태임신과 비슷한 반면 특이도는 떨어지는 것으로 보고되는데, 이는 정상 염색체인 경우에도 단일융모막성 다태임신의 경우 목덜미투명대 두께가 증가하는 경향이 있기 때문이다. 단일융모막성 다태임신에서 염색체이상 없이 목덜미투명대 두께가 증가한 경우 이후 쌍둥이간수혈증후군의 위험이 증가하는 것으로 알려져 있다.

2. 정밀 초음파

다태아의 경우 단태아에 비해 선천성 기형의 위험이 증가한다. 이 위험도의 증가는 일란성 쌍둥이의 경우 더 확연해서 이란성에 비해 선천성 기형의 빈도가 4~5배 증가한다. 최근 한 보고에 의하면 선천성 심장기형의 빈도가 단태아는 0.7%, 모든 쌍둥이는 1.3%이고 특히 단일융모막쌍둥이의 경우 2.0%로 증가하는 것으로 알려져 있다. 유의할 점은, 단일융모막쌍둥이 중 한 태아에게 심장기형이 있는 경우 다른 한 태아도 심장기형이 있을 확률이 증가하는 경향을 보인다는 것이다.

3. 쌍둥이 중 남은 한 태아의 사망

임신초기에 관찰되는 소멸쌍둥이vanishing twin는 쌍둥이 중 한 태아의 사망으로 비교적 흔하며 임신의 진행에 큰 영향을 주지 않는다. 임신중기 이후 한 태아의 사망률은 약 2.6~6.8%이며 이용모막쌍둥이에서는 임신주수에 따라 유산 또는 조산으로 이어질 수 있다. 남은 태아의 주산기사망률과 이환율은 단일융모막쌍둥이에서 매우 높으며, 약 25% 이상에서 남은 태아의 사망이나 뇌신경학적 손상으로 이어진다. 남은 태아의 뇌신경학적 손상의 원인은 색전물질 또는 쌍둥이간수혈증후군에서 발생할 수 있는 빈혈이나 저혈압 같은 혈역학적 변화 또는 조산으로 알려져 있다.

4. 성장저하

쌍둥이는 대개 임신 28~30주까지 단태아와 유사하게 성장하다가 그 후 성장속도가 저하된다. 따라서 다태임신이 확인되면 임신주수에 따른 각 태아의 성장뿐만 아니라 태아 간의 체중을 비교해야 하며, 보다 큰 태아와 작은 태아의 체중이 20~25% 이상 차이가 나면 불일치discordance로 정의한다. 성장저하의 정도는 이용모막성 다태임신보다 단일융모막성 다태임신에서 더 심하다고 알려져 있다. 이것은 단일융모막 배아에서 할구의 배분이 동일하지 않을 수 있고, 태반의 혈관 연결로 인해 영양분과 산소의 분배가 동일하지 않은 점이 원인으로 생각된다.

5. 다태임신에서 초음파검사의 간격

다태임신에서 태아 안녕 평가의 적당한 간격에 대하여 아직까지 정해진 지침은 없으나, 최근 미국산부인과학회에서는 융모막성에 따라 다음과 같이 검사하도록 권고하고 있다.

(1) 이용모막성 이양막성 쌍태임신

임신 18~22주에 태아의 구조적 이상, 양수량, 태반 및 성장에 대해 평가하고, 이상이 없는 경우에는 4~6주 간격으로 초음파검사를 권고한다.

(2) 단일융모막성 이양막성 쌍태임신

쌍둥이간수혈증후군 등의 합병증이 약 10~15%에서 발생하므로, 임신 16주경부터 약 2주 간격으로 연속적으로 초음파검사를 시행한다. 태아 성장 및 양수량을 평가하며, 이상이 발견되면 도플러검사 등의 추가 검사를 실시한다.

(3) 단일융모막성 단일양막성 쌍태임신

두 태아 간 제대꼬임으로 인해 이전에는 주산기 사망률이 80%까지도 보고된 바 있다. 대개 24~28주경 입원하여 정기적으로 태아 안녕 평가를 받고 태아 성장을 확인하며, 32~34주경 분만하게 되지만, 적절한 관리 지침에 대해서는 아직 결론이 내려져 있지 않다.

Ⅳ 단일융모막雙둥이의 특이한 합병증

1. 쌍둥이간수혈증후군

쌍둥이간수혈증후군twin to twin transfusion syndrome은 단일융모막雙둥이의 약 10~15%에서 동반되는 합병증으로, 단일융모막雙둥이에서 한 태아의 양수과소증oligohydramnios(양수의 최대 수직깊이 2cm 미만)과 함께 동반된 다른 태아의 양수과다증polyhydramnios(양수의 최대 수직깊이 8cm 초과) 소견이 보일 경우 초음파로 진단할 수 있다(그림 14-5).

쌍둥이간수혈증후군은 단일융모막성 태반 내에서 태아 사이의 혈관문합에 의해서 유발된 태아 사이의 불균형 혈류단락 때문으로 이해된다.

공여태아donor twin는 성장이 저하되고 혈류량이 감소하며 저산소증hypoxia을 동반하고, 단일융모막 태반 내의 동맥에서 혈관저항이 증가한다.

수여태아recipient twin는 혈류가 늘어나며 적혈구 증가증polycythemia을 보일 수 있고 태아수종fetal hydrops이 생길 수 있으며 점진적인 혈관저항의 변화를 보인다. 도플러 초음파검사에서 공여태아의 제대동맥 내에서 이완말기 혈류가 없거나 역전되어 보일 수 있고, 수여태아의 제대정맥에서 박동혈류나 정맥관ductus venosus에서 역전된 혈류를 볼 수 있다.

쌍둥이간수혈증후군은 1999년에 고안된 Quintero staging system(표 14-3)에 따라 분류한다. 치료방법으로는 양수감압술amnioreduction, 쌍둥이 사이막의 중격절개술septostomy, 태아경하 레이저 혈관문합응고술fetoscopic laser coagulation, 선택적 유산술selective fetal reduction이 있다. 현재 Quintero stage Ⅰ의 최적 치료법에 대해서는 논란이 있으나, Quintero stage Ⅱ~Ⅳ에는 태아경을 통한 레이저 혈관문합응고술이 선호되고 있다.

쌍둥이간수혈증후군의 예후는 Quintero stage와 발병 주수와 연관이 있다. Stage Ⅰ의 75% 이상은 치료하지 않아도 안정적이거나 진행하지 않지만, stage Ⅲ 이상의 경우 치료하지 않으면 주산기 사망률이 73~100%에 이른다. 발병 시기가 이르고 수여태아에게 태아수종이 생길수록 예후가 나쁘다고 보고되었다.

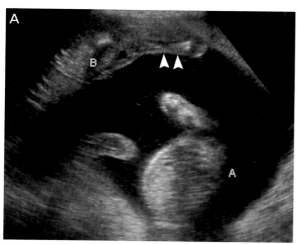
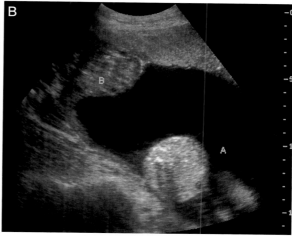

【그림 14-5】 쌍둥이간수혈증후군의 초음파 소견 A. 단일융모막이양막쌍둥이에서 태아 A는 양수과다증을 보이고 태아 B는 양수과소증을 보이며, 태아 B를 감싼 얇은 양막(화살촉)이 관찰된다. B. 양수과소증을 보이는 태아 B가 자궁벽의 앞쪽 바깥 구석으로 밀려 있다(stuck twin).

[표 14-3] 쌍둥이간수혈증후군의 병기(Quintero staging system)

병기	초음파 소견
I	수여태아에서 양수의 최대 깊이 8cm 초과의 양수과다증이 있으면서 공여태아에서는 양수의 최대 깊이 2cm 미만의 양수과소증이 관찰되며, 방광은 관찰됨
II	병기 II의 소견을 만족하면서 공여태아의 방광이 관찰되지 않음
III	병기 II의 소견을 만족하면서 도플러 초음파검사(제대동맥, 정맥관, 또는 제대정맥)에서 이상 소견이 관찰됨
IV	한 태아에게서 태아수종이 관찰됨
V	한 태아가 사망하거나 두 태아 모두 사망

초음파검사는 쌍둥이간수혈증후군을 진단하고 추적하는 데 필수적인 검사방법으로, 미국산부인과학회 및 미국모체태아의학회 등에서는 단일융모막쌍둥이에서 양수량 이상과 합병증을 확인하기 위해 임신 16주경부터 매 2주 간격으로 초음파검사를 시행할 것을 권고하고 있다.

2. 무심장쌍둥이

무심장쌍둥이는 전체 일란성 쌍둥이의 약 1%에서, 약 35,000건의 임신 중 1건의 빈도로 발생하는 매우 드문 기형이다. 무심장태아는 심장구조가 없거나 심장이 제기능을 못 하고, 머리, 상체와 상지의 발달이 미약하며 하체와 하지는 비교적 정상에 가깝다(그림 14-6).

무심장태아는 태반 내 태아 간의 혈관문합(주로 동맥-동맥, 종종 정맥-정맥)으로 인해 정상적인 공여태아로부터 제대를 통해 역류성 관류로 혈류를 공급받는다. 특징적인 기형을 보이는 초음파 소견과 함께 도플러 초음파에서 무심장태아의 제대 내에서 역류성 혈류가 보이면 확진한다.

무심장태아의 사망률은 100%이며 공여태아는 심부전 또는 조산으로 인해 사망률이 50~75%이다. 초음파를 통해 무심장태아의 상대적 크기를 구하여 위험도를 계산할 수 있다(무심장태아의 길이×높이×너비×$\pi/6$). 공여태아의 주산기 예후를 높이기 위하여 무심장태아의 탯줄의 혈류를 차단하기 위해 고주파절제술 *radiofrequency ablation* 등의 방법을 고려할 수 있다.

3. 단일양막쌍둥이

단일융모막단일양막쌍둥이는 전체 일란성 쌍둥이 *monozygotic twin*의 1% 미만, 단일융모막쌍둥이*monochorionic twin*의 5%에서 발생한다. 배아덩이*embryonic mass*가 제8일 이후 분리된 결과로 발생하며, 제대는 서로 인접해서 태반에 삽입되고 두 태아 사이에 큰 직경의 문합이 발생한다.

단일융모막단일양막쌍둥이에서는 결합쌍둥이의 가능성을 염두에 두고 초음파검사를 시행하고, 단일융모막이양막쌍둥이와 주의해서 감별해야 한다. 임신 초기 1개의 임신낭 내에서 2개의 배아와 1개의 난황이 관찰되면 진단할 수 있다. 두 태아의 제대꼬임*cord entanglement*이 특징적인 초음파 소견이며 태아사망 *fetal demise*의 주원인이다(그림 14-7). 제대꼬임은 임신초기부터 관찰될 수 있다.

단일융모막단일양막쌍둥이에서는 선천성 기형이 약 18~28%에 이른다고 알려져 있으며, 20주 이후 조산, 선천성 기형, 쌍둥이간수혈증후군, 제대꼬임 등에 의한 주산기 사망률은 약 15%로 알려져 있다. 단일융모막단일양막쌍둥이로 진단되면 임신 26~28주부터 정기적으로 태아 모니터링을 실시하게 된다. 태아 안녕에 특별한 문제가 없다면 임신 32~34주에 제왕절개술로 분만하는 경우가 많으나, 적절한 관리 지침에 대해서는 아직 결론이 내려져 있지 않다.

4. 결합쌍둥이

융합된 단일융모막단일양막쌍둥이이며 가장 드문 일

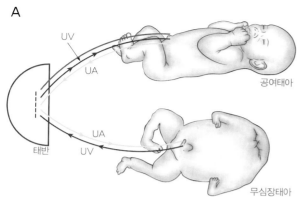

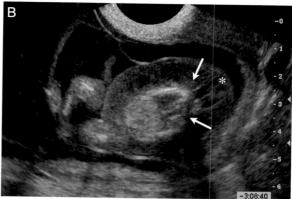

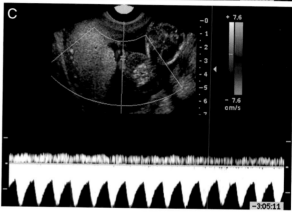

【그림 14-6】 **무심장쌍둥이의 초음파 소견** A. 무심장쌍둥이 형성의
모식도. 단일융모막쌍둥이 사이에서 형성된 태반 내의 태아 간 혈관문
합으로 인해 정상적인 공여태아로부터 비정상적인 무심장태아로 역류
성 혈관공급이 이루어지는 것을 볼 수 있다(UA: 제대동맥, UV: 제대
정맥). B. 무심장태아는 하지로부터 역류성으로 관류하는 혈류에 따
라 하지와 하체는 비교적 정상적으로 발달되고 머리(*)와 상지(화살
표)의 발달이 미약한 특징적인 기형 소견을 보이며 태아수종이 동반된
다. C. 도플러 초음파로 무심장태아의 제대동맥에서 역류성 혈류를
관찰하면 무심장쌍둥이로 확진할 수 있다.

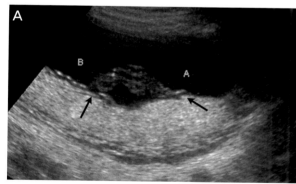

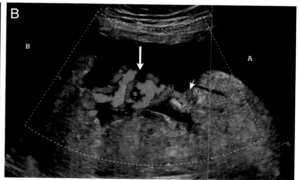

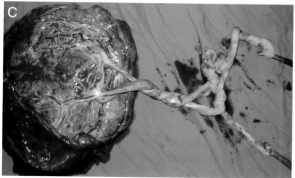

【그림 14-7】 **제대꼬임의 초음파 소견** A. 단일융모막단일양막쌍둥이
의 초음파검사상 단일 태반 내로 부착된 두 태아의 제대혈관을 확인할
수 있다. B. 색도플러 초음파에서 하나의 양막강 내에서 두 태아의 제
대가 서로 꼬인 소견이 보인다(화살표). C. 분만 후 제대꼬임을 확인했
다.

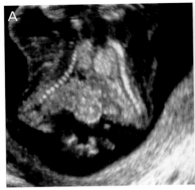
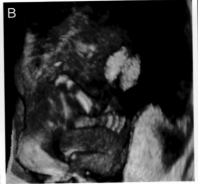
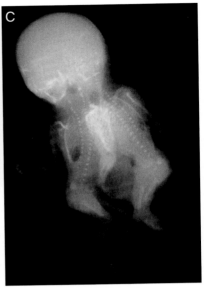

【그림 14-8】 결합쌍둥이의 초음파 소견 A. 단일융모막단일양막쌍둥이에서 머리가슴유합쌍둥이*craniothoracopagus* 소견이 보인다. B. 3차원 초음파에서 머리가슴유합쌍둥이의 모습이 보다 분명하게 보인다. C. 같은 태아의 사후 X선검사 소견에서 머리와 가슴이 융합된 것을 확인할 수 있다.

란성 쌍둥이 형태로, 발생빈도는 1/50,000~1/200,000 이다. 제13일 이후 불완전한 배아원반*embryonic disc*의 분리 또는 두 배아의 불완전한 융합 때문에 발생하는 것으로 알려져 있다. 대부분 전면-전면융합*anterior to anterior fusion*이며 명칭은 융합된 해부학적 부위에 따라서 머리유합쌍둥이*craniopagus*(head to head fusion), 가슴붙은쌍둥이*thoracopagus*(chest to chest fusion), 배꼽결합쌍둥이*omphalopagus*(abdomen to abdomen fusion) 등으로 분류한다. 가장 흔한 형태는 가슴붙은쌍둥이, 배꼽결합쌍둥이 등이다. 드물게 측면-측면융합*side-to-side fusion*된 경우에는 융합되지 않고 분리된 부위를 기준으로 명명한다.

초음파를 이용한 진단은 임신초기부터 가능하다. 단일융모막단일양막쌍둥이에서 두 태아가 비정상적으로 가까이 위치하며, 두 태아 간 자세가 시간을 두고 관찰했음에도 변하지 않은 경우, 두 태아 간 융합을 보이거나 단일심장을 보이는 경우 또는 제대 내에 혈관이 비정상적으로 많은 소견이 보이면 의심할 수 있다(그림 14-8). MR영상은 태아들이 공유한 기관을 명확히 확인하는 데 도움이 될 수 있고, 특히 임신 후기에 양수가 적어 태아가 서로 밀집해 있을 때 유용할 수 있다.

기형종*teratoma*, 융합되지 않은 단일융모막단일양막쌍둥이, 태아내태아*fetus in fetu* 등과 감별해야 한다. 결합쌍둥이 임신에서는 조산이 흔하고, 출생 후 치료 및 예후는 유합의 형태와 공유 장기, 동반 이상 등에 따라 좌우된다.

참고문헌

1. American College of O, Gynecologists, Society for Maternal-Fetal M. ACOG Practice Bulletin No. 144: Multifetal gestations: twin, triplet, and higher-order multifetal pregnancies. Obstet Gynecol 2014;123:1118-1132.

2. Baken L, Rousian M, Kompanje EJ, et al. Diagnostic techniques and criteria for first-trimester conjoined twin documentation: a review of the literature illustrated by three recent cases. Obstet Gynecol Surv 2013;68:743-752.

3. Best KE, Rankin J. Increased risk of congenital heart disease in twins in the North of England between 1998 and 2010. Heart 2015;101:1807-1812.

4. Carroll SG, Soothill PW, Abdel-Fattah SA, et al. Prediction of

chorionicity in twin pregnancies at 10–14 weeks of gestation. BJOG 2002;109:182–186.

5. Chaudhuri K, Su LL, Wong PC, et al. Determination of gestational age in twin pregnancy: Which fetal crown–rump length should be used? J Obstet Gynaecol Res 2013;39:761–765.

6. Committee on Practice Bulletins—Obstetrics; Society for Maternal–Fetal Medicine. Practice Bulletin No. 169: Multifetal Gestations: Twin, Triplet, and Higher-Order Multifetal Pregnancies. Obstet Gynecol 2016;128:E131–146.

7. Cordero L, Franco A, Joy SD. Monochorionic monoamniotic twins: neonatal outcome. J Perinatol 2006;26:170–175.

8. Cunningham FG. Williams Obstetrics. 25th ed. New York: McGraw-Hill, 2018, pp.878–880.

9. D'Antonio F, Bhide A. Early pregnancy assessment in multiple pregnancies. Best Pract Res Clin Obstet Gynaecol 2014;28:201–214.

10. Dias T, Mahsud-Dornan S, Thilaganathan B, et al. First-trimester ultrasound dating of twin pregnancy: are singleton charts reliable? BJOG 2010;117:979–984.

11. Doubilet PM, Benson CB. "Appearing twin": undercounting of multiple gestations on early first trimester sonograms. J Ultrasound Med 1998;17:199–203; quiz 5–6.

12. Garchet-Beaudron A, Dreux S, Leporrier N, et al. Second-trimester Down syndrome maternal serum marker screening: a prospective study of 11 040 twin pregnancies. Prenat Diagn 2008;28:1105–1109.

13. Hall JG. Twinning. Lancet 2003;362:735–743.

14. Hibbeln JF, Shors SM, Byrd SE. MRI: is there a role in obstetrics? Clin Obstet Gynecol 2012;55:352–366.

15. James WH. Note on Epidemiology of Acardiac Monsters. Teratology 1977;16:211–216.

16. Kaufman MH. The embryology of conjoined twins. Child Nerv Syst 2004;20:508–525.

17. Khalil A, Rodgers M, Baschat A, et al. ISUOG Practice Guidelines: role of ultrasound in twin pregnancy. Ultrasound Obstet Gynecol 2016;47:247–263.

18. Lee H, Bebbington M, Crornbleholme TM; North American Fetal Therapy Network. The North American Fetal Therapy Network Registry Data on Outcomes of Radiofrequency Ablation for Twin-Reversed Arterial Perfusion Sequence. Fetal Diagn Ther 2013;33:224–229.

19. Lee KA, Oh KJ, Lee SM, et al. The frequency and clinical significance of twin gestations according to zygosity and chorionicity. Twin Res Hum Genet 2010;13:609–619.

20. Lee YM, Cleary-Goldman J, Thaker HM, et al. Antenatal sonographic prediction of twin chorionicity. Am J Obstet Gynecol 2006;195:863–867.

21. Mahalingam S, Dighe M. Imaging concerns unique to twin pregnancy. Curr Probl Diagn Radiol 2014;43:317–330.

22. Manning N, Archer N. A study to determine the incidence of structural congenital heart disease in monochorionic twins. Prenat Diagn 2006;26:1062–1064.

23. Martins WP, Nastri CO, Barra DA, et al. Fetal volume and crown–rump length from 7 to 10 weeks of gestational age in singletons and twins. Eur J Obstet Gynecol Reprod Biol 2009;145:32–35.

24. Meyers C, Adam R, Dungan J, et al. Aneuploidy in twin gestations: when is maternal age advanced? Obstet Gynecol 1997;89:248–51.

25. Mian A, Gabra NI, Sharma T, et al. Conjoined twins: From conception to separation, a review. Clin Anat 2017;30:385–396.

26. Mosquera C, Miller RS, Simpson LL. Twin–twin transfusion syndrome. Semin Perinatol 2012;36:182–189.

27. Post A, Heyborne K. Managing Monoamniotic Twin Pregnancies. Clin Obstet Gynecol 2015;58:643–653.

28. Quintero RA, Morales WJ, Allen MH, et al. Staging of Twin–Twin Transfusion Syndrome. J Perinatol 1999;19:550–555.

29. Salomon LJ, Cavicchioni O, Bernard JP, et al. Growth discrepancy in twins in the first trimester of pregnancy. Ultrasound Obstet Gynecol 2005;26:512–516.

30. Sebire NJ, D'Ercole C, Hughes K, et al. Increased nuchal translucency thickness at 10–14 weeks of gestation as a predictor of severe twin-to-twin transfusion syndrome. Ultrasound Obstet Gynecol 1997;10:86–89.

31. Shub A, Walker SP. Planned early delivery versus expectant management for monoamniotic twins. Cochrane Database Syst Rev 2015(4):CD008820.

32. Society for Maternal–Fetal Medicine, Simpson LL. Twin–twin transfusion syndrome. Am J Obstet Gynecol 2013;208:3–18.

33. Søgaard K, Skibsted L, Brocks V. Acardiac twins: Pathophysiology, diagnosis, outcome and treatment – Six cases and review of the literature. Fetal Diagn Ther 1999;14:53–59.

34. Sperling L, Kiil C, Larsen LU, et al. Naturally conceived twins with monochorionic placentation have the highest risk of fetal loss. Ultrasound Obstet Gynecol 2006;28:644–652.

35. Sullivan AE, Varner MW, Ball RH, et al. The management of acardiac twins: A conservative approach. Am J Obstet Gynecol 2003;189:1310–1313.

36. Wisser J, Dirschedl P, Krone S. Estimation of gestational age by transvaginal sonographic measurement of greatest embryonic length in dated human embryos. Ultrasound Obstet Gynecol 1994;4:457–462.

태아 자기공명영상

CHAPTER 15

문민환, 조경식

실시간으로 태아의 모습을 영상화하는 초음파검사는 방사선 노출의 위험이 없을 뿐만 아니라 기기 설치 면에서 경제적·공간적 제약이 적고, 검사비용이 상대적으로 높지 않아 태아의 산전 평가에 있어 가장 기본적인 검사방법이다. 자기공명영상은 검사비용이 비싸고 검사에 시간이 많이 걸린다는 단점이 있지만, 조직 대조도가 높아 선명한 영상을 얻을 수 있고, 영상 영역이 넓어 한 화면에 태아 전체의 모양을 영상화할 수 있으며, 초음파 투과의 장애 요인(산모 비만, 양수과소증 혹은 태아 골격 구조물)에 영향을 받지 않고 검사를 시행할 수 있어서 초음파검사만으로 태아 평가가 불충분한 경우에 도움이 되는 검사방법이다. 이 장에서는 태아의 산전 평가에 있어 자기공명영상의 적응증, 태아 자기공명영상 촬영기법, 정상적인 태아 자기공명영상 소견 및 태아 자기공명영상의 임상 적용에 대해 알아본다.

Ⅰ 태아 자기공명영상의 적응증

태아 자기공명영상의 적응증은 산전초음파검사에서 발견된 이상 소견에 대하여 자기공명영상을 추가로 시행함으로써 산전 관리에 영향을 주는 결론이 예측되는 경우이다. 이러한 예측은 초음파검사를 포함한 산전 검사를 근거로 관련 과(산부인과, 소아과, 영상의학과)와 협진하여 이루어지며, 그 결과를 토대로 태아 자기공명영상 시행 여부를 결정한다. 자기공명영상은 태아의 크기나 움직임으로 인한 검사의 제한을 최소화하기 위하여 임신나이*gestational age* 22주 이후에 시행하는 것이 좋다.

Ⅱ 태아 자기공명영상의 안전성

조영제를 사용하지 않을 경우 1.5T 자기공명영상은 임신초기를 포함하여 어느 시기에도 태아에게 안전한 검사로 알려져 있다. 최근 많이 사용되는 3T 자기공명영상의 태아에 대한 안정성은 아직 충분히 평가되지 않은 상황이라 일반적으로 1.5T 자기장을 이용하여 태아 자기공명영상을 시행할 것을 추천한다. 산모의 신기능이 정상이면 조영제 사용이 금기사항은 아니지만 기형을 유발할 가능성을 완전히 배제할 수 없으므로 임상적으로 꼭 필요하다고 판단되는 경우 외에는 태아 자기공명영상에 조영제를 사용하지 않는 것이 좋다.

Ⅲ 산모의 준비

산모가 특별히 준비할 것은 없으나 4시간 이상 금식한 후 자기공명영상을 시행하면 장 운동이나 태아의 움직임에 의한 인공물을 감소하는 데 도움이 된다.

위 소장 및 대장은 양수가 흡수되고 태변을 함유하여 T2강조영상에서 중등도 혹은 낮은 신호강도를 보이고 T1강조영상에서 높은 신호강도를 보인다(그림 15-6). 태아 신장은 소변으로 차 있는 신우renal pelvis와 중등도의 높은 신호강도를 보이는 신실질로 보이며

(그림 15-10), 방광은 골반강 중앙에 위치한 낭성 구조물로 보인다(그림 15-11). 태아 회음부의 정중시상면 영상을 획득하면 음낭scrotum 유무로 태아 성별을 구분할 수 있다.

5. 사지 및 기타

태아의 사지를 포함한 근골격계는 T2강조영상에서 약간 높은 신호강도를 보이는 연골로 구성된 관절 부위를 제외하고는 저신호강도를 보인다(그림 15-12).

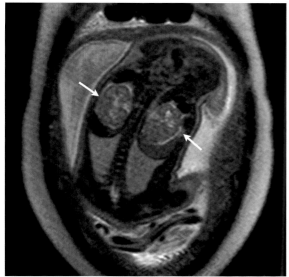

【그림 15-10】 임신기간 28주 5일의 태아 관상면 영상 머리태위를 보이는 태아의 T2강조 관상면 영상에서 척추 양측으로 중등도의 높은 신호강도를 보이는 강낭콩 모양 구조물(화살표)이 태아의 신장이다.

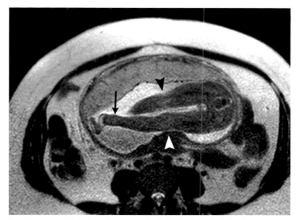

【그림 15-12】 임신기간 24주 4일 태아 하지의 관상면 영상 T2강조 영상에서 약간 높은 신호강도의 양측 무릎 연골 부위(화살촉)와 높은 신호강도의 왼쪽 발목 연골 부위(화살표)를 제외하고 하지를 구성하는 근육과 골격은 서로 간에 구분할 수 없는 저신호강도로 보인다.

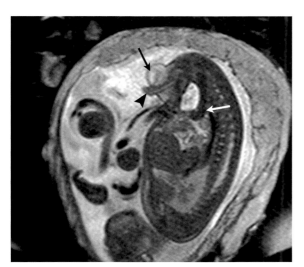

【그림 15-11】 임신기간 28주 3일의 태아 시상면 영상 머리태위를 보이는 태아의 T2강조 시상면 영상에서 골반강에 위치한 낭성 구조물(흰 화살표)이 태아의 방광이다. 태아 회음부의 정중시상면 영상에서 음낭(검은 화살표)의 유무로 태아의 성별을 구분할 수 있으며 남아의 경우 음경(화살촉)도 확인할 수 있다.

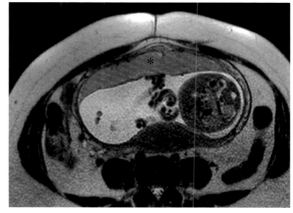

【그림 15-13】 임신기간 24주 4일의 태아 자기공명영상 태반(*)은 T2강조영상에서 태아의 폐와 비슷한 정도의 높은 신호강도를 보이므로 상대적으로 낮은 신호강도를 보이는 자궁근과 구분된다.

태반은 T2강조영상에서 태아의 폐와 비슷한 정도의 높은 신호강도를 보이므로 상대적으로 낮은 신호강도를 보이는 자궁근과 구분할 수 있다(그림 15-13).

VI 임상 적용

태아의 구조적 이상을 평가할 때 항상 기본은 초음파검사이지만 초음파검사만으로 태아 평가가 부족할 경우 자기공명영상을 보조 진단도구로 사용할 수 있다(표 15-2). 자기공명영상은 초음파 투과의 장애 요인(산모 비만, 양수과소증 혹은 태아 골격 구조물)에 영향을 받지 않기에 초음파 투과의 장애로 인해 태아 평가가 불충분한 경우 자기공명영상은 초음파검사의 한계를 극복할 수 있는 보조적인 영상의학 검사로 사용될 수 있다. 높은 조직 대조도의 자기공명영상은 초음파검사에서 의심된 태아의 구조적 이상을 확인하는 데 도움이 되는 객관적이고도 명확한 영상을 제공할 수 있을 뿐만 아니라 초음파검사에서 발견되지 않은 추가 소견을 제공함으로써 태아의 예후 추정 및 치료방침 설정에 도움을 줄 수 있다(그림 15-14, 15-

[표 15-2] **태아 자기공명영상의 임상 적용**

1. 초음파 투과의 장애로 인해 태아의 평가가 불충분한 경우
2. 초음파검사에서 의심된 태아의 구조적 이상을 확인
3. 태아의 예후 추정 및 치료 방침 설정에 도움이 될 수 있는 소견의 추가 평가
4. 초음파상 경계를 정확히 알 수 없는 커다란 병변의 범위 평가

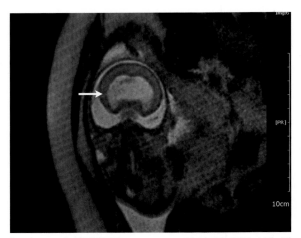

【그림 15-15】 **완전전뇌증**holoprosencephaly**의 자기공명영상 소견** 임신기간 18주 0일의 태아 두부 관상면 T2강조영상에서 양측 측뇌실이 융합해서 하나의 뇌실(화살표)을 보이는 무엽성 완전전뇌증의 소견을 보인다.

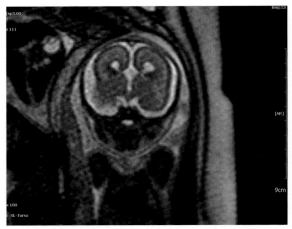

【그림 15-14】 **뇌량무발생**corpus callosum agenesis**의 자기공명영상 소견** 임신기간 21주 0일의 태아 두부 관상면 T2강조영상에서 양측 측뇌실 천장 간의 연결 없이 반구간틈새interhemispheric fissure와 3뇌실이 바로 연결되는 소견을 보인다. 그림 15-3의 정상 두부 관상면 자기공명영상 소견과 비교하기를 추천한다.

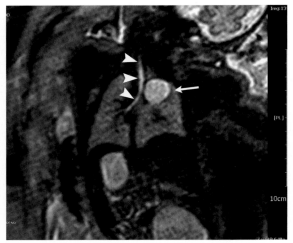

【그림 15-16】 **기관지낭종**bronchogenic cyst**의 자기공명영상 소견** 임신기간 33주 6일의 태아 관상면 T2강조영상에서 고신호강도의 기관/기관지(화살촉)와 가까이 접한 단방성의 낭성 종괴(화살표)가 기관지낭종이다.

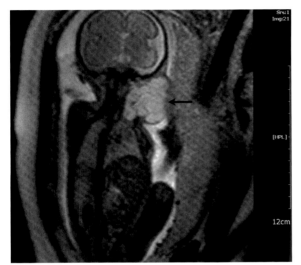

【그림 15-17】 **낭림프관종**cystic hygroma**의 자기공명영상 소견** 임신기간 26주 5일의 태아 관상면 T2강조영상에서 우측 경부에 있는 다방성의 낭성 종괴(화살표)가 낭림프관종이다. 자기공명영상은 영상 영역이 넓고 조직 대조도가 높아 초음파상 경계를 정확히 평가할 수 없는 커다란 병변의 범위를 정확히 기술할 수 있다.

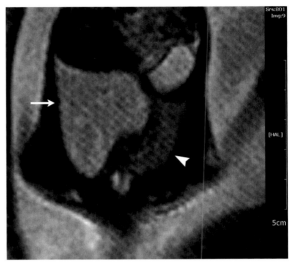

【그림 15-18】 **우측 폐분리증**pulmonary sequestration**의 자기공명영상 소견** 머리태위를 보이는 임신기간 22주 2일의 태아 관상면 T2강조영상에서 우측 폐를 대체한 고신호강도의 종괴(화살표)가 보인다. 높은 조직 대조도로 인해 좌측 폐(화살촉)와 분명한 신호강도 차이를 보이며 종괴의 범위를 명확히 구분할 수 있다.

15, 15-16). 또한 자기공명영상은 영상 영역이 넓어 초음파상 경계를 정확히 평가할 수 없는 커다란 병변의 범위를 정확히 기술하는 데 도움을 줄 수 있다(그림 15-17, 15-18). 이처럼 높은 조직 대조도와 넓은 영상 영역의 자기공명영상은 초음파의 단점을 보완해주는 매력적인 영상검사이지만 자기공명영상이 산전 태아기형 진단에서 일차적 역할을 담당할 수는 없다. 초음파검사와 달리 태아의 움직임을 실시간으로

극복하면서 태아를 평가하는 데 제약이 있을 뿐만 아니라, 현재 사용 중인 자기공명영상의 시간 해상도로는 산전 검사의 중요한 목적 중 하나인 심장기형 평가가 불가능하기 때문이다. 따라서 태아의 산전 평가에 있어 가장 기본적인 검사방법은 초음파검사이며, 자기공명영상은 초음파검사상 발견된 이상 소견을 추가로 평가하는 보조 진단도구이다.

참고문헌

1. 문민환. 중추신경계의 태아 자기공명영상. 대한자기공명의과학회 편. 임상 자기공명영상학. 서울: 일조각, 2015, pp.714-721.
2. 박성빈. 중추신경 외 태아 자기공명영상. 대한자기공명의과학회 편. 임상 자기공명영상학. 서울: 일조각, 2015, pp.722-729.
3. Glenn OA, Barkovich AJ. Magnetic resonance imaging of the fetal brain and spine: an increasingly important tool in prenatal diagnosis, part 1. AJNR Am J Neuroradiol 2006;27:1604-1611.
4. Glenn OA, Barkovich J. Magnetic resonance imaging of the fetal brain and spine: an increasingly important tool in prenatal diag-nosis: part 2. AJNR Am J Neuroradiol 2006;27:1807-1814.
5. Levine D. Obstetric MRI. J Magn Reson Imaging 2006;24:1-15.
6. Prayer D, Malinger G, Brugger PC, et al. ISUOG Practice Guidelines: performance of fetal magnetic resonance imaging. Ultrasound Obstet Gynecol 2017;49:671-680.
7. Shinmoto H, Kashima K, Yuasa Y, et al. MR imaging of non-CNS fetal abnormalities: a pictorial essay. Radiographics 2000;20:1227-1243.

한글 찾아보기

영문 찾아보기

제2판
비뇨생식기영상진단
산과영상

1판 1쇄 펴낸날   2009년 10월 25일
2판 1쇄 펴낸날   2019년 4월 25일

편저자 대한비뇨생식기영상의학회
펴낸이 김시연

펴낸곳 (주)일조각
등록 1953년 9월 3일 제300-1953-1호(구 : 제1-298호)
주소 03176 서울시 종로구 경희궁길 39
전화 02)734-3545 / 02)733-8811(편집부)
전화 02)733-5430 / 02)733-5431(영업부)
팩스 02)735-9994(편집부) / 02)738-5857(영업부)
이메일 ilchokak@hanmail.net
홈페이지 www.ilchokak.co.kr

ISBN 978-89-337-0761-6   94510
ISBN 978-89-337-0758-6   94510 (세트)

값 60,000원

* 편저자와 협의하여 인지를 생략합니다.
* 이 도서의 국립중앙도서관 출판예정도서목록(CIP)은
서지정보유통지원시스템 홈페이지(http://seoji.nl.go.kr)와
국가자료종합목록시스템(http://www.nl.go.kr/kolisnet)에서
이용하실 수 있습니다. (CIP제어번호 : CIP2019012004)